これは、一九九八年の春、バーモント州バーリントンにおいて、ヴェトナム出身の禅僧・平和活動家ティク・ナット・ハンが、「呼吸による完全な気づきの教え」をテーマに行った、二十一日間のリトリート（瞑想合宿）の記録である。

仏教の教えや実践を長く積んだ者からリトリートは初めてという多くの参加者まで、あわせて四百人ほどが、座る瞑想、歩く瞑想、沈黙の食事、ダルマ・シェアリング（真実の分かち合い）、ティク・ナット・ハンによる法話などを、日々のスケジュールに沿ってともに体験した。

マインドフルネス*の瞑想を行い、ティク・ナット・ハンの話に耳を傾けながら、参加者たちは日々の思い煩いを離れ、深い安らぎの地へといざなわれた。

本書の読者も同じように、この法話の数々に深く耳を傾けながら、呼吸を味わい、本来の自分自身に立ち返るときをもっていただけたらと思う。

リトリート
ブッダの瞑想の実践

ティク・ナット・ハン
島田啓介 訳

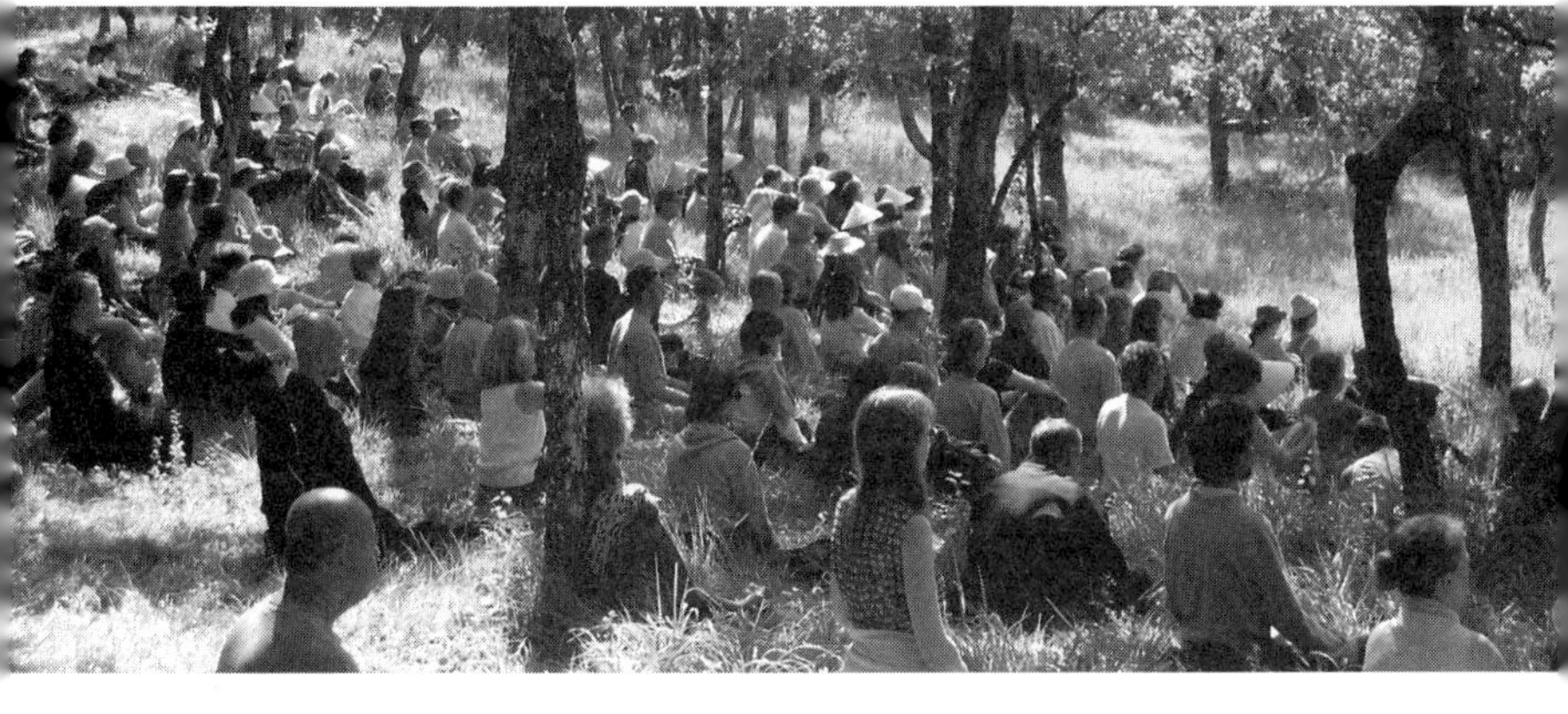

野草社

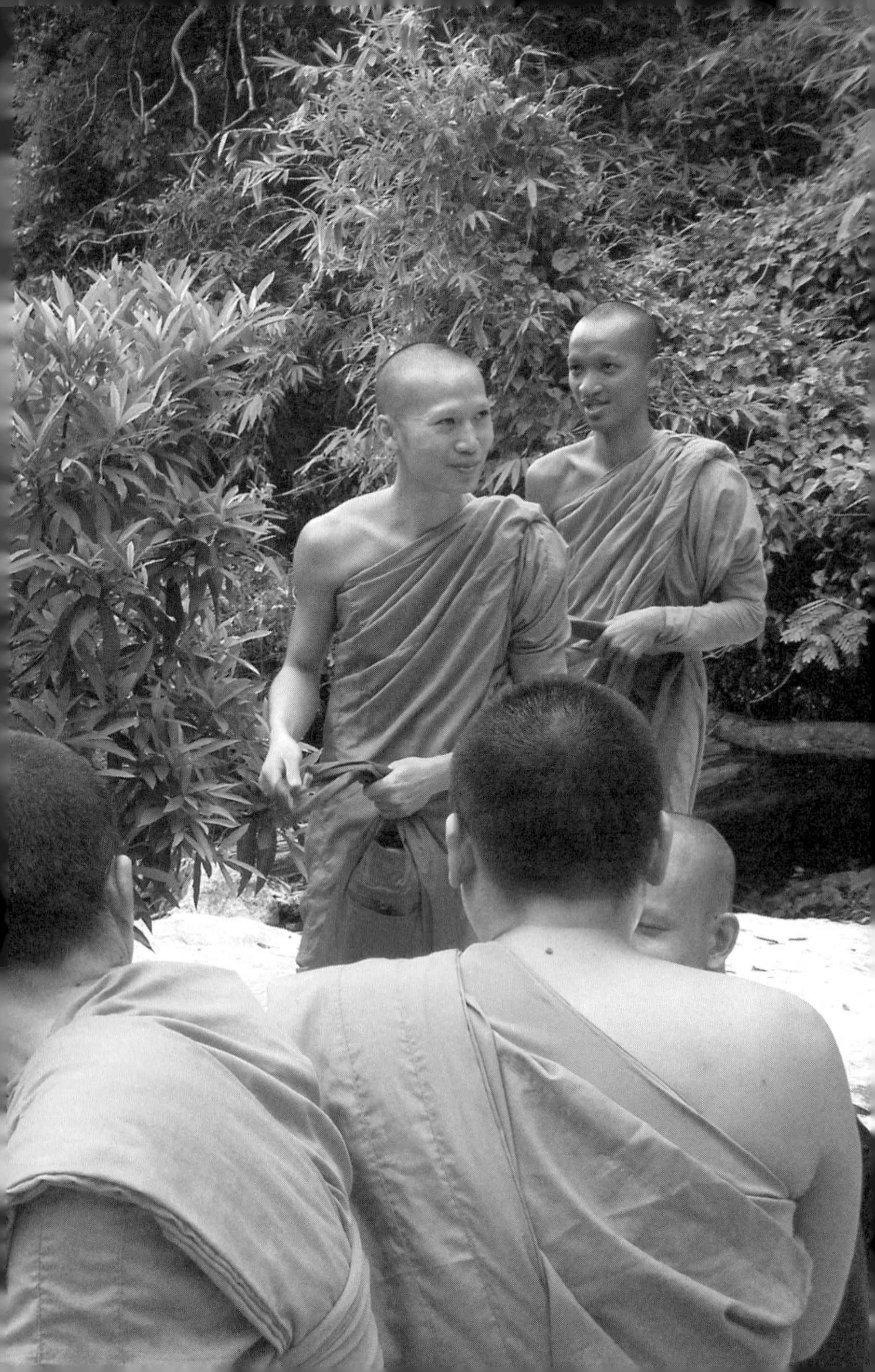

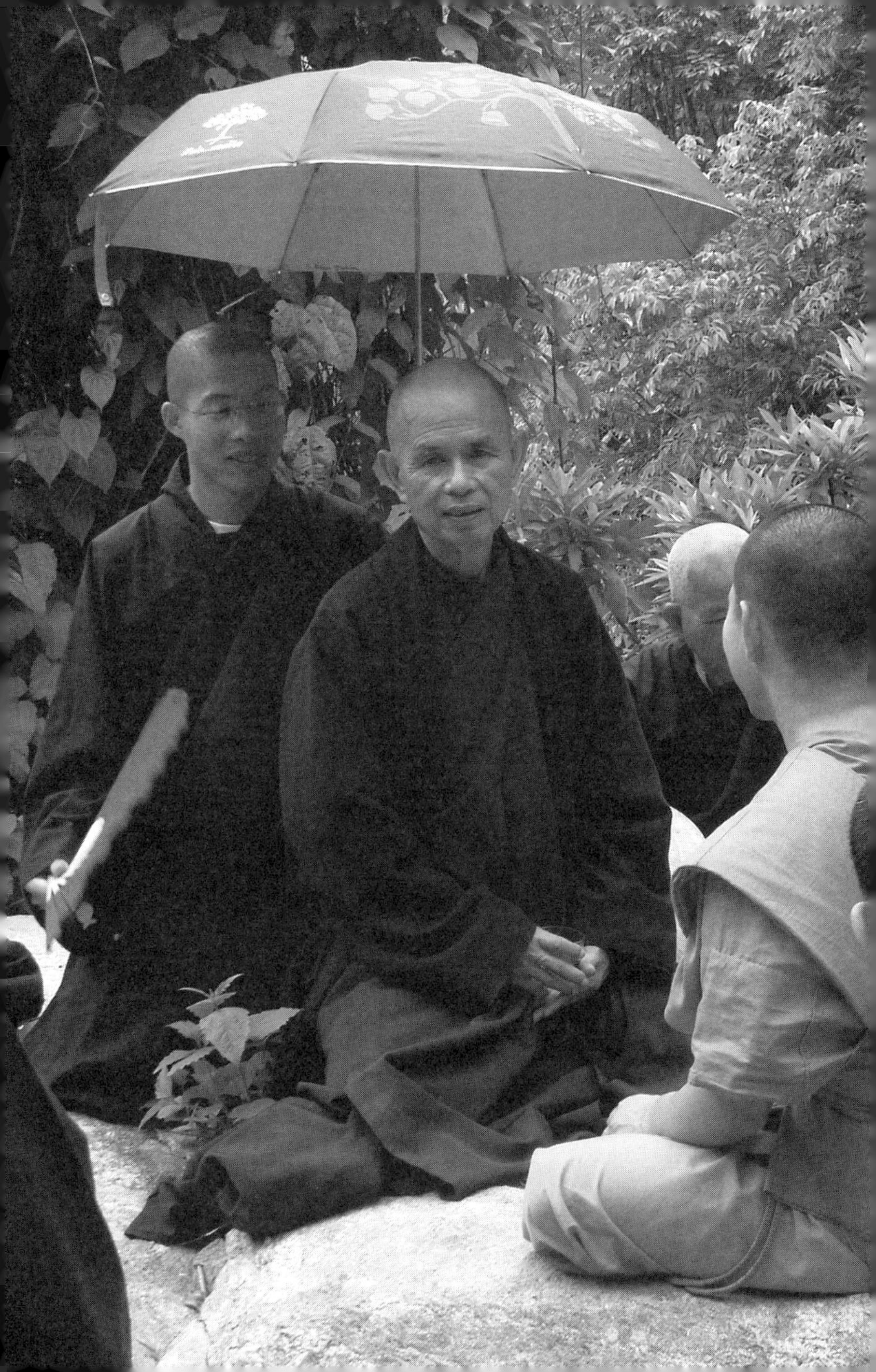

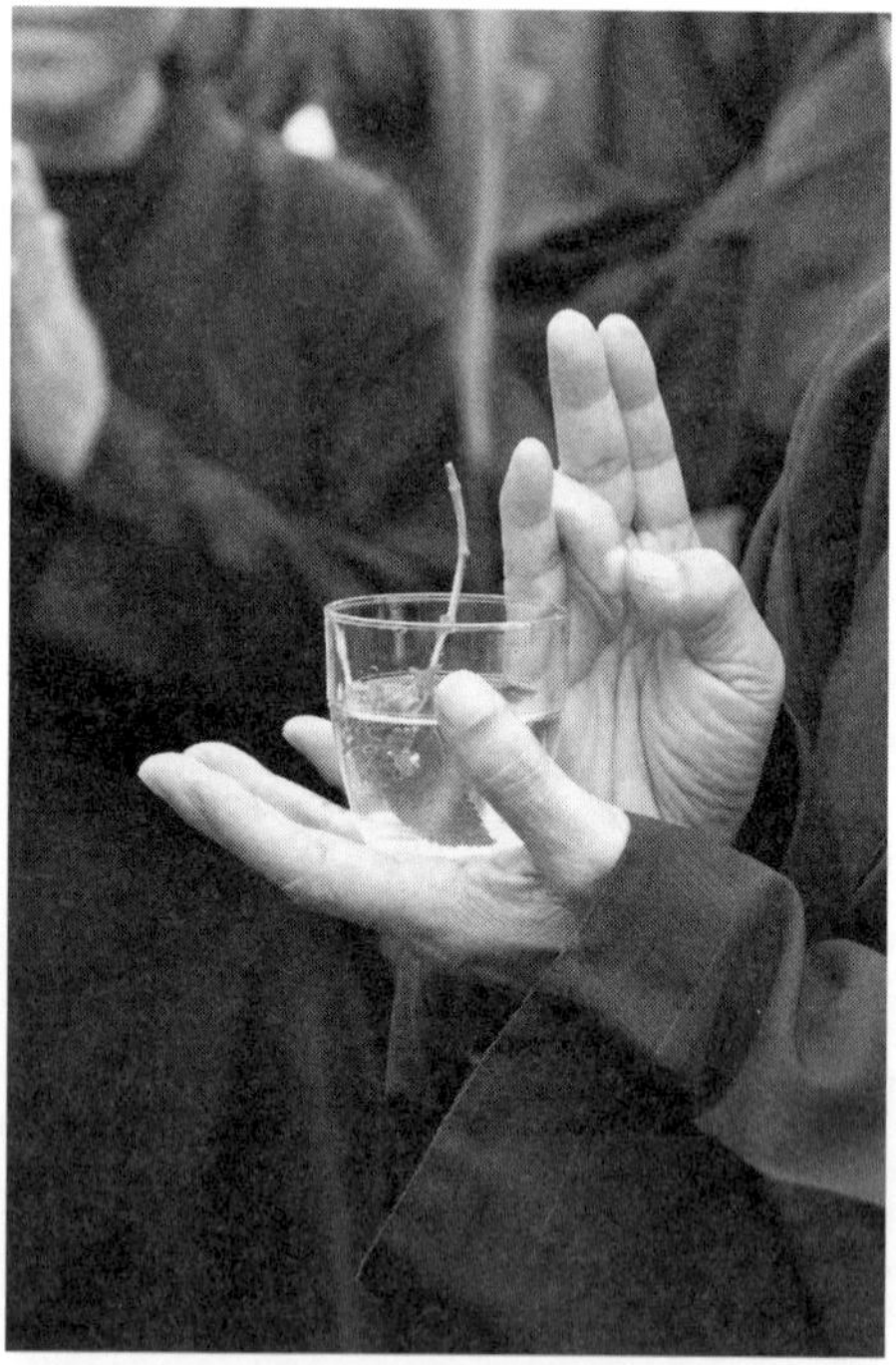

Japanese translation rights arranged with Janklow & Nesbit Associates through Japan UNI Agency, Inc., Tokyo

1 今ここに生きる

まず最初に、観世音菩薩の名をともに唱えましょう。これから、今この瞬間にマインドフルに存在する瞑想を行い、癒しと変容のエネルギーを呼び起こします。心を開いて、今ここに帰りましょう。それによって菩薩のエネルギーが私たちを包み、癒しと変容が起こるのです。プラムヴィレッジのブラザーとシスターたち[*]が、この慈悲の菩薩の名を詠唱します[†]。それによって、ブッダともろもろの菩薩のエネルギーが私たちの内とまわりに満ちていきます。

†——このチャンティング（詠唱）は、"Drops of Emptiness" (Boulder, Colorado: Sounds True, 1997) として、テープやCDで入手できる。

この癒しと変容のエネルギーに身を委ねれば、豊かな恵みがもたらされます。よろしければこのチャンティングのあいだ合掌し、鐘の音と詠声《うたごえ》に浸ってください。呼吸をたどりながら、吸う息・吐く息を味わいリラックスしましょう。努力はいりません。何もしなくていいのです。そして、ほほえんでみましょう。

――三回、鐘を招く*

体　言葉　心をくまなくひとつにして
私の心を鐘の音とともに送りだそう
これを聴く人が　心の眠りから目覚め
不安と悲しみの道を去ることができるよう

――鐘を招く

聴きなさい　聴きなさい
このすばらしい鐘の音が
私を本来の自分**に

連れ戻してくれる

――鐘を招く

鐘の音に耳を傾け　心の苦しみが解けはじめるのを感じる
心は静まり　体はくつろぎ　唇にほほえみが生まれる
鐘の音をたどれば　呼吸は守られたマインドフルネスの島へと私を連れ戻す
ハートの庭には　平和の花が見事に咲いている

――鐘を招く

すべてに通じるダルマ*の扉はすでに開かれた
満ちてくる潮の音がはっきりと聞こえ　奇跡は起こる
蓮の花芯に美しい幼な子があらわれる
慈悲の水のひとしずくが
あらゆる山と川に　ふたたび蘇りの泉をあふれさせる
南無観世音菩薩

ヴェトナム語の詠唱：
ナム・モ・ボ・タ・クァン・テ・アム（観世音菩薩を讃えます）

鐘の音と呼吸を、ともに味わいましょう。「息を吸いながら、生きていることを感じる。息を吐きながら、ほほえむ」

＊　＊　＊

みなさん、ようこそ、北米で初めての二十一日間のリトリートへ。これはとても幸いな出来事です。四百人もがやってきて、サンガをつくるのですから。サンガとは、ブッダとダルマとともにある瞑想を実践する集まりです。サンガがあるところには必ずブッダとダルマが存在します。

ここには、十年、二十年、さらにそれ以上の瞑想経験を積んでこられた熟練者がいます。いっぽうで、瞑想は初めてというかたも少なくありません。でも、心配には及びません。私も含めて、すべての人にリトリートは恩恵を与えてくれます。

サンガの集合的なエネルギーは、私たちに幸せの機会をもたらします。リトリートは、心の変化と癒しを起こすサンガのエネルギーを受け取ることのできる、またとない機会なのです。ここには楽しく実践をする人がたくさんいます。その楽しそうなようすを目にすれば、瞑想がしっかりと身についていることがわかるでしょう。

彼らが歩き、座り、ほほえむようすによって、心の安定と、自由と、幸福がわかります。そんな仲間がいてくれるのは、ありがたいですね。彼らから、平和、喜び、安定、自由や幸福が伝わってきます。こうしたサンガの集合的なエネルギーを、いつでも受け取れるようにしてください。ただ素直にサンガとともにいること。気張る必要はまったくありません。

みなさんは日常の中で、無理をすることが当たり前になっています。今ここに安らいでいることはめったになく、目的を達成しようと自分に鞭打ちつづけています。

瞑想でまず最初にするのは、この頑張りをやめること、ただあるがままでいることです。サンガは流れる河のようなものです。水のひとしずくになって、河と一緒に流れていきましょう。それには、心の中のさまざまな不安を手放すことです。

「サンガに帰依する」というのは、信仰告白ではありません。実践です。サンガに進んで自分をまかせる、ということです。サンガを信頼しましょう。一滴の水が河の流れに身をまかせる、あなたがサンガとそんな関係をもてれば、サンガのエネルギーにそっくり包まれて、変容と癒しが起こることでしょう。

あなたがまだ瞑想を始めたばかりでも、何が正しいやりかたなのか心配する必要はありません。もっとも大切なのは、サンガの中に身を置くことです。そのままの自分でいいのです。肩の力を抜いてください。

このリトリートでは、マインドフルに歩き、座り、呼吸する実践をします。気づきを大切にしながら食事をし、ダルマ・シェアリング（真実の分かち合い）を行います。どんなときであれ、仲間とともにいることを楽しみましょう。歩くときには、その一歩一歩から平和とくつろぎ、喜びが生まれるように歩んでみましょう。喜びが起こり、いのちが輝くように、息を吸い、吐く練習をしましょう。

瞑想がきちんとできているかどうかは、自分自身にしかわかりません。ほかの人には何も言えないのです。あなたが一歩踏み出すとき、安らぎと幸せが感じられるなら、正しく実践できています。息を吸い、吐きながら瞑想するとき、心が安らかになり呼吸するのが楽しいと感じられたら、そのやりかたは正しいとわかります。自分を信頼しましょう。

瞑想がきちんとできているときには、心に健やかさ、安らぎ、喜びがあります。どこに立つべきかとか、いつおじぎをすべきかなどは、さほど重要ではありません。どこにいたとしても、くつろぎと安らぎが感じられ、焦った気持ちがなければ、実践は順調です。こうした深い幸福感や安らぎと喜びを感じることを可能にする、あなたを今ここにとどめるエネルギー、それがマインドフルネスなのです。

ここは、厳しい修行をする場所ではありません。私は「厳しい」という言葉は好きではありません。もっとくわしくご説明しましょう。

歩く瞑想では歩きながら瞑想をする、ただそれだけです。やりかたが的確なら、心の安らぎ、安定と自由が得られます。がむしゃらになる必要はありません。どの一歩にも、まぎれもない価値があります。その一歩一歩によって自由と安らぎと喜びが深まるなら、それだけで十分なのです。

瞑想は楽しむべきです。無理をしないでください。歩いていても、息をしていても、その実践を通じて、喜び、くつろぎ、安らぎが感じられることが肝心なのです。

ここでは、何も用意する必要はありません。資料もほとんどお渡ししません。この二十一日間で使うのは、たった一枚の紙だけです。それには十六通りの呼吸瞑想の要約が書かれています(次頁参照)。メモをしたほうがいいかなど、気にする必要はありません。あなたが、今ここにまるごと存在すること、サンガとダルマのエネルギーに身をまかせきること、大切なのはそれだけです。

ダルマは雨と同じです。それは言葉だけではなく、目に映るまわりのもの、耳を傾ける音、触

「十六種の呼吸」瞑想

体（色《しき》）

1……吸う・吐く
2……長い・短い
3……体を経験する
4……体を静める

感覚（受《じゅ》）

5……喜びを経験する
6……幸福を経験する
7……心の形成物を経験する
8……心の形成物を静める

心の形成（行《ぎょう》）

9……心を経験する
10……心に喜びを起こす
11……心を集中させる
12……心を解放する

認知（想《そう》）

13……無常を観る
14……無欲を観る
15……涅槃を観る
16……放棄を観る

れるものなどを通してやってきます。真理の教えは、さまざまなかたちで訪れます。

ひとりのシスターが安らぎと喜びに満ちて歩み、安定して座っているのを目にしたら、それがダルマです。ひとりのブラザーが蓮のつぼみのかたちに手をあわせ、ほほえみながらあなたにおじぎをするとき、それもダルマです。ブラザーはあいさつやほほえみでマインドフルネスを実践しているのです。ひとりの人からマインドフルネスのエネルギーが放射されているとき、それがダルマなのです。

人からダルマのエネルギーを受け取るとき、あなたの内からもダルマのエネルギーが放たれます。呼吸しながらほほえむことができているからです。この実践が身心をひとつにして、あなたを今ここへと連れ戻します。これはダルマそのものです。内からも外からもいのちとつながることが、そのまま悟りであり、目覚めなのです。

気づきと目覚めの心から生まれるほほえみこそが、生きたダルマです。一日中どんなときでも、みなさんは生きたダルマをつくりだし、サンガの可能性を広げることができます。

ここに集まった私たちは、すでにサンガです。今ここに存在する実践を楽しめば、だれもがサンガを育てる力を発揮できます。私たちはここにいますが、意識的であることとマインドフルネスこそが、「今ここにたしかに存在する」という真実を、はっきりと証《あか》してくれるのです。

もし身も心も過去や未来にとらわれ、心配や恐れでいっぱいになっていたら、およそサンガのために役立つことはできません。しかし今ここにほんとうに存在すること、体と心がひとつになること、入る息・出る息を楽しむことを知り、ここでサンガの仲間と一緒にすごす時間のすばらしさを理解すれば、サンガの質を高める働きができるでしょう。

あなたの存在からも、あなたの働きからも、仲間のすべてが恩恵を受けます。まぎれもない本物のほほえみが生まれれば、それは真の目覚めとマインドフルネスのあらわれであり、それがダルマなのです。

一歩一歩を気づきで満たしつつ歩むとき、心に深い安心と解放と幸福感が訪れます。マインドフルに歩むその一歩が、サンガの質を高める力になります。参加者の一人ひとりがこうして瞑想すれば、サンガのエネルギーによって癒しと変化が起こるでしょう。

私もベストをつくします。ここに座っているシスターとブラザーたちも、しっかり努めてくれます。みなさんもきっと同じ気持ちでしょう。サンガが良いものになるかどうかは、私たち一人ひとりにかかっています。同時に、サンガの集合的なエネルギーが私たち全員を高めてくれるのです。

ブッダは、「呼吸による完全な気づきの教え（アーナパーナサティ・スッタ）」の中で、恐れ、絶望、怒り、欲などを根本的に変える方法を説いています。その教えは明解です。リトリートでは、この経典の教えと実践を学びます。この実践が実を結ぶには、マインドフルネスのエネルギーの助けが必要です。

ひとりだけでは、心の変化と癒しのためのエネルギーが足りないという場合もあります。しかし仲間の気づきのエネルギーを生かせば、その可能性は大きくなります。私たちはサンガから、恩恵を受けることができるのです。孤独に耐えがたくなったとき、やって来てそばにいてくれた友に癒された経験がだれにでもあるでしょう。その友だちのエネルギーがあなたを支えてくれたからです。サンガもこれと同じです。

自分の実践から生まれるマインドフルネスのエネルギーはまだ弱くて、心に変化と癒しをもたらすには足りない、そう感じる人もいるかもしれません。まわりで瞑想する仲間を見てくださいなかには長年の瞑想の実践によって、ゆるぎない幸福を実現している人もいます。その人のマインドフルネスのエネルギーは、あなたの精神的な変化と癒しを助けてくれます。ですから、ぜひサンガを信頼してください。

ブッダが宝でありダルマが宝であるのはもちろんですが、サンガも真の宝です。「サンガに帰依します」という言葉は、サンガを信頼し、サンガが放つエネルギーの恩恵を受け取ることを意味しています。

このリトリートは、五日間や七日間ではありません。二十一日間です。このめったにない機会から十分に恩恵が得られるよう、智慧を十分に働かせましょう。みなさんがここまでやって来るのは、かなり大変だったと思います。この期間に百パーセント自分を注ぎこむよう努めれば、リトリートは最高のものになります。サンガの仲間もあなたから恩恵を受け取るでしょう。

今ここにある体と心に百パーセント意識を置いて、集中しましょう。そこから、ここにいる私たちすべてに癒しと変容をもたらす、強いエネルギーが生まれてきます。「サンガに帰依します」は、たんなる言葉ではありません。それは瞑想の実践です。

――鐘を招く

マインドフルに食べる実践

それではこれから、歩く、呼吸する、ほほえむ、食べる、などの瞑想についてお話しします。朝食や昼食のときには、必ずしも全員がそろうまで待ってから食べる必要はありません。食事時間をそろえると、ひとりで歩く瞑想の練習をする時間などがなくなってしまうかもしれません。

食堂に入り、自分の料理をとって席に着いたら、テーブルに人数がそろっているかをたしかめ、マインドフルに食べる実践を始めてください。これはとても楽しい瞑想です。美しい座りかたをしましょう。まわりのサンガの仲間にも、気づいています。お皿に盛られた食べものにも気づきを向けます。これはとても深い瞑想です。一口ずつの食べものは、この宇宙からの遣いなのです。

野菜を一切れつまんで、ほんの一瞬見つめます。ニンジンの一切れ、インゲン豆の一本など、マインドフルな眼差しでその食べものをきちんと確認してください。これはニンジンだ、インゲン豆だと、はっきりわかっていることが大切です。

マインドフルネスによって、対象になる食べものをたしかめます。「私は確認する。これはニンジン、これはインゲン豆」。一秒足らずですみます。マインドフルであるときには、選んだ食べものがしっかりと認識できます。口に入れる瞬間には、入れるものがはっきりとわかっています。噛むときには、噛んでいるものをきちんと認識する。とてもシンプルですね。

一切れのニンジンを見つめるだけで、宇宙の全体が、太陽の光が、地球がその中に見えてくる人もいるでしょう。ニンジンは宇宙全体から生まれ、私たちを養ってくれます。口に入れる前に、思わずほほえみかけたくなるかもしれません。

噛むときには、ニンジンを噛んでいることにはっきりと気づいてください。これからの予定、心配なこと、恐れなどを一緒に入れてはいけません。口に入れるのはニンジンだけです。噛むのもあなたの予定や思いではなく、ニンジンだけにしましょう。あなたには、この瞬間、今ここに生きる力が備わっています。シンプルなことなのですが、一切れのニンジンをただ味わうのにも、ある程度の訓練が必要です。これは奇跡なのです。

私はときおり瞑想の参加者に「みかんの瞑想」を教えます。一緒に座り、それぞれがともにみかんを味わう瞑想です。

みかんを手のひらにのせます。息を吸い、吐きながらみかんを見つめると、その存在がリアルになってきます。あなたがたしかにそこにいなければ、みかんもそこに存在しません。食べものを口に入れても「実際には」食べていないという人たちもいます。その人は、自分の悲しみ、恐れ、怒り、過去や未来などを食べているのです。自らの存在がどこかよそにあり、体と心は分離しています。マインドフルな呼吸を行えば、あなたの存在は今ここに戻ります。あなたが今ここにいるとき、いのちもここに存在するのです。

みかんはいのちからの遣いです。みかんをよく見つめれば、それがまぎれもない奇跡だとわかるでしょう。思い浮かべてみましょう。みかんの花が太陽の光や雨を浴びると、小さな緑色の実が膨らみ、黄色に色づいていきます。酸は甘みに変わり、みかんが熟します。みかんの樹は時間をかけて、その傑作を生んだのです。

あなたがたしかに今ここにいて、みかんを深く見つめ、呼吸とほほえみを実践するとき、みかんは奇跡になります。ただそれだけで、大きな幸福がやってくるのです。皮をむき、香りを嗅ぎ、ひと房を手にとり、マインドフルに口に入れます。舌の上に広がる果汁によく気づいてください。これがマインドフルにみかんを食べるやりかたです。ここからいのちの奇跡があらわれ、喜びが生まれます。

もうひとつの奇跡、それがサンガ――一人ひとりが同じ方法で実践するコミュニティです。となりに座っている女性が、朝食を食べながら自分と同じマインドフルネスの瞑想をしている。すばらしいと思いませんか。彼女は、マインドフルに食物に触れています。あなたと同じように、朝食を一口ひとくち味わっているのです。私たちはみな、瞑想の道を歩む仲間です。

それからときおり、顔を見合わせほほえみます。ほほえみは気づきのしるしです。それによって、お互いに幸せで生きているということがわかります。社交辞令のほほえみではありません。目覚めと幸福という基盤から生まれるほほえみです。それには人を癒す力があります。あなたも仲間も、ともに癒される笑顔です。

あなたがほほえめば、となりの女性もほほえみを返してくれるでしょう。彼女のほほえみは、それまで完全に開き切ってはいなかったかもしれません。九十パーセントくらいだったとしましょう。あなたがマインドフルにほほえみかければ、彼女はそのエネルギーを受け取り、百パーセントほほえめるようになります。ほほえみによって、彼女の心に癒しが始まります。彼女の変化と回復のために、あなたの存在はとても重要です。瞑想の実践には仲間の存在が欠かせないという理由がわかるでしょう。

朝食のあいだの沈黙の理由も同じです。天気や中東の政治情勢などについて話し出したら、いくら時間があっても足りません。リトリートでは、自分がほんとうにしたいことのために時間をとっておくべきです。それはマインドフルな食事、呼吸、ほほえみを実践し、真実の教えを学ぶ兄弟姉妹（法友）とともに今ここに存在することです。おしゃべりは、私たちが共有する時間を奪ってしまいます。

ブッダになるためには会話を楽しんでなどいないで沈黙すべきだという意味ではありません。この沈黙が必要なのは、あなた自身の存在とダルマの友たちの存在をたしかに味わうためです。この沈黙は、とても生き生きとした、パワフルで、豊かな、良い変化をもたらす沈黙なのです。それは押しつけやみじめさとは無縁です。

こうした聖なる沈黙を、みんなで一緒につくっていきましょう。それは、「轟きわたる沈黙」という言葉があるくらい、パワフルなものなのです。

法話を聴いたり瞑想していると、心に問いが浮かびます。そうしたら、小ぶりなノートに書きとめておきましょう。疑問は残らず書いておいてください。しかし質問ばかりに熱心になりすぎないように。私の経験では、たとえ先生であっても、人の考えよりあなた自身で見つけた答えのほうに価値があります。

はじめのうちは、わからないことだらけかもしれません。けれども、あとで驚くでしょうが、深く見つめ深く触れる実践を続ければ、リトリートが終わるころにはあなたひとりでほとんどの答えが出せるようになります。

このリトリート中には、質疑応答の機会が三回あります。みなさんに法話の内容をしっかりと伝えるには、こうした時間が必要です。そのときは、自分の瞑想の実践から生まれた質問に絞ってください。瞑想の中でわからないことがあったり、壁にぶつかったり、反対にすばらしい発見があったときにも、それがブッダの真の教えを反映しているのかわからないというときには、ぜひ聞いてください。

メモ帳は友人と似ています。気づいたことや疑問などがあったら、そのノートに書いておきましょう。それはいわば自分との対話です。

完全な沈黙を守って瞑想する日もあります。もしだれかに話しかけたくなったら、ノートをとってください。まったく話さず瞑想することでどんなに多くの実りがあるか、たくさんの人が体験するはずです。

昨年（一九九七年）の秋プラムヴィレッジで、諸宗教間の対話をテーマにした、二十一日間ほとんど沈黙のリトリートが行われました。ダルマ・シェアリングでは自分のことを話すよう勧められますが、それ以外は完全な沈黙です。リトリート参加者は、残らずその沈黙を楽しんでいました。そこに安心とパワーを、そして癒しのエネルギーとゆるぎない安定を感じていたのです。

マインドフルに歩む実践

ここで、歩くことについて少しお話しします。リトリートのあいだ、歩くときはいつでも、その一歩一歩によく気づきを向けてください。ある場所からほかへ移動するときには、距離がどんなに短くても、マインドフルに歩く練習をしましょう。マインドフルな歩みをサンガとともに学び、毎日一緒にていねいに歩きましょう。

みなさんは、判子を使ったことがあるでしょうか。判子を紙に押すとき、それがぴったり紙について離したらそっくり文字が写っているかどうか確認しますね。

歩く瞑想も同じです。一歩一歩地面に判を押すように歩きましょう。マインドフルネスがインクです。地面に安定と安らぎをしるします。ふだん私たちはそのように歩いてはいませんね。せわしなさ、心配、鬱屈、怒りなどの足跡をつけています。けれどここでは一緒に、安定、安らぎ、自由を地面に残すように歩きましょう。

一歩一歩うまく歩めているかどうかは、あなたが知っています。足の裏に全神経を集中して歩みましょう。最大限の気づきによって足の裏に集中し、歩んでください。一歩一歩を楽しんでください。サンガと一緒に歩くときだけでなく、ひとりで食堂に向かうとき、瞑想ホールやダルマ・シェアリングの場所に行くときもそうしましょう。

たっぷり時間をかけて歩きましょう。あらゆる一歩が癒しと変容の源です。その一歩一歩が、安定と喜びと解放を養うのです。

プラムヴィレッジの歩みかたは一種類だけ――マインドフルに歩くことです。そこではリトリートのあるなしにかかわらず、いつも全員が同じ歩き方をしています。ですから新しい仲間がやってきても、私たちに自然に合流することができ、歩く瞑想のときもまわりによって支えられるのです。

日常の一瞬一瞬を深く生きるためのすばらしい方法、それが歩く瞑想です。リトリートが終わって帰ると、この瞑想が混雑する街中でもできることにきっと驚くでしょう。

リトリートでの学びを実践に移すためのコツがいくつかあります。プラムヴィレッジを離れて空港や電車の駅へと向かう道中、同じように瞑想を続けてください。すべての場所がプラムヴィレッジです。私は飛行機に搭乗するとき、まったく同じように、一歩一歩安らぎと喜びの足跡を残す歩きかたをしています。

十五年前、アムステルダムの「コスモスハウス」というセンターでリトリートをしました。そこは太極拳、ヨガ、禅などを学ぶ施設です。瞑想に使った部屋は最上階にありましたが、階段がとても狭く、とくに三階や四階へ上る階段は窮屈でした。それでも、私の歩きかたはただひとつです。それ以外の歩きかたはできません。

参加者と私が階段をふさいでしまったので、私たちにせき止められた人びとはぞろぞろついてきます。リトリート三日目になると、コスモスハウスではだれもが私たちと同じ歩きかたをするようになりました。

一九八二年、ニューヨークで核軍縮の行進に参加したことも憶えています。その日私たちは、百万人のアメリカ人と一緒に歩きました。私のグループの仲間は三十人ほどでした。禅のリチャード・ベイカー老師に請われての参加でした。私が「行進で安らいで歩く瞑想をしてもかまいませんか」とお聞きすると、老師は「もちろんですとも」と言われました。

そんなわけで行進に加わりマインドフルに歩んだのですが、私たちのグループは二百人以上の人たちの行く手を妨げることになりました。しかし意外にもみんなその状況を受け入れ、ペースを落としてくれたのです。それによって平和の行進は、さらに平和に満ちたものになりました。

ここでは、安らいで歩くことは難しくありません。マインドフルネスの実践をするサンガの中にいるからです。一歩一歩を楽しみましょう。どの一歩もあなた自身だけでなく、サンガの全員、世界全体のための一歩です。安らぎの一歩を踏むとき、あなたの内なるすべての先祖がともに歩んでいます。それは、生まれている、いないにかかわらず、あなたの子どものための一歩でもあります。

マインドフルな一歩の威力と価値を軽く見てはいけません。その一歩が、何代にもわたる世代の癒しと変容になりうるのです。私も最大限の力を注ぎます。

平和は一歩一歩の中にあります。これはどなたにもできる実践です。三、四日たてば、変化が感じられるでしょう。サンガの仲間の存在は、この安らぎの歩みを思い出させてくれます。

マインドフルネスの鐘

鐘の音が聞こえたら、それはいつでも、「呼吸に気づきなさい」という合図です。ときに私たちはマインドフルな呼吸を忘れ、自分の考え、これからの予定や心配事に心を奪われます。鐘の音は、「今、ここ」という本来の家に帰りなさいと呼びかける、内なるブッダの声なのです。

マインドフルネスの実践とは、何よりも、今ここに私たちの真の存在をつくりだすということです。そのときすべてがリアルになり、生き生きとしてきます。食事中にときどき鐘が招かれることがありますが、それは私たちに喜びを与える音です。それを聞いたときは、今ここに意識を戻し、目の前の食べものとまわりのサンガに気づいてください。

鐘の音を自分の友として迎えてください。ブッダがあなたにほほえみかけ、リトリートのどんな一瞬でも楽しむように言っているのです。みなさんは今日ここに着いたばかりで、疲れも残っているでしょう。では、続きはまた明日にいたしましょう。

——鐘を招く

2 呼吸を楽しむ

――鐘を招く

みなさん、おはようございます。今日は一九九八年五月二十四日、二十一日間のリトリートの第一日目です。

存在の四つの基盤

マインドフルな呼吸の実践を通して、私たちは「存在の四つの基盤」に帰ることができます。マインドフルな呼吸はその四つの要素を育み、心の癒しと変容をもたらします。「十六種の呼吸」瞑想（一四頁参照）をごらんください。存在の第一の基盤は体（色《しき》）です。

マインドフルな呼吸によって、私たちは自分の家である体に帰っていきます。自分の体と和解し、体を大切にし、それを深く見つめ理解することで、変化と癒しのチャンスをつくりだします。

第二の基盤は感覚（受《じゅ》）です。私たちは、自分の感覚さえ無視して生きることが普通になっています。マインドフルな呼吸によって、意識を感覚に戻し、受け入れ、自分と感覚との調和をはかり、さまざまな感覚の本質を深く見つめて理解することができます。

マインドフルネスの練習を重ねて感覚を大切にすれば、それらを静めて変化させ、癒すことができます。私たちの感覚と体はしっかりと結びついています。体から感覚だけを、感覚から体だけを取りだすことはできません。それらは「相互存在（インタービーイング）*」しているのです。

第三の基盤は、心の形成（行《ぎょう》）です。「形成」とは、さまざまな要素によって条件づけられる物事のことです。花は物理的な形成物です。それはいくつかの要素からできています。それらの要素が集まったとき、初めて花はあらわれます。

その中には太陽の光も見えます。花という存在に深く触れるとき、太陽の光にも触れています。花から太陽光だけを取りだすことはできません。無理にそうすれば、花は分解し存在できなくなります。花と太陽の光は、相互存在しているのです。

一輪の花に深く触れるときに私たちは、空の雲にも触れています。花のいちばん源には雲がありますが、花から雲だけを取りだすことはできません。雲と花は相互存在しているのですから。

さらに深く見つめていくと、花には土、鉱物、空気、その他あらゆるものが含まれていることがわかってきます。それらみんなが集まって、「花」というかたちを成り立たせているのです。形成されたものは、永続しません（無常）。それをつくり上げている条件がひとつでも満たされなければ、形成物は分解します。花が消えうせるように。

物理的な形成物とは違った現象もあります。たとえば恐れです。恐れは心がつくるものです。それは、無智などいくつかの要素からできています。絶望、苦悩、執着、愛情、そしてマインドフルネスも、すべて心が創りだします。私が学んだ宗派では、心の形成要素には五十一種あるとされていました。

マインドフルな呼吸があれば、心にさまざまな思いが生まれるたびに、それらをつぶさに見つめることができるようになります。ときどきあらわれる恐れも、この呼吸によってあらためて見つめ直し、抱きしめることができます。恐れの本質をよく見きわめれば、それと和解することができるのです。

これをしっかり実践すれば恐れは静まり、それを深く見つめて、その本質をつかめるようになります。洞察によって恐れは、根本的に変化するのです。

怒り、絶望、動揺、焦燥感など、そのほかのすべての心の形成物についても同じです。焦燥感がある種のエネルギーとしてあらわれ、安らぎをかき乱し、心の健やかさを奪うことがあります。焦燥感が生まれたら、マインドフルな呼吸によってその感覚に意識を戻します。ていねいに、やさしく、愛情をこめてそれを抱きしめましょう。

この実践には、ふたつの段階があります。静めること、つぎに深く見つめることです。こうして心に生まれた思いを静め、深く見つめて、その奥深くの原因をつかむのです。

思いには、マインドフルネスのエネルギーに包まれるとたちどころに静まるという性質があります。思いをマインドフルネスで包みつづけると、対象がよく見えてきます。どんな条件が自分の心にその思いをこしらえたのか、見抜くために必要な洞察が、働きはじめるのです。これが、パーリ語でヴィパッサナ、サンスクリット語ではヴィパシャナと呼ばれる「深く見つめる（観）」瞑想なのです。

第四の基盤は認知（想《そう》）です。ほとんどの苦しみは、もののとらえかたの誤りからきています。私たちは、リアリティの本質を正しく見抜くことができません。マインドフルな呼吸で自分自身に立ち返れば、自分の認知を探究できるようになります。認知の本質をつぶさに観ていくと、そこに苦しみの理由、恐れや絶望が生まれる原因が見えてきます。

認知の源を深く見つめる方法がわかれば、そこで得られた洞察が、苦しみ、悲しみ、恐れから解放してくれます。このようにリアリティの本質を深く探究し、花の本質、自分の体、感覚、そして心の本質を見抜く実践をします。物質、感覚、心の形成という現象のすべてが、認知の対象になるのです。

物質（体）と感覚の密接な関わり合いは、すでに学んできました。感覚から体を取りだしたり、体から感覚だけを取りだすことはできません。心の形成や認知も同じです。存在の四つの基盤——物質（体）、感覚、心の形成、認知は、相互存在しています。そのうちどれかひとつを、他の三つから切り離すことはできません。

深く見つめるすべを身につければ、リアリティをそのままとらえることができます。そうすれば勘違いや、歪んだ認知から解放されます。これこそ、理解によって自由になり、正しい認識によって救われる道なのです。

神の恩寵になぞらえるなら、ここでは智慧、認識、理解が恩寵です。無智、嫉妬、怒りなどに苦しめられることは、だれにでもあるでしょう。嫉妬や怒りの大もとには、苦しむ理由がわからないという無智があります。嫉妬を理解しはじめた瞬間に、怒りはやわらぎはじめます。

だからこそ、心の解放には理解が欠かせないのです。瞑想の目的は、この解放に導く洞察を得ることです。ですから、認知はとても重要な鍵です。自分がどのように対象をとらえているのか振り返って、認知の本質を見つめてください。

――鐘を招く

自分を癒すために

十五年ほど前、モントリオールでひとりの若者に出会いました。彼はガンで自分は間もなく死ぬのだと、私に言いました。どの医者からも、残された時間は三週間前後だろうと告げられていました。

朝食のときに、私は彼の隣に座っていました。彼をどう助けたらいいのかなどと考えず、私はマインドフルに食べていました。ひたすらマインドフルに。食べ終えてから私は彼に向き直り、今この瞬間に深く生きることについて語りました。たとえ寿命が一、二週間しか残されていなくても、一瞬一瞬を深く生きる実践はできます。

私は彼に伝えました。五十年や六十年、たとえ八十年生きても、日々一瞬一瞬を深く生きることを知らない人たちもいる。そのチャンスがなかったのだろう。七十年や八十年という時間は問題ではない。日常の一瞬ごとを深く生きる方法を知れば、三週間でも十分と言えるはずだと。

彼は私の話に心を惹かれたようすでした。私は呼吸や歩みを楽しむ方法を教えました。宣告にもかかわらず、彼はそれから十一年も永らえました。そして、五つのマインドフルネス・トレーニング*を受けたのです。私は彼に、「真生（真のいのち）」という法名を授けました。

ブッダは、体や心に傷を負ったときこそ、その手当法を学ぶチャンスだと言っています。傷の手当にはさまざまな方法があります。体や心に負った傷は、自然に癒えるにまかせましょう。その働きをじゃましないように。私たちは、よくそれをやってしまいますね。無智のせいで、体の自己治癒力を妨害し、心や意識の自然の癒しに委ねないのです。

体には自らを癒す力があることがわかっています。指を切ったとき、つきっきりで世話をする必要はありません。清潔にして治るのを待てば、一日か二日あれば十分です。あれこれいじりまわし、心配し、取り乱すばかりでは、傷が治る暇もありません。

ブッダは、矢に当たった人のたとえを用いています。痛む傷と同じ場所に、さらにつぎの矢が当たったとしたら、その苦痛は二倍どころではなく十倍にもなるでしょう。

体のどこかが傷ついたとき、心配や混乱で追い打ちをかければ、傷はさらに悪化します。吸う息・吐く息による実践を行い、傷の正体をきちんと理解するほうがはるかに助けになります。

息を吸いながら思いましょう。「私は知っている。傷ついたのは、肉体だけだ。体にまかせれば、傷は自分で治っていく」。必要なら友人や医者に頼んで、大した傷ではないから心配はいらないと言ってもらいましょう。慌てないでください。無智があるから動揺するのです。心配も動揺も心の形成物ですが、事態を悪化させてしまいます。自分の体の智慧を信頼してください。あなたには智慧が備わっています。体や心に負ったわずかな傷で、いのちの危険まで想像することはやめましょう。

痛手を負った動物は、静かな場所を探して横になります。動物の体には智慧があり、休息こそが何よりの薬だとわかっているのです。食を断ち、狩りもせず、一切の活動を止めてひたすら休みます。そして幾日かたつと、立ち上がれるほどに回復しているのです。

人間は、自分の体への信頼をなくしています。混乱して、さまざまなやりかたでなんとかしようとします。体に対する不安が強すぎて、自然に治っていく働きにまかせようとはしません。

私たちは、休むことを忘れています。マインドフルな呼吸は、休息のしかたを学び直すいい機会です。やさしいお母さんが具合の悪い赤ちゃんを抱きしめて、「心配ないのよ、お母さんが看ているからお休みなさい」と話しかける、そんなふうに呼吸しましょう。

だれもが休みかたを学び直す必要があります。休日をどうすごすかわからない人がたくさんいます。休みが終わってみたらかえってくたくた、ということさえめずらしくありません。どうしたらうまく休めるのか、ダルマ・シェアリングでは、みなさん一人ひとりが気づきをもち寄ってください。くつろぎ休息するための方法を、ここで学びましょう。そして、ともに深くくつろぐ練習をいたしましょう。

体が自らを癒す力を信頼してください。疑う余地のないこの自己治癒力が信じられないという人が大勢います。それどころか、百害あって一利なしのビタミン剤や薬品を使っているのです。動物は、数日間の断食が健康に影響しないどころか、体にいいことを知っています。しかし、人間は食を断つのを恐れ、そんなことをすれば衰弱して治癒力がなくなってしまうと思いこんでいます。これは間違いです。

大むかしは、数週間の断食は当たり前でした。それは、体と意識の癒しを始める最良の手段だったのです。プラムヴィレッジでも断食リトリートがあります。二、三週間は食べません。これはだれにでもできることです。私たちは、断食中でもふだん通りのスケジュールをこなします。私は法話を休みませんし、サンガのみなさんと屋外で歩く瞑想もします。座る瞑想や日々の務めも変わらずこなします。恐れていたらできません。信頼感が必要です。体は数週間くらいなら食べものなしにもちこたえられます。

最初のうちは、夕食を抜いて得られた時間を、ディープ・リラクゼーション（深いくつろぎの瞑想）やゆったりとした歩く瞑想に使うなどしてみましょう。断食の喜びが実感できれば、瞑想にも確信がもてます。自己治癒力は、私たちの体と意識の真実の働きなのです。

あなたの内なる理解と癒しと愛の力を信じましょう。その力こそが、あなたのよりどころです。

それがブッダ（目覚め）であり、内なる神の王国です。この内なる力を信頼し確信をもたなければ、何もかも失います。これはたんなる理屈ではなく、真実です。触れられる、つかめる、そして身を寄せられる真実なのです。

取り乱したり望みを失って投げ出す前に、マインドフルな呼吸を実践して、あなたの内なる治癒力、智慧、愛への信頼を深めましょう。これを、私たちが帰依（避難）する「内なる島」と呼びます。安らぎと、信頼と、安定、愛、自由の宿る島です。どこかほかを探す必要はありません。あなた自身が内なる島になってください。内なるこの尊い島に連れて行ってくれるのは、マインドフルな呼吸です。あなたはそこで、あなた自身の存在の根拠を知るでしょう。

危機的状況や困難に出会ったとき、または自分を見失いそうになったとき、呼吸にマインドフルになることによって、あなたの島に戻ることができます。

これを歌った歌がありますが、歌詞をご覧ください。歌いながらマインドフルネスという安心できる島にあなたは帰り、静けさと落ち着きを取り戻します。気持ちがすっかり楽になるでしょう。

マインドフルネスとは、私たちの内なるブッダのエネルギーです。それを理解するのが、この実践の前提です。あなたが今ここに存在し、この瞬間に目覚め、体と心がひとつであり、意識が散漫でない、それがマインドフルであるということです。

マインドフルに呼吸をして、マインドフルに歩み、座り、または皿を洗うときさえ、私たちはマインドフルネスのエネルギーを発しています。マインドフルネスがもつ集中と洞察のエネルギーは、あなたを守ってくれます。マインドフルネスがあれば、理解と、受容と、愛が実現し、苦しみをやわらげることができます。だから、マインドフルネスの島は最良の避難所なのです。入滅前にブッダが弟子たちに言い残したのは、自分の内なるマインドフルネスの島に帰りなさいということでした。

いのちとの待ち合わせ

休息と止まる練習はとても大切です。休めないのは、思考が止まっていないからです。私たちはずっと走りつづけてきました。はるかむかしに走りはじめ、今では睡眠中でさえ走っています。今この場ですぐに幸せと健康を手に入れるなんて不可能だと、だれもが思っています。その思いこみは、手渡されたものです。私たちは思いこみの種を、両親や祖父母から受け取ったのです。彼らの生涯は苦労の連続で、幸せは未来にしかないと信じこみました。だから私たちも、幼いころから先を急ぐ習慣が身についてしまったのです。幸福は未来に求めること、みんながそう思っています。

しかしブッダの教えは違います。あなたは、この場で今すぐに幸せになれます。健やかさと幸せの条件は、この瞬間にこそ見つかるのです。これが「今この瞬間に幸せに生きる道（現法楽住）」の教えです。

止まって、今この瞬間に心を定めることができれば、そこに幸福の種はいくらでもあることがわかります。十分すぎるほどあふれているのです。多少意に沿わないことがあるにせよ、幸せをもたらす条件もたくさん存在します。

庭を歩いていて、枯れかけた一本の木を目にしたとします。そればかりに心を痛めていると、変わらず美しい庭のようすを楽しめないかもしれません。枯れかけた木によって感動する気持ちが傷つき、生き生きと生命力のあるほかの美しい木々を楽しめないのです。そこで改めて見直せば、庭の美しさは変わらないとわかり、愛でることができるようになります。

私たちの存在の四つの基盤をよく見つめてみましょう。物質（体）、感覚、心の形成、認知です。私たち自身の中に美しさ、爽やかさ、癒しの力があるとわかります。こうした要素があらわれるような瞑想をしましょう。

自分の目を意識してください。

息を吸いながら、両目に気づく
息を吐きながら、両目にほほえむ

こうして両目に気づきを向けます。あなた自身からマインドフルネスのエネルギーが生まれるとき、目を思いやりほほえむことができます。そのときすでにあった幸せの条件のひとつに触れるのです。両目の変わらない健康は、何よりすばらしいことです。かたちと色の極楽は、いつでも手に入ります。目を開くだけでそれはかなうのです。

しかし、多くの人がこの極楽を楽しめないでいます。心配、苦しみ、怒りなどに打ちひしがれて、それを見失っているからです。幼い息子さん、娘さんの手をとって、この極楽を歩こうよと誘ってください。身のまわりの美しいかたちや色を愛でましょう。このエクササイズは簡単です。

息を吸いながら、心臓に気づく
息を吐きながら、心臓にほほえむ

マインドフルネスのエネルギーで心臓を包みこみ、ほほえみを送れば、心臓が変わらずきちんと働いていることがわかります。それだけで奇跡的ではありませんか。心臓さえ正常に機能してくれたら、と願う人はたくさんいます。それは健康の基礎であり、幸福のもうひとつの条件といえるでしょう。

マインドフルネスのエネルギーで包まれると、心臓は安らぎます。私たちはよそ見ばかりして、長年心臓のことを気にもとめませんでした。心臓をほうっておいて、幸せにはこれこそ必要と思うことばかりを追いかけてきたのです。

休む、働く、食べる、飲むことなどによって、心臓に負担をかけている場合もあります。たばこに火をつけるとき、心臓は苦しみます。お酒を飲むことは、心臓にやさしいとは言えませんね。心臓は長いこと、昼も夜も、私たちの健康を支えるために働きつづけてきました。しかしマインドフルネスが欠けていた私たちは、心臓に協力的とはいえませんでした。自分の健康と幸福のための条件をどうしたら守れるのか、私たちは知りません。

この瞑想を、肝臓など体のほかの部分にも続けて行いましょう。肝臓をやさしさ、慈しみ、思いやりで包んでください。呼吸に気づきながらマインドフルネスのエネルギーを呼び起こし、体を包みましょう。愛とやさしさで包む部分にそのエネルギーを向ければ、体に必要だったことをしてあげられます。

とくに具合の悪い個所があれば、マインドフルネスとほほえみによる抱擁に、もっと時間をかけます。毎日一、二回は実践してみてください。

――鐘を招く

私自身の島になる

私自身の島になる
私自身が島になる
ブッダこそ私のマインドフルネス
近く　そして遠く輝いている
ダルマは私の呼吸
体と心を守ってくれる
私は自由

私自身の島になる
私自身が島になる
サンガこそ存在の五つの流れ（五蘊）
調和のうちに働いてくれる
私自身というよりどころ
私自身に帰ってくる
私は自由
私は自由
私は自由

Being an Island Unto Myself

Thich Nhat Hanh
Arrangement by Betsy Rose and Children

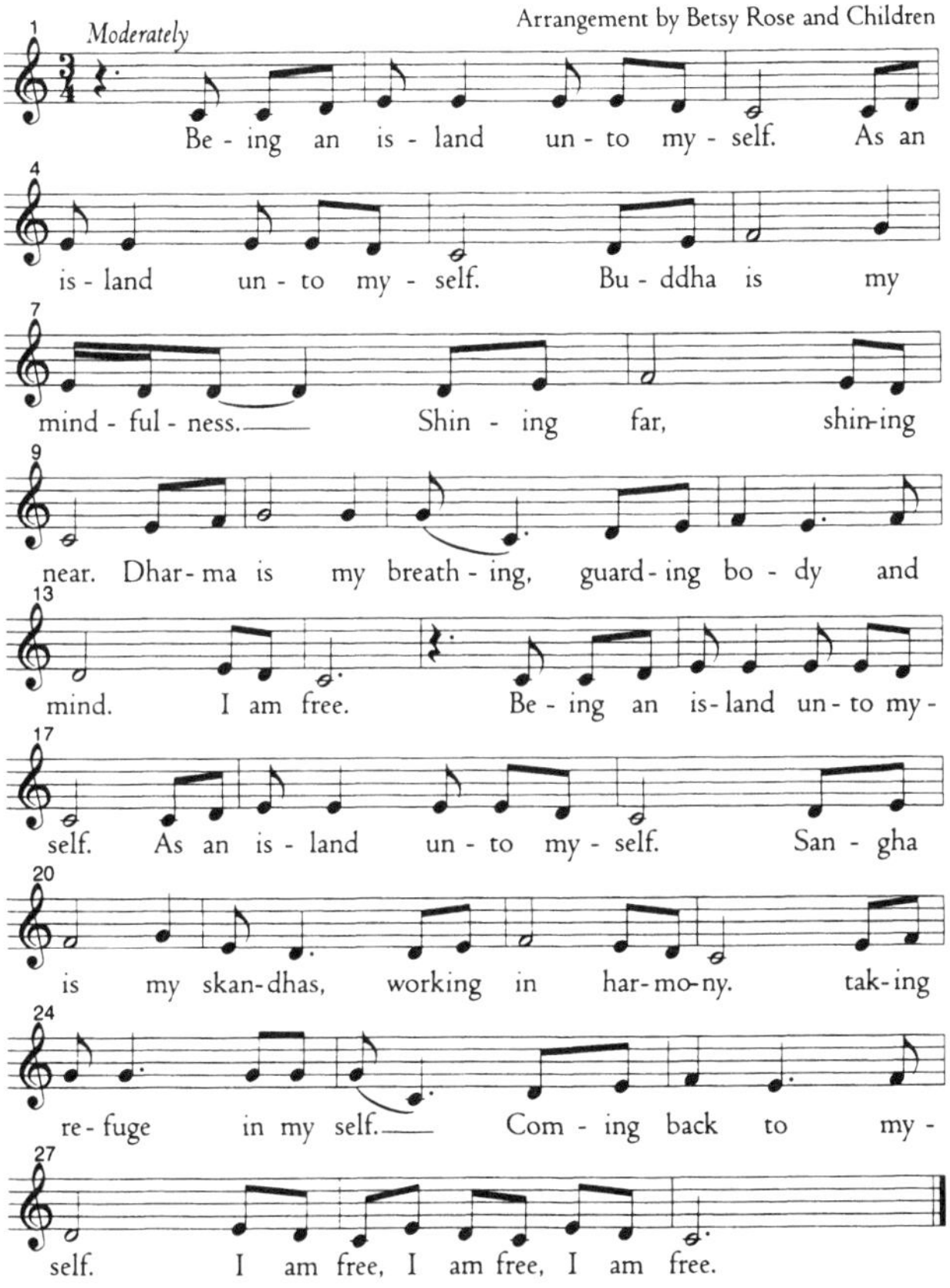
Moderately
Be - ing an is - land un - to my - self. As an
is - land un - to my - self. Bu - ddha is my
mind - ful - ness. Shin - ing far, shin-ing
near. Dhar - ma is my breath - ing, guard - ing bo - dy and
mind. I am free. Be - ing an is - land un - to my -
self. As an is - land un - to my - self. San - gha
is my skan - dhas, working in har - mo - ny. tak - ing
re - fuge in my self. Com - ing back to my -
self. I am free, I am free, I am free.

マインドフルな呼吸

ブッダが説いたマインドフルな呼吸の方法は、まず「吸っている、吐いている」から始まります。これは「息を吸いながら、吸っていることに気づく。息を吐きながら、吐いていることに気づく」という意味です。

呼吸の経典*は、呼吸を体の一部として見るよう教えています。呼吸は体の活動です。呼吸というとびらを通って私たちは自分に戻り、自分と和解しなおします。マインドフルネスの対象は、吸う息と吐く息だけです。それ以外には向いていません。吸っているとき吸っていることを確認し、吐いているとき吐いていることを確認してください。すぐにできます。

そうしたら「息を吸いながら、吸っていることに気づく」、と心で唱える代わりに「吸っている」、とだけ念じるようにします。吐くときには、「吐いている」です。「吸う」とか「吐く」という言葉は、マインドフルネスを保つための手段です。

吸う息を健やかにしていくことを意識しながら、吸ってください。「吸っている」はたんなる言葉ではなく、入ってくる息のリアリティそのものです。こうすれば、すべての思考が止まるはずです。

思考を抑えこむのではありません。止める努力もしません。息を吸うことを百パーセント味わえば、たちどころに思考は止まります。気づこうとして自分に鞭打つ人もいますが、それは逆効果です。マインドフルであることは本来楽しいものなのですから。

実践が楽しければ、集中することは簡単です。法話も同じです。法話の内容に興味を感じればすっきり目が覚め、それが退屈なら、どんなに努力しても眠気を追い払うことはできません。興味がもてるようにする、それが鍵です。楽しむことが秘訣です。

吸うときも吐くときも、呼吸を楽しみましょう。そうすればすっきりと目覚めて、マインドフルネスは深まり、集中は高まります。集中の中で、洞察が生まれます。マインドフルネス、集中、洞察は、お互いをきっかけに生まれるのです。マインドフルネスには集中のエネルギーがあり、集中には洞察のエネルギーが含まれています。

座る瞑想では、座った姿勢で吸う息・吐く息を楽しむことだけに集中しましょう。マインドフルに吸いながら、それだけに専念します。それだけでくつろぐことができ、癒されます。ときには横たわって、吸う息と吐く息を楽しむのもいいでしょう。

体がくつろげる姿勢で座ってください。こうして上半身を立て、筋肉を完全にリラックスさせます。頭部と背骨はまっすぐそろえます。猫背にならないように。脚は結跏趺坐か半跏趺坐*を組みます。クッションはあってもなくてもかまいません。厚さなどを見て、自分の体に合ったものを選びます。疲れず緊張もしないで、最低二十分は座っていられる姿勢を工夫してください。座る姿勢が決まったら、マインドフルに呼吸をはじめ、呼吸に注目します。それから座っている姿勢にも意識を向けます。

顔の筋肉をリラックスさせてください。顔面には三百近くの筋肉があります。怒り、心配、恐怖などの感情によってその筋肉がこわばるので、顔を見ればその緊張が読み取れます。マインドフルに息を吸い、顔に気づきを向けます。マインドフルに息を吐き、ほほえむ。そうすれば顔にたくさんある筋肉がゆるんできます。

続いて両肩に気づきを降ろしていき、重荷を手放しましょう。頑張りすぎないでください。無理をして頑張るとリラックスできません。そうするとすぐに肩の筋肉がこわばって、頭痛が起こるかもしれません。

座ってテレビを観ているときには、努力などしていませんね。だから長時間ひとところに座っていられるのです。座る瞑想で気負いすぎると、長くもちません。居間でくつろいでいるように座ってみましょう。頑張らないのが成功の鍵です。逆らわない、無理しないことです。自然にまかせて座ってください。リラックスして座れば休息にもなります。体を休ませてあげましょう。

絞りたてのジュースをグラスに注ぎ十五分間そのままにしておくと、繊維や粒がすべて底に沈みます。体をリラックスさせ安らいで座っていると、身心は静まってきます。そうすれば、吸う息・吐く息が楽しめるようになり、生きていることを実感し、座ることが楽しくなります。吸う息と吐く息を楽しむことは奇跡、生きている奇跡です。あなたは、同じ方法で瞑想するたくさんの仲間に囲まれて座っているのです。
ただ座ることです。何者かになろうとする必要はありません。思考は止まっています。あなたは、今この瞬間に存在するいのちの不思議に触れることでしょう。瞑想しているとき、それは生きる価値のある時間です。

——鐘を招く

ブッダが説いたマインドフルな呼吸の二番目は、「長い、短い」です。「長い、短い」とは、入ってくる息と出ていく息について、そのはじまりから終わりまでしっかり気づいている、ということです。わざと呼吸を長くしたり、短くしたりはしません。そうではなく、もっとも大切なポイントは「操作しない」ことなのです。

ブッダが説いた最初のふたつの呼吸瞑想で気づきの対象になるのは、吸っている・吐いている、その呼吸のみです。これには目覚ましい効果があります。

呼吸に介入しない、これがいちばん大切なポイントです。呼吸は何もしなくても続いていますね。ここでするのは、マインドフルネスのランプをともし、呼吸に光をあてることです。呼吸を変えたり、歪めたり、好きなように操作することではありません。これは「呼吸法の練習」とは違います。呼吸自体に働きかけるのではないからです。息は自然に流れるままにしてください。

それが呼吸にマインドフルであるということです。

植物の成長と太陽の光との関係を考えてみましょう。太陽は植物を包みこみます。それに効果があるのはたしかですが、太陽の光がすることは、ただ植物を照らし包むだけです。呼吸の瞑想もこれと同じです。操ることはしません。入ってくる息、出ていく息に、そのまま気づいてください。短く吸っているなら短いままに、長く吐いているなら長いままにです。あえて短くまたは長くすることはありません。

マインドフルネスが呼吸に触れると、その質は改善し、身心に健やかさが訪れるのがわかります。呼吸が静まり調和することによって、体が静まり調和します。体がそうなれば、心もその影響を受けるのです。

思考や不安がまったく止まらないときもあるでしょう。カセットテープが心の中で回りつづけているような状態です。長時間テレビをつけたままだと熱くなりますが、同じように人間の頭も思考によって過熱します。考えが止まらなければ熟睡できません。思考が止まらず眠れないと心配がつのり、病院に行けばいつでも医者は薬を出してくれます。しかしたとえ睡眠薬を飲んでも、夢の中で走り、考え、心配していたら、休むどころではありません。

しかし私たちには、マインドフルな呼吸という薬があります。五分間呼吸に気づきを向けて体を休ませれば、その五分間は思考が止まっています。そのあいだは、まったく考えていません。「吸っている」「吐いている」とは、たんなる概念でも考えでもありません。その言葉は、呼吸のマインドフルネスへの案内です。考えてばかりいると、私たちの存在の質は貧しくなります。思考が止まれば存在の質は豊かになり、より深い安らぎ、くつろぎ、休息が訪れるでしょう。

ですから、「我思う、ゆえに我あり」ではなく、「我思うとき、我はない」のです。

私はここに着いた

偈《ガータ》（マインドフルネスを詠んだ短詩）を使って、呼吸と歩みの実践を楽しむこともできます。「ここに着いた、私の家に」のように。

昨日は、ゆっくりと歩むことについてお話ししました。息を吸いながら一歩踏み出し、息を吐きながら一歩踏み出します。もう少し速く歩くこともできます。その場合、一息吸うごとに二、三歩進みます。

二歩の場合は「着いた、着いた。家に、家に」、三歩では「着いた、着いた、着いた。家に、家に、家に」になります。これは「今ここ」に到着する練習です。

十五年ほど前インドに行き、カーストの最下層民の集落を訪ねました。私の友人がその法話の旅の世話役をしていました。集落のカーストの人たちは長い歴史の中で差別を受けつづけてきましたが、彼もその出身者でした。

バスの中で友人は、私の右隣に腰かけていました。私はインドの田園風景を心ゆくまで楽しんでいましたが、ふと彼に眼をやると、大変緊張しているようすです。私の訪問が滞りないよう手を尽くして準備したのにも関わらず、彼の心配はやみません。そうした心の習慣のエネルギー（習気《じっけ》）は、何世代にもわたって先祖から受け継がれてきたものです。彼の先祖たちは、あらゆる世代を通じて差別と闘う生涯を送ってきました。こうした心の習慣を変えることは極めて困難です。

私は彼に話しかけました。「友よ、緊張しなくていいのです。バスの中では何も用事はないのですから。田舎の景色を楽しみましょう。向こうへ着いたら、私たちの仲間が駅まで迎えに来てくれるでしょう。ゆったりした気持ちで、景色を見て、ほほえんでください」。わかりましたと答えた彼は、二分後にはすっかりもとに戻ってしまいました。ひどく緊張し、先のことで頭がいっぱいで、その場にくつろぐことができませんでした。

今ここにあらゆるいのちの奇跡が存在することに気づき、走るのを止める――それがこの瞑想です。歩く瞑想をするとき、止まってください。座る瞑想で、止まります。朝食を食べながら、止まります。食卓に着いても、心の中で走りつづけている人がいます。今この瞬間に存在し、ひとかけらのトマトやニンジンを味わう――そのようにして走るのを止めることができません。ほんとうに止まることができるよう、お互いに助け合いましょう。

ブッダは説きました。「過去はすでに去り、未来はまだやってこない。あなたが生きるのは、ある一瞬だけ。それは今この瞬間だ」。今ここが、いのちとの待ち合わせ場所です。そのときを逃したら、いのちと出会うことはできません。これはだれにでもわかる真実です。

しかし心の習慣のエネルギーは頑固です。だからこそ、走るのを止めこの瞬間に自分をしっかりと定めるためには、お互いの助けが必要なのです。食事をともにすることは、止まるためのチャンスです。一緒に歩くのも、仲間と座り、吸う息吐く息を味わうことも、走るのを止めるチャンスなのです。

暴れ馬のようなこの習慣のエネルギーが顔をのぞかせ、あなたを急かそうとするなら、息を吸って吐きながら、話しかけてください。「走る習慣のエネルギー、そこにいるのは君だね、わかっているよ」。ほほえみかければ、あなたはもう急かされません。そのエネルギーは去っていくでしょう。

習慣のエネルギーがいつか再び「思い」というかたちであらわれたときには、呼吸を意識しながら言葉をかけましょう。「友よ、そこにいるんだね」と。その思いをありのままに認めてください。こうして瞑想をするたびに、習慣のエネルギーは弱まっていきます。闘う必要はありません。受け止めてほほえみかけるだけでいいのです。

あなたの本来の家は、今ここにあります。それは内なる自分の島にあります。驚きに満ちたいのちと出会えるのは、今ここだけです。鐘の音を聞いて、瞑想してみましょう。「聴きなさい、聴きなさい。このすばらしい鐘の音が、私を本来の家に連れ戻してくれる」

一行目のあとに、偈の二行目「ここに、この瞬間に」を続けて使えます。「ここに」を吸う息に、「この瞬間に」を吐く息にあてましょう。「ここ、この瞬間」は、あなたの本来の家の住所です。「ここに、この瞬間に」は、「ここに着いた、私の家に」と言葉が違うだけで意味は同じです。どちらのエクササイズも、満足のゆくまで行ってください。

三行目「ゆるぎなく、解き放たれて」に移りましょう。自動的な繰り返しにならないようにしてください。今ここに着いたとき、あなたの安定と自由は定まっています。マインドフルに歩くとき、あなたは本来の家に到着し、どこへも走って行かず、しっかりと安定します。自由を自分のもとへと取り戻したのです。

あなたは、過去と未来のふたつに引き裂かれた犠牲者でした。今自由を取り戻し、あなたはさらにあなた自身に近づきました。「ゆるぎなく、解き放たれて」によって、犠牲者であることを止めたのです。

安定と解放とはニルヴァーナ（涅槃）の二大特質であると、ブッダは言っています。歩くときや呼吸するときにマインドフルネスが深まれば、それがニルヴァーナの入り口です。それと同時に、安定と解放の要素も育んでいます。幸福は、安定と解放という土台の上に成り立つのです。

安定と解放は、絶対的な領域へと私たちを導きます。偈の最終行は、「本来の家に、私はとどまる」です。マインドフルな呼吸のエクササイズの最後の四つの認知に関する実践を行えば、それがよくわかるでしょう。

お互いに支え合い、座ることを楽しみましょう。座る瞑想は、悟りへのつらい努力ではなく、楽しい実践です。マインドフルに歩くのは楽しく、マインドフルに朝食を食べるのも楽しみです。楽しんで行えば、瞑想は私たちに喜びと、豊かさと、癒しを与えてくれます。

それでは、「ここに着いた、わたしの家に」を一緒に歌いましょう。歌えば憶えられるでしょう。そのあと、みんなで歩く瞑想に行きます。

——鐘を招く

今着いた

ここに着いた　私の家に
ここに　この瞬間に
ここに着いた　私の家に
ここに　この瞬間に
ゆるぎなく　解き放たれて
ゆるぎなく　解き放たれて
本来の家に　私はとどまる
本来の家に　私はとどまる

（繰り返し）

I Have Arrived

Thich Nhat Hanh
Arrangement by Betsy Rose

Moderately

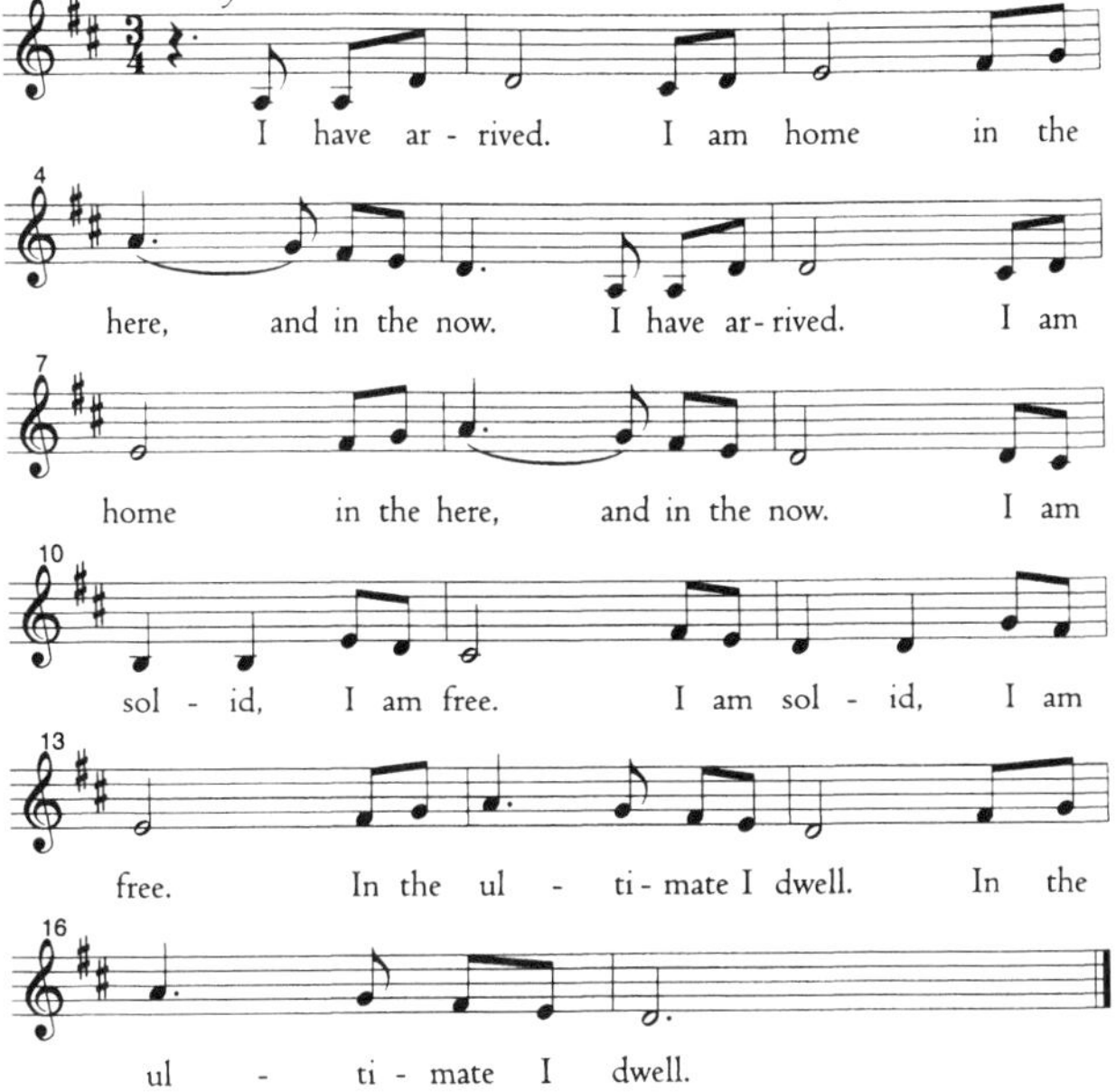
I have ar - rived. I am home in the
here, and in the now. I have ar- rived. I am
home in the here, and in the now. I am
sol - id, I am free. I am sol - id, I am
free. In the ul - ti- mate I dwell. In the
ul - ti - mate I dwell.

[REPEAT]

3 体を受け入れる

サンガのみなさん、今日は一九九八年五月二十五日、二十一日間のリトリートの二日目です。着いたばかりでオリエンテーションに間に合わなかったかたたちに、繰り返し申し上げます。サンガで集えるのは貴重な機会です。ぜひサンガに参加してください。サンガに身をあずけ、身も心もサンガのエネルギーに浸してほしいのです。

私たちはサンガを信頼します。サンガこそ実践の場で、そこには強い集合的なマインドフルネスのエネルギーがあるからです。そのエネルギーから、私たちはたくさんの恵みを受け取ります。

もちろん、ひとりの実践でも、あなたの内なるマインドフルネスのエネルギーが助けてくれるでしょう。しかしそれだけでは足りないときもあります。サンガの集合的なエネルギーを受け取るようにマインドフルネスのエネルギーを使えれば、変容と癒しをもたらす強いエネルギーの源を手に入れることができます。

さて、もう一度ほほえみの話題に戻りましょう。たとえばあなたの隣に、瞑想経験の長い女性が座っています。けれど彼女のほほえみは、開く準備がまだ整っていません。八十から九十パーセントくらいまでは開きかけているのですが。

ここであなたにできるのは、マインドフルネスのエネルギーによって彼女を助けることです。あなたのすばらしいマインドフルなほほえみによって、足りない十パーセントを補ってあげてください。彼女はすぐにほほえめるようになります。彼女のほほえみとともに、彼女の中の先祖もほほえみます。すばらしいでしょう。ほほえみはひとりだけでつくるものではなく、共同作品なのです。

リトリート中に起こった変容と癒しは、すべてサンガが共同でつくりあげたものです。あなたの中にサンガを受け入れ、母親に抱かれる赤ちゃんのように身をあずけてください。サンガを信頼し、その集合的なエネルギーの恵みを受け取りましょう。それが、リトリートに参加する意味を最大限に引き出してくれます。

昨日は、マインドフルな呼吸の最初のエクササイズを学びました。「息を吸いながら、吸っていることに気づく。息を吐きながら、吐いていることに気づく」。または、「息を吸いながら、これは吸っている息だと気づく。息を吐きながら、これは吐いている息だと気づく」でもかまいません。

吸う息を吸う息として確認し、吐く息を吐く息として確認します。呼吸を「操作しない」ことについても学びました。呼吸はそれが起こるままにします。私たちが生み出すマインドフルネスのエネルギーによって、吸う息、吐く息に気づくのです。吸って吐いてをこうして続けていると、自然に呼吸の質は高まり、深くなり、調和がとれてきます。マインドフルな呼吸は、努力しなくても身心を変化させるのです。

二番目の呼吸のエクササイズは、「長く息を吸いながら、長く息を吸っていることに気づく。長く息を吐きながら、長く息を吐いていることに気づく。短く息を吸いながら、短く吸っていることに気づく。短く息を吐きながら、短く吐いていることに気づく」です。

意図的に長くしたり短くしたりはしません。吸って吐いているあいだずっと、マインドフルネスが養われます。呼吸の長さ、短さは、何より自分が知っています。「長い」「短い」という言葉自体は、それほど問題ではありません。長いと短いのあいだは中くらいで、非常に長い、幾分か短いという場合もあります。どのくらいが長く、どれくらいが短いかは定義できませんが、ここでは、入る息と出る息の「長さに気づいている」ことが大切なのです。これを「呼吸の身体」と呼んでもいいでしょう。

このふたつのエクササイズをよく比較すると、はじめのエクササイズがしっかりできていれば、二番目のエクササイズも十分行えているということがわかります。「息を吸いながら、吸っていることに気づく」。息を吸っているあいだ、気づきは途切れません。この気づきを保つことで、二番目のエクササイズがすでに始まっています。そして二番目のエクササイズをしっかり行えば、はじめのエクササイズも行っていることになります。

瞑想を進めるうちに、十六種のエクササイズすべてがお互いに関わり合い、相互依存していることがわかってくるでしょう。

―― 鐘を招く

自分をトレーニングすることで、私たちは相互存在の本質を理解していくことができます。ひとつめの呼吸はつぎの呼吸によってできています。最初のエクササイズを十分行えば、二番目のエクササイズも行っていることになります。最初のエクササイズから二番目のエクササイズが生まれれば、最初のエクササイズはもう最初とはいえません。これは良い変化です。

このように、呼吸のエクササイズだけではなく、あらゆるものに相互存在の本質は見いだせます。

体を経験する

それでは、マインドフルな呼吸の三番目のエクササイズに進みましょう。「息を吸いながら、全身に気づく。全身を経験しながら、息を吸う。息を吐きながら、全身に気づく。全身を経験しながら、息を吐く」

これが自分の体に戻り、自分自身と和解する実践だということを、まず理解してください。私たちは体こそが自分だと考えがちです。体は自分にとても近くて慣れ親しんでいるので、そう思ってしまうのです。それとは反対に、体に違和感を抱いて、体なんかなければいいのにと憎むこともあります。体なんかいらない、消してしまいたいと思うのです。こうした気持ちになるのは、体とのつながりが断たれているからです。だからこそ、わが家である体に帰って、和解することが必要なのです。

呼吸は体の一部です。呼吸という扉をくぐれば、体や知覚などへと帰ることができます。私たちはその扉を通って、呼吸を抱きしめます。こうして、マインドフルネスが生まれます。マインドフルネスは、入ってくる息、出ていく息を抱きしめるエネルギーです。そのとき私たちは、吸う息、吐く息とひとつになっています。瞑想を続ければ、入ってくる息も出ていく息も、深く、調和して、穏やかになっていくのです。

さらに瞑想を深め、自分の体に触れていきましょう。「全身を経験しながら、息を吸う。全身を経験しながら、息を吐く」。体というわが家に帰り、それを抱きしめます。体を通して、自分自身と和解するのです。

このエクササイズでは、座っても横になってもかまいません。何より自分の体に帰り、思いやりと気遣いと愛を示すことが大切です。体は苦しんでいます。長く放っておかれたのですから。だからこそ、マインドフルネスのエネルギーを生みだし、体に帰って抱きしめてあげるのです。これは愛の実践の第一歩です。体に気づきを向け、この体をほんとうに大切にしようと決意します。そうすれば、体もずいぶん楽になれるはずです。

全身をあらわす「サッバカーヤ」という言葉があります。息が入ってくるあいだ、私たちは全身にくまなく気づいています。自分の体をまるごと抱きしめてください。そのときマインドフルネスの対象は、吸っている息だけではなく、体そのものになっています。吸っているときも、吐いているときも、体と和解し、体を大切にし、思いやりと慈しみをあらわす気持ちでやさしく体を包みます。

唱える言葉は多少変えてもかまいませんが、実践そのものは同じです。「息を吸いながら、体に気づく。息を吐きながら、体にほほえむ」。これは気づきのほほえみです。ほほえみで、あなたの思いやりと慈しみをあらわしてください。

自分の体に帰り、マインドフルネスのエネルギーでやさしく包み、ほほえみかけることに、あなたはどれだけの時間をかけていますか？　「いつも一緒にいてくれる私の体、心からあなたを大切にします」。マインドフルネスとほほえみで体を包む実践をいたしましょう。

――鐘を招く

それでは、体の各部分に気づきを向けます。両目、肺、心臓、肝臓など、昨日申し上げた手順で観ていきます。「息を吸いながら、両目に気づく。息を吐きながら、両目に気づく」。瞑想を続ければさまざまな洞察が起こり、たくさんの幸福が訪れて、あなたを解放するでしょう。

「四種の気づきを確立する教え」の中で、ブッダは説いています。「ある農夫が穀物蔵に入り、種を詰めた袋を持ち出してくる。そして、袋の片側を開いて床に種を残らずあけた。そうすれば『これはインゲン豆、あれはムング豆、そしてトウモロコシ』などと見分けることができる。農夫の目はいつもたしかなので、さまざまな種類の種を識別できるのだ」

自分自身の体に戻るときには、まず全身をまるごと感じることから始めてみましょう。そうすれば続いて、種を選別する農夫のように、体の各部分に注意を向けていくことができます。ブッダは法話の中で、体の三十六カ所を取り上げています。その一つひとつをマインドフルネスで包み、ほほえみかけてください。

最初に座ったり横たわったりして、たっぷりとくつろいでおきます。ここにいるうち一日に一度は、「深いくつろぎの瞑想（ディープ・リラクゼーション）」を行ってください。サンガですることもできますが、十分前後の時間があれば、ひとりでも草の上に寝転んでやってみてください。これは、慈悲を体に向ける瞑想です。マインドフルな呼吸の助けを借りて数分間リラックスしたあと、体の部分に一つひとつ注意を向けていきます（深いくつろぎはマインドフルな呼吸によって完成します）。

「四種の気づきを確立する教え」では、骨、骨髄、腎臓、血液などのように、体の部分が数えあげられています。母親が両腕で赤ん坊をやさしく抱きしめるように、呼吸で体の各個所を包んでいきます。そしてほほえみます。これは大きな癒しをもたらす、非常に大切な実践です。

「息を吸いながら、肝臓に気づく。息を吐きながら、肝臓にほほえむ」。瞑想すれば、肝臓はきっとすぐに応えてくれます。

「このときをずっと待っていたんです。私が昼も夜もSOSを出しつづけていたのに、あなたは耳を貸さず、酒やたばこもやめずに大変でした。そんな仕打ちに耐えるのがどんなに辛いか、訴えることもできませんでした。私は昼も夜も苦しみ、何とかしようともがきましたが、メッセージを受け取ってはもらえませんでした」

マインドフルネスの呼吸を行えば、大きな安心が訪れます。肝臓に意識を向けてほほえむとき、その状態を理解する糸口が見えます。肝臓は私たちの健康を守ろうと最善をつくしてくれたのに、私たちはそれを気にもかけませんでした。

マインドフルネスの反対が気もそぞろな状態*です。うかうかとすごしていても、私たちにはその自覚がありません。今はじめて、こうして肝臓に気持ちを向けたので、肝臓はほっとしています。

意識的な呼吸を数回続ければ、洞察が訪れます。そして肝臓をいたわり、守ろうとする気持ちが起こります。肝臓が健康の鍵を握っていることを理解したからです。気づきが生まれると、自分のすべきこと、すべきでないことが見えてきます。もうだれかに、飲むのをやめなさいと言ってもらう必要はありません。肝臓を慈しめば飲酒は止まり、肝臓を損なう毒素を取り込むこともなくなるでしょう。これとまったく同じように、体のほかの部分も抱きしめ、いたわってください。

体の四つの要素に気づく

――鐘を招く

「四種の気づきを確立する教え」によれば、体を深く見つめる実践を始めれば、自分の体の存在を支える基本的な要素を知ることができます。「息を吸いながら、私の中の〈地〉の要素に気づく。息を吐きながら、私の中の〈地〉の要素にほほえむ」。この基本的な要素（マハーブータ）は、地・水・火・風です。

地の要素は、私たちの内なる安定の要素です。自分の中に地の要素を認めると、外にも地の要素があることが見えてきます。そのどちらも大地に属しています。内なる地の要素と外の地の要素とは、つねに交流をしています。その交流は、日常の中で一瞬も休まず起こっているのです。「息を吸いながら、私の中の〈火〉の要素に気づく」。火とは熱のことです。いのちが燃焼によって成り立っていることはご存知でしょう。私たちは空気を吸い込み酸素を燃焼させています。このプロセスは毎秒ごと、瞬く間に起こっているのです。この働きのおかげで、私たちは生きることができます。

誕生と死もこれと同じく、一瞬ごとに繰り返されています。たしかに肉体の細胞はつねに死に、生まれつづけているのです。死がなければ生も存在しません。死が誕生や生を含み、生が死を含むという洞察ができるかもしれません。いのちから死を取り除けばいのちは滅びます。死からいのちを取り除けば、死もまた滅びてしまうのです。

これは、花と、雲と、太陽の光の関係と同じです。花を見つめれば、そこに雲と太陽の光が見えます。このような見方ができるようになるためには訓練が必要です。ふだん私たちは、物事を分けて（二元的に）とらえる癖がついているからです。死のことも生の敵だと思っています。

瞑想によって深く見つめると（瞑想する人だけでなく、科学者もこの実践を違った方法で行っています）、いのちが死を携え、死がいのちを携えていることが見えてきます。「これ」がなければ「それ」も存在しません。どちらかがあればもういっぽうはいらないという考えは、一面的すぎます。私たちの中のさまざまな要素を観察すれば、誕生と死が相互存在し、支え合っていることがわかります。このとき私たちには、今まで見たこともないすばらしい何かが見えはじめます。

深く見つめる実践によって、恐れ、苦しみ、絶望を消し去ることができます。恐れ、苦しみ、絶望は、無智という土地にだけ咲く花なのですから。

この鉛筆をごらんください。鉛筆のこちらが左でその反対が右、私たちはそう考えます。左だけあれば右はいらないような気がすることもあります。政治でたとえれば、左翼の肩をもつ人は右翼がなくなることを望みます。しかし、左だけを手に入れることなどできるでしょうか？

右側を取り去りたくて、鉛筆をナイフで断ち切ります。でも、切ったとたんに、ここに右側が出現しますね。左があるかぎり、右もあるのです。私たちはふたつの極にとらわれていますが、リアリティそのものを見るためには、分離を超えた「非二元的」な視点をもつトレーニングが必要です。

「息を吸いながら、私の中の〈水〉の要素を観る。息を吐きながら、私の中の〈水〉の要素にほほえむ」。「吸う」「吐く」という言葉自体も、一対の両極です。

私は、『太陽こそわが心臓*』という本を書きました。きっかけは、心臓は私の二番目の太陽だというイメージでした。むかしは、私の体の中のこれだけが心臓だと考えていました。心臓が止まれば、その場で死んでしまいます。しかし、もうひとつの心臓である太陽が壊れても、私たちはすぐに息絶えるのです。第二の心臓は、体の外にあります。

ふたつの肺も、体の中にしかないと思うでしょう。けれど、まわりの山や森も私たちの肺です。山や森が呼吸しなければ、私たちが呼吸する酸素もありません。肺は体の中にも外にもあるのです。

四つの要素が体の中にも外にもあるとわかると、「体」という概念は消え去ります。体と同一視している「自分」という概念も同時になくなります。深く見つめるだけで、自分がもっている幻想は吹き払えるのです。このとき私たちは、「生もなく、死もない」領域に触れています。「自分」は、「無我」によってはじめて可能になるのです。

姿勢に気づく

ブッダの「四種の気づきを確立する教え」には、体の四つの要素を深く見つめたあと、姿勢にマインドフルネスを向けるとあります。姿勢には基本的に四つの種類——歩く、立つ、座る、横たわる（行住坐臥）があります。そのときどきの姿勢に気づいてください。座っているなら、座っていることに気づく。歩いているなら、歩いていることに気づく。体がとっているポジションにマインドフルネスの光をあてるのです。

僧や尼僧は、とても念入りにこの訓練を受けます。彼らを見れば、歩く、立つ、座る、横たわる、この四つの基本姿勢によく気づいていることがわかるでしょう。

この教えは出家だけではなく、すべての人のものです。これは「体において体を深く観る」瞑想です。まず呼吸に気持ちを向け、気づきましょう。つぎに体に気づき、体を包んでいきます。体の各器官に気づき、一つひとつの部分を感じ取りながらほほえみを向けます。体の内なる四つの要素に順々に気づき、それぞれにほほえみかけます。

そのあとで、体の姿勢に気づく実践に入ります。歩いている、立っている、座っている、横たわっている、というように。リトリートのあいだに、一緒にこれを行ってみましょう。座るときには、美しく座ります。歩くときにも美しく。立つときにも美しく、安らいで立ちます。横たわるときには、優雅にリラックスしてください。

体の一つひとつの動きに気づく

体に気づいたあと、一つひとつの動きに注意を向けていきます。何かを拾おうとして身をかがめるとき、マインドフルに動作してください。「息を吸いながら、身をかがめて床のペンを拾おうとしていることに気づく。息を吐きながら、今拾い上げている。息を吸いながら、ペンはもう手の中にある」。こうして体による一つひとつのしぐさ、動きに気づいていきます。

朝、お湯を沸かしてコーヒーをいれるときにも、それを瞑想にすることができます。コーヒーをいれている最初から最後までずっと、一つひとつのしぐさ、動きに気づいてください。どんな些細な動きにも、ほほえみを向けましょう。

マインドフルネスのランプを灯し、毎日の動作を一瞬一瞬照らしだしながら生きることを知る——それは喜びです。すべては、マインドフルネスの光の中でなされます。

マインドフルネスは神の臨在です。内なるブッダのエネルギーです。それは私たちの聖なる側面なのです。抽象的な何かではありません。マインドフルネスの種は、私たちの意識の奥深くに埋もれています。その種に触れ、発芽をうながし、エネルギーを放つことは、だれにでもできます。マインドフルネスのエネルギーは、そうして育てていけるのです。

私がまだ沙弥《しゃみ》（入門僧）だった十六のころ、師匠から手をかしてくれと頼まれました。私は師を大変慕っていたので、それに応えたいと思いました。喜んでいただきたい一心だったのです。部屋から出るときに私は、扉の開け閉めをていねいにしませんでした。師は私を呼び止め静かに言いました。「おいおい、今度はもっとマインドフルに、さっきよりきちんとやってごらん」おじぎをしたとき、私にはどうすればいいかわかっていました。私は扉まで瞑想で歩いていきました。マインドフルにノブに触れ、扉を開いて外に出ると、振り返ってマインドフルにそれを閉め、出ていきました。師はそれ以上何も言う必要はありませんでした。

あのときの教えを私はけっして忘れません。一九六六年、私はトラピスト派の修道士、トマス・マートン*を訪ねてケンタッキーに行きました。それはすばらしい出会いでした。後年彼は、仲間の修道者たちにこう話しています。それはテープに録音されていました。「ティク・ナット・ハンがドアを開け閉めするのを見れば、それだけですぐ、彼が出家として本物だとわかる」

一年前、ドイツの女性がプラムヴィレッジにひと月滞在しました。最後の日に、彼女はプラムヴィレッジに来た理由を話してくれました。トマス・マートンのテープだったのです。私がどんなふうにドアを開けたり閉めたりするのだろう、それが知りたくて来たのです。私たちみんながドアの開け閉めをするのを一カ月間見つづけた彼女の滞在は、すばらしいものになりました。

ドアの開け閉めも、心に安らぎをもたらす実践のひとつです。多くの人たちの喜びと幸福のために、マインドフルにドアの開け閉めをしてください。そして、私の恩師の喜びと幸福のためにも。師はまだご存命なのです。

体と関わるマインドフルネスの呼吸についての学びは、とても大切です。この実践を人に伝えるのに、ダルマ・ティーチャー*になる必要はありません。週末に瞑想会を開いて、自分たちの体をいたわり、体との調和を楽しむこともできます。何人かの友人を誘って集まり、体が休息し、回復するための実践を行うのです。体を使って呼吸のエクササイズを学ぶとき、ブッダの慈悲をはっきりと感じることができます。

四番目のマインドフルな呼吸のエクササイズは、「体の活動を静めながら、息を吸う。体という構造を静めながら、息を吐く」。私たちの体は、こうして癒される価値があります。自分の体にやさしく接し、理解を示してください。もしどこか具合が悪いなら、マインドフルネスのエネルギーによって、十分時間をかけてやさしく抱きしめましょう。ほほえみもあげましょう。これが治癒を速めます。

みなさん医者の指示には信頼を寄せるでしょう。でもそれだけでは足りません。体に休息と癒しの時間をあげなければ、医者の言うことだけ聞いても治りません。体に手を差し伸べてください。休息と回復の時間を与えられるなら、医者の助けなしに自己治癒する場合もあるのです。

「体を経験しながら、息を吸う。体にほほえみながら、息を吐く。体を静めながら、息を吸う。体にほほえみながら、息を吐く」。だれでも楽しめるすばらしい呼吸の実践です。マインドフルに呼吸する、マインドフルに日常を過ごす、マインドフルにほほえむ、マインドフルネスによって体を大切に扱う――これらの方法を、ぜひ身につけてください。

あなたが学生なら、学校でマインドフルネスの実践をするグループをつくりましょう。学生にはストレスがつきもので、肉体も緊張を強いられています。先生も同じです。自分の教え子のことで苦労している先生たちも、自分たちの体をいたわるためのグループをつくったらどうでしょうか。

セラピストにも必要です。大勢の苦しむ人たちを援助しても、自分の世話を怠るなら、疲れ果てて燃え尽きてしまいます。同業の仲間たちと瞑想したり、クライアントのグループと集うこともできるでしょう。

警察官だって大変です。彼らは恐れとストレスに虐げられています。社会は暴力と苦しみに満ちています。警察官も仲間を集めて、自分を大切にする瞑想をしていいのです。矯正施設に入所する人たちも、グループをつくることができます。

マインドフルネスの練習はだれにでもできます。仏教徒になる必要はありません。瞑想の指導者になることも不要です。師匠の認可がなくても、グループを始めることはできます。いつでも、どこでも、マインドフルネスの実践をするグループはつくれるのですから。

ブッダの三つの法話

先へゆく前に、ブッダの三つの教えについてお話ししましょう。この実践をさらに学ぶために役立つかもしれません。私の法話の中でも、これらの経典にはしばしば触れていきます。

まず最初は「呼吸による完全な気づきの教え」です。シスター・アナベルが、あとでみなさんと一緒に朗読します。この教えの中心は、私たちが今学んでいる十六のマインドフルな呼吸のエクササイズです（一四頁参照）。この教えについて私は、『ブッダの〈呼吸〉の瞑想』（野草社刊）で解説しました。

二番目は、物質（体）、感覚、心、心の対象についての「四種の気づきを確立する教え」です。大切なのは、このふたつの教えを合わせて用いることです。これらはお互いに補い、合わせてはじめて完璧なものになるからです。はじめの教えを二番目の教えの視点で学び、二番目をはじめの教えの視点によって学ぶようにしてください。四種の気づきについては、中国語版とパーリ語版の両方から翻訳しました。私の著書『ブッダの〈気づき〉の瞑想』（野草社刊）の中に収めてあります。

三番目は、「ひとりで生きるより良き道を知る」と呼ばれる、今この瞬間に幸福に生きるための教えです。私の著書『いのちとの待ち合わせ*』に、この経典についての解説があります。これは人が「今、ここ」にいかに生きるべきかを説いた、もっとも古い経典です。学びを深めていくために、この三つの教えのテキストを生かしてください。リトリートのあいだに読む必要はありません。ともに実践することをここでは優先したいと思います。

相互存在する心と体

ブッダの教えの中で「ナーマルーパ（名色《みょうしき》）」という表現があります。人間について使われることのある言葉です。ナーマは「心の」、ルーパは「体（物質）の」という意味です。私たちは、心と体を分けて考えます。体は物質的なもので、感覚、認知、心の形成、意識などは心の領域にあると考えています。これはいわゆる分別です。

ナーマはルーパではなくルーパはナーマではない、とふつう私たちは考えます。しかしここでは、「相互存在」という視点を身につけましょう。もしもルーパからナーマを取ったならルーパは壊れ、ナーマからルーパを取ってもナーマは壊れます。ナーマルーパ（心と体）は、ひとつのリアリティをふたつの視点から見たものです。それをときにはナーマと呼び、ルーパと呼ぶのです。ですからふたつに分けて書かずに、「ナーマルーパ」と綴るのです。

このような考えを受け入れるのは、最初のうちは少し難しいでしょう。しかしやがて慣れます。核物理学者は素粒子をさして、あるときそれは波であり、あるときには粒子としてあらわれると言います。しかし、どちらも同じリアリティなのです。

はじめ私たちは、あるものが波なら粒子ではない、粒子なら波ではないと考えます。しかし素粒子は、ときに波としてあらわれたり粒子としてあらわれたりするのです。だから科学者は、「ウェーヴィクル」*という言葉を発明しました。体と心についてもこれが当てはまります。私たちは心と物質は正反対と考えますが、心が物質としてあらわれ、物質が心としてあらわれることもあります。どちらも同じなのです。とても不思議ですが、これが真実です。

五つのスカンダ（五《ご》蘊《うん》）

ブッダは人間存在をさまざまな角度から描写しています。ナーマルーパもそのひとつですが、「五蘊」という見方もあります。五蘊とは、人間をつくる五つの要素の集まりです。要素の第一は物質（体）、二番目は感覚、三番目が認知、四番目が心の形成、そして最後が意識です。これをナーマルーパという点から分析すると、最初のひとつだけが物質で、後の四つが心の現象です。「形成」についてはすでに触れました。「形成物」とは、さまざまな要素によってつくられたもののことです。花は形成された物です。それは物理的形成物とも言えます。そしてルーパに属しています。雲や木々も物理的形成物です。

怒り、恐れ、愛情、憎しみなどは、心の形成物です。私の宗派*では、この形成物（心所法）には五十一種あると教わりました。十六歳のころの私は、それらをすべて暗記しなければなりませんでした。感覚と認知のふたつも心の形成であり、五十一種の中に数えられています。

自分の感覚を受け入れ深く見つめる瞑想の重要性を強調するために、ブッダは「感覚」をひとつの蘊、つまり要素として独立させたのです。認知も瞑想では非常に重要な役割を果たしているので、ひとつのカテゴリーに分類しています。

五蘊のうち最後のひとつは意識です。意識とは何でしょうか？　意識はすべての心の形成の基盤になるものです。私の宗派では、それを「蔵識《ぞうしき》**」とも呼んでいました。蔵識の一番奥深くには、あらゆる種類の種（ビージャ）が存在します。五十一種の心の形成物は、すべて種の姿で蔵識の土壌の中に潜み、いつでも上層レベルの意識に芽を出す用意ができています。

意識には、ふたつの層があることがわかります。上の層は心識で、ここはすべての形成物があらわれるところです。この心識には、二、三種類の種が一度に芽を出すことができます。下層は蔵識で、すべての種はここに蓄えられています。この意識こそが、感覚や認知を含むすべての心の形成の土台になっているのです。

私たちには、怒っていないときもありますね。笑いながら楽しくすごしているとき、怒ってはいません。そのとき怒りの種は、意識の奥底に埋もれています。しかし、種はつねにそこにあるのです。だれかに気に障ることを言われたとすると、あなたの蔵識にある怒りの種が刺激されます。そうすると、種は上層レベルの意識に芽を吹いて、心の形成物となるのです。燃え盛る怒りのエネルギーは、目に映る世界を醜く歪めます。怒りのエネルギーは、私たちを破壊的な言動へと押しやるのです。

四種のマインドフルネスの確立

四種のマインドフルネス（気づき）の確立は、深く見つめる瞑想の四つの基盤です。最初の確立は、体において体を見つめることです。二番目は、感覚において感覚を見つめ、三番目は心において心を見つめ、最後は心の対象（法《ダルマ》）において心の対象を見つめます。

ここにおける法はブッダの教えではなく、花、雲、木、または怒りなどの現象や形成物をさします。諸法は心の対象と言われます。いったい心の対象でないものは、あるのでしょうか？　山、川、花、木、怒り、愛情、私たちの体まで、すべては心の対象です。諸法とは、現象世界そのもののことなのです。

「四種の気づき（マインドフルネス）を確立する教え」の中で、ブッダはなぜ「体において体を見つめる」「感覚において感覚を見つめる」と説いたのでしょう？　この繰り返しは何でしょうか？　マインドフルネスを実践し深く見つめるためには、観察対象から離れた外部の「観察者」でいることはできないからです。ここが重要です。マインドフルに息を吸いながら体を包むとき、息は体とひとつになっていなければなりません。これが瞑想の秘訣なのです。

心は五十一通りのかたちであらわれます。愛というあらわれかたをするときもありますが、愛は必ず対象を必要とします。何か、またはだれかを愛するというように。対象をもたない愛はありません。

意識もつねに対象をもちます。マインドフルネスも、何かに対してマインドフルであるということです。対象なしにマインドフルになることはできません。

体と呼吸にマインドフルであるとき、体（呼吸も含む）がマインドフルネスの対象です。このとき、体がマインドフルネスそのものになります。息を吸いながら体を包めば、体がマインドフルネスです。マインドフルネスが体になり、体がマインドフルネスになります。すでに主体と客体、知る者と知られる対象の区別はありません。これはブッダの教えの中でも、この瞑想でも、非常に重要なポイントです。

フランス語の「コンプレンドル comprendre」は、理解する、把握するという意味です。「コン」は一体であること、そして「プレンドル」は拾い上げること、つまり何かを拾い上げてそれとひとつになることです。何かをほんとうに理解したいのなら、私たち自身がその何かにならなくてはなりません。深い瞑想において、主体と対象の区別は消え去ります。認識の主体と客体の差異そのものがなくなるのです。

そのためにはトレーニングが必要です。体は心とは別だ、心は観察の主人公で、気づく側だというのが常識でした。心が体を知ろうとし、体はその対象です。しかし先ほどお話しした原理によれば、認識は観察者と対象が一体になって初めて成り立ち、その両者は同時にあらわれるのです。右のあるところには同時に左もある、それと同じです。ブッダが「体において体を見つめる。感覚において感覚を見つめる」と説いたのは、このことなのです。

観察者と対象の境目が消えて初めて、理解することができ、物の本質を見抜くことができます。「見抜く（突き抜ける）」という言葉がぴったりなのは、観察するとき、もはや対象の外側にいることはできなくなるからです。最近では科学者もこれを認めています。電子の本質を理解するには、たんなる観察者ではいられません。「参加者」にならなくてはならないのです。

ここで「心」とは、認識の主体と認識の対象の両方のことです。「マインドフルネス」も、マインドフルネスの主体とマインドフルネスの対象の両方をさします。マインドフルネスは、主体と対象が同時に存在していないと生まれません。マインドフルネスは必ずその対象をともないます。ここで心とダルマ（心の対象）を、それぞれマインドフルネスのふたつの柱として区別するのは、瞑想を説明する便宜のためです。どちらも、深く見つめる瞑想の実践対象になります。体と感覚という柱についても、同じことが言えます。

深く見つめるとき、見つめる心と見つめられる対象（喜び、苦しみ、木、雲、体など）は、まったくひとつだとわかります。あるものは、ほかの何かなしには存在しないのです。

先ほど触れたように、「呼吸による完全な気づきの教え」の中でブッダは、私たちが学んでいる十六のマインドフルな呼吸のエクササイズを紹介しています。最初の四つでは、体において体を観察します。一番目は「息を吸いながら、吸っていることに気づく。息を吐きながら、吐いていることに気づく。吸っている、吐いている」です。二番目は「長い、短い」、三番目は体を体験する「全身に気づきながら、息を吸い、息を吐く」。四番目は「息を吸いながら、全身を静める。息を吐きながら、全身を静める」です。

つぎの四つは、感覚において感覚を観察します。これから二、三日は、この感覚について学びます。さらに三組目の四つ、エクササイズ九、十、十一、十二では、心において心を観察します。ここで心というのは、心の形成のことです。最終の四つ、エクササイズ十三、十四、十五、十六では、ダルマの本質を探究していきます。ダルマの本質とはほんとうのリアリティ、「真如《しんによ》」のことです。

私たちの認知は歪んでいて、現実の真の姿を観ることができません。この四つのエクササイズによって、無智は消え去り、リアリティが姿をあらわしてきます。この洞察を通して、私たちは無智、苦しみ、恐れなどから自由になるのです。

五十一種の心の形成は、意識が具体化したかたちです。この五十一の形成物に触れることは、意識に触れることです。意識はそれらすべての基盤です。心の形成はすべて意識から生まれます。波に触れれば水に触れることになります。波は水なのですから。

体もまた意識から生まれたもの、それを忘れないでください。仏教心理学では、集合意識と個別意識はともに、すべての現象が生まれる基盤である、と教えています――山、川、動物、植物、鉱物、この社会にいたるすべてです。何もかも私たちの意識がつくりあげたものなのです。

株式市場は、集合意識の創作です。それは私たちの心――あらゆる恐れや貪欲さなどを母体に生まれます。客観的な現象として存在しているのではありません。集合的、個別的な意識こそが、相互存在するルーパとナーマ、すべての現象があらわれるための源なのです。意識はあらゆるところに存在します。こうした視点を養うトレーニングによって、ブッダの教えが理解しやすいものになります。
前回アメリカに来たときに、私はフロリダのキーウェストで、「意識のあらわれの五十詩句」*をテーマにしたリトリートを行いました。そのとき、世界は私たちの集合意識と個別意識があらわれたものであるという、仏教の唯識の教えに触れる機会がありました。† 集合意識と個別意識は相互存在です。個別意識を集合意識から取り去れば集合意識は崩壊し、集合意識を個別意識から取り去れば個別意識は崩壊します。この教えの中にも、相互存在は見いだせるのです。

午前中に私は、生きることと死ぬことについてお話ししました。ほとんどの人には、生と死を深く見つめた体験がありません。死とは生の反対だと考えています。ブッダが説いた深く見つめる実践の方法を知っていれば、生と死が相互存在していることがわかります。死が生きることを可能にし、生が死ぬことを可能にしています。そのどちらも同じリアリティなのです。

リアリティは、あるときには死として、あるときには誕生や生としてあらわれます。リアリティに触れれば、もう恐れにとらわれることはありません。

†――ティク・ナット・ハン著 "Transformation at the base" (Parallax press, 2000 参照、未邦訳)

Q&A 4 その1

今日は、一九九八年五月二十七日です。ここで質疑応答に入りましょう。これまでに法話で触れてきた、歩く、呼吸する、座る、食べるなどの実践に関わる質問をいただけるとうれしいです。いくつかの質問に目を通しましたが、そのほとんどが法話を聴けば答えが出ると思われます。

リトリートでは、聖なる沈黙を守り静かに座りますが、それによって心の痛みの種が刺激され、芽を出します。その痛みに寄り添ってください。それが困難なのはわかります。

十五年ほど前、デンバーのリトリートで、最終日まで瞑想も教えも受け入れようとしない男性がいました。いよいよ終了の六時間前になって初めて、その人はサンガに心を開きました。そうしてやっと幸福を感じられたのです。

＊＊＊

ある女性からの質問です。「今この一瞬にとどまることも安らぐこともできません」。この人は心が休まらないのです。

私たちの背中を押して先を急かす、強力なエネルギーがあります。この女性の中に、その習慣のエネルギーが強くあるのを感じます。これでは何をしてもけっして気が休まりません。だからこそここで、座る、食べる、呼吸するなどの実践をしているのです。

食べるときには、口に入れる食べものを一回ごとによく味わいます。これがうまくいけば、つぎも、そのつぎも同じようにできます。食べる瞑想は、「止まる」練習になります。歩く瞑想も止まる練習です。止まるのが無理と思うなら、一歩一歩ていねいに歩く瞑想をしてください。一歩から安定と安らぎが感じられれば、つぎの一歩に進んでいけます。

あなたの中のせわしなさのエネルギーは、非常に手ごわいかもしれません。すでに触れたように、安らぎを奪う動揺やせわしなさのエネルギーを扱いかねるときには、それをしっかり認識して、「せわしなさ」「動揺」と言葉にしましょう。息を吸いながら呼びかけます。「そこにいるね、せわしなさのエネルギーよ」。吸う息、吐く息によってたしかめ、ほほえみかけてください。

歩みかた、呼吸のしかたがうまくいかなくて、リトリートの参加を中断したかたも何人かいます。大変なのは最初の数日間です。けれどもしサンガに居場所が見つかれば、あなたはサンガのエネルギーによって瞑想を続けることができます。そうすれば、リトリートが終わるまでには、全員がずっと楽になれるはずです。

人によって、癒しや変化の程度は違うかもしれません。しかし振り返ってみれば、だれもが安らぎと癒しに近づいたと思えるでしょう。瞑想の実践を信頼しましょう。ひと口の食べもの、一回の呼吸、踏み出すその一歩から始めましょう。私たちが手にする自由とは、これだけです。このひと息、ひと口、一歩によって、なくしていた自由を取り戻すのです。

床を磨いているとき、歩いているとき、何をしていても、呼吸して自由を取り戻し、本来の自分になります。あなたはもう、せわしなさというエネルギーの犠牲者ではありません。

それでは、サンガのみなさんから直接質問をいただきましょうか。

質問者……ありがとうございます、タイ。* 私の所属するサンガの仲間からの質問です。この「相互存在教団」** には、一般人だけではなく、ユダヤ教の導師《ラビ》、キリスト教の司祭、牧師、その他の聖職者など、瞑想をともに実践するクリスチャンやユダヤ教徒の人びとが増えています。

仏教の五戒の五番目の不飲酒戒《ふおんじゅかい》は、*** 彼らには障害になります。それによれば、教団に参加する条件として、または教団の正会員になる際の十四戒への準備条件**** として、一滴のアルコールも口にしてはならない——私たちはそう理解しています。ユダヤ教のセデルの儀式やキリスト教のミサでのワインなど、聖なる儀式で使われる少量のアルコールは、第五の戒を授かる際や教団の正会員として十四の戒を受ける場合に、許されるのでしょうか?

タイ……現在私たちは、「戒」の代わりに、「マインドフルネス・トレーニング」という表現を使っています。これらは、マインドフルネスの訓練だからです。日々このトレーニングをより深く理解するよう努め、その教えの日常生活への生かしかたを工夫しなければなりません。

この五つのトレーニングを完璧に実行できる人はいません。五つのトレーニングや十四のトレーニングというのは、私たちが目指すべき方向性を意味しているのです。北極星は北を示しますが、その星を眺めているだけでは、北へと向かうことにはなりません。日々その方向へ歩まなければならないのです。

マインドフルネス・トレーニングの実践には、智慧と熟練が必要です。原理ばかりにこだわってはいけません。原理ばかり優先すれば、実践はつまずくでしょう。

不飲酒を実践する人は、アルコールを一滴も飲まないことがいちばんだと知っています。少しでも口にすればもっと欲しくなり、すっかり酔っぱらいかねません。フランスでは保健省がテレビで、「ワイン一杯だけならOK、三杯になると問題」と広報しています。私は若い人たちにこう言います。「はじめの一杯がなければ、三杯目もない」と。

カトリックの修道士・修道女の人たちがリトリートに来たとき、私は提案しました。聖餐式では、ワインの代わりにぶどうジュースを使ってはどうでしょうかと。彼らのほとんどが賛成してくれました。

聖餐式にワインを使うとしても、儀式がマインドフルネス・トレーニングを守る妨げにならない、いかなる害も及ぼさないと確信できるなら、かまわないでしょう。こうすべきということに、こだわりすぎてはいけません。ワインなどのアルコールの消費が何かを傷つけるなら、問題は別ですが。

原理にこだわらないことと、実践への粘り強い取り組みが大切です。マインドフルネス・トレーニングを守るのは、何かを傷つけたり、損なったり、破壊しないためなのですから。

質問者………タイ、私には二十四歳の娘がいます。娘が動揺したり怒って乱暴にドアを閉めるとき、私は呼吸とマインドフルネスを心がけるのですが、娘の心の痛みを感じてとても悲しくなります。娘はマインドフルネスを育てることで自分自身を助けられない、そう思うと気がとがめるのです。こんなとき、何がしてやれるのでしょうか？

タイ………乱暴にドアを閉めるのは、たしかに気持ちのいいことではありませんね。たんなる習慣や、閉めかたや、気配りの問題ではありません。人の心の奥深くの苦しみの種は、さまざまなかたちで芽を出します。

とくに相手の気分がふさいでいるとき、言葉でのアプローチはあまり役に立ちません。人を理解するには、その相手の苦しみの種を深く見つめ、その人自身が苦しみの種を変化させていけるよう応援することです。相手がよく理解し実践できるよう、愛のこもった言葉遣いをします。非難しても人は変わってくれません。

自分自身を深く見つめると、私たちも同じ苦しみの種を抱えていることがわかります。深いマインドフルな呼吸と歩みの瞑想は、私たちの内なる種を認め変化させていきます。

あなたが大切に思う人と一緒に実践しましょう。その人にこう言ってください。「私の心にも、あなたと同じいらだちの種があります。それが芽を出すと、人を苦しめてしまうこともあります。でも、そんな心の種を認め、自分の習慣のエネルギーを変えるために、できるかぎりの努力はしてきました」。それから、自分がしてきた実践のこと、それによってどう助けられたかを話します。これ以外に役立ちそうな方法はありません。

もし理解してもらえたなら、一歩進んで、一緒に瞑想しませんかと誘いましょう。実践は、ひとりよりふたりのほうがずっと楽しいものです。

質問者………私自身の苦しみに関係する質問です。少々話しづらいことです。私がとても幼いころ父はアルコール依存症で、五年のあいだ私に、セックスについてあらゆることを無理に教えこもうとしたんです。私は何も言い返せず、二十歳のときに自らいのちを絶つ決心をしました。

そのとき数カ月の昏睡を経て一年入院しました。三十年前のことです。回復に向けていろいろ試みましたが、今でも人生に信頼をもてません。頭は使いますが、ハートで生きられないのです。たくさんの人と一緒にいると（泣）、叫びだしたくなります。人の愛情を受け入れるのには、どうすればいいのでしょうか？　人を信じる方法はありますか？

タイ……多くの人の心の中に、傷ついた子どもがいます。それは大勢です！　でも私たちは忙しすぎて、その傷ついた子のもとへ戻って寄り添い、癒してあげる時間がありません。子ども時代に深い傷を負うと、人への信頼や愛に問題が起こり、愛に身をまかせることができなくなります。私はいつも友人たちにこう言っています。日常生活の中で努めて自分に戻り、心の中の傷ついた子どもを癒す時間をもってくださいと。これはとても重要な実践です。

しかしこれには障害があります。心の中の傷ついた子どもに気づいても、多くの人が自分に帰ってその子に寄り添うのを恐れます。痛みや悲しみのブロックがあまりにも強く圧倒的なので、逃げてしまうのです。まったく逆の方向へ。

私たちは時間があったとしても、自分に立ち返りません。小説を読んだり、テレビを観たり、おしゃべりなどによって逃避します。しかしこの実践では、大変であっても、自分に立ち返り傷ついた子どもを癒すことに努めてください。心の痛みに打ち負かされないためには、人から良い方法を教えてもらうことも必要です。

私たちが十分強くなるために、マインドフルネスのエネルギーを育てる実践をしてください。そのエネルギーによって、自分に帰り傷ついた子どもを抱きしめることができます。歩く、座る、呼吸するなどのマインドフルネスの瞑想は欠かせません。

仲間のマインドフルネスのエネルギーも助けになります。リトリートから帰ったらすぐに、ひとりかふたりの仲間をつくり、ともに座って、彼らの言葉やマインドフルネスやエネルギーで支えてもらいましょう。良い瞑想経験を積んだ仲間なら理想的です。友がそばに座って手をとれば、その人とあなたのエネルギーはひとつになり、あなたは自分の傷ついた子どものもとへ帰り、抱きしめてあげられるようになります。

私の弟子の中にも、子どものころに傷を受けた人たちがいます。私は彼らにも、自分の心に立ち返って傷ついた子どもに話しかけ、マインドフルネスのエネルギーで抱いてあげるように言っています。

「君のためにここにいるよ。君のことをきっと大切にする。私は、君の深い苦しみに気づいている。今まで忙しすぎて放っていたけれど、君のもとへ帰る道を見つけたんだ」。その子に一日数回は話しかけてください。そうして初めて、癒しが始まります。その子どもは、あまりにも長く放っておかれました。だから、今すぐこの瞑想に取りかかってください。やさしく抱きしめ、これからはけっして悲しませないこと、ひとりぼっちにしないことを約束します。

慈愛にもとづくサンガがあれば、この瞑想はずっとやさしくなります。初心者がひとりで、仲間の支えもなしに取り組むのはとても大変です。サンガに委ねて、大変なときには仲間に助けを求め、アドバイスをもらい、支えてもらうことが何より大切なのです。

あなたの傷ついた子どもは、幾世代も生きてきたのでしょう。きっとあなたの両親、祖父母も、同じ問題を抱えていたのです。彼らも同じように、傷ついた子どもを抱えながらどう世話をしたらいいかわからず、そのままあなたに手渡したのです。この瞑想の目的は、その悪循環を断つことです。

傷ついた子どもを癒すことができれば、あなたを傷つけた相手を解放することもできます。その人もまた、傷つけられた被害者だったのかもしれません。マインドフルネスと理解と慈悲のエネルギーを傷ついた子どもに与えれば、あなたの苦しみはずっと少なくなるでしょう。人は慈悲と理解に触れたことがないから苦しむのです。マインドフルネスを生み出せば、慈悲と理解をもつことができるようになります。

そして、人の愛を受け取れるようになるのです。今まであなたは、何ごとにも、だれに対しても不信の固まりでした。けれども慈悲によって、人との絆を取り戻し、交流を回復することができるのです。

質問者………タイ、沈黙の食事が苦痛になってきています。楽しめず殺伐とした感じなのです。ほとんど見知らぬどうしの私たちが、サンガになるために必要な関係性を築く行為を止められて、サンガからエネルギーをもらうことなどできません。私たちは、プラムヴィレッジの出家者とは違います。沈黙の食事もいいかもしれませんが、そうでない食事があってもいいのではないでしょうか。

タイ………長年のあいだ、みなさんは食事とおしゃべりを一緒にしてきました。ここで瞑想できるのは、わずか二十一日です。会話だけが、コミュニケーションの手段ではないと思ってください。会話はときには障害になります。

テレビのプロデューサーが、「人の心をつなぐテレビ」と言うときがあります。それは、情報をここからあそこへと伝えたり、知らないものを紹介するという意味です。テレビやラジオの目的は会話です。けれど、それだけがコミュニケーションではありません。

あるときプラムヴィレッジに、パリから雑誌「エル（ELLE）」のリポーターがやってきました。彼女はシスターや瞑想参加者にインタビューしたあと、私に会いたいと言ってきました。初めて瞑想するときにどうすればいいのか、くわしく知りたいと言うのです。

私は、「若いカップルなら、テレビを消して、画面を観る代わりにお互いに向き直ることですね」と答えました。この答えにはじつは元ネタがあります。有名なフランスの作家サン・テグジュペリの言葉、「愛し合うとは、お互いに見つめ合うのではなく同じ方向を見ること」です。たしかにそうでしょうけれども、ふたりの見る方向がテレビだとしたら、これは当たりませんね。

私はこの反対をお勧めします。「テレビを消してお互いに見つめ合うこと」です。そして、「一緒にいて私たちふたりは幸せ？」と聞いてみてください。これは偽りのない問いかけです。

つぎには、「幸せでないなら、どうして？」とたずねます。これがありのままの現実を直視する一歩です。「仕事はあるし、家も、テレビも、すべて持っている。でも幸せを感じられない。

目を合わせるのも居心地が悪いので、テレビを観てしまう」。これが瞑想の最初のエクササイズ——テレビを消す、見つめ合う、偽りのない問いかけをすることです。なぜ自分たちが幸せでないか、半時間も話せば原因が見えてくるでしょう。そして、ほんとうの幸せに向かって一緒に取り組めるようになるのです。

一緒に座ってマインドフルに食事をするとき、食べものがマインドフルネスの対象です。私たちは宇宙と対話し、食べものが宇宙からのギフトであることをたしかめます。注意深く瞑想すれば、太陽の光、雲、大地など、あらゆるものと話せるでしょう。

私が朝食を食べるのは、プラムヴィレッジの上の集落*（アッパー・ハムレット）ですが、沙弥が給仕として付き添っています。ふだんは、一切れのパンに塩を振ったヨーグルトを少しとります。

窓から丘を眺めると、牛たちが草を食んでいるのが見えます。ヨーグルトを見れば、私も子牛たちと同じだと感じます。牝牛は私の母親で、私は牝牛からミルクをもらっているのです。草を食んでいる牛は、私のためにヨーグルトを作ってくれているのです。ヨーグルトを見れば、その日の法話が食べているヨーグルトからできるのがわかります。こうした沈黙の食事は、たくさんのコミュニケーションが生まれる深い時間です。ですから、ひとことも話す必要がありません。

つぎに食事中のマインドフルネスの対象になるのは、食卓をともにしている人たちです。あなたは一緒に座っている人たちに気づいていますか？　一人ひとりの心の中には、希望、恐れ、苦しみ、幸福があります。その人は心の苦しみを変え、理解する力を育て、多くの人のために喜びをもちたいと望んでいます。そんな人と席をともにし、その人を見つめ、一緒に瞑想する仲間――ダルマの兄弟姉妹（法友）と思うこと、それは深いコミュニケーションです。

コミュニケーションに言葉は不要です。そこに座って、安らぎ、安定し、喜びを放つだけで、あなたはまわりの人たちにとても大切な何かをあげています。だれかが座って、安定して安らいだ真の姿をあらわすとき、あなたはその人から多くのエネルギーを受け取ります。言葉なしに真のコミュニケーションは可能です。沈黙は、深く洗練されたものになりうるトレーニング方法のひとつなのです。

質問者………私は自分の心を癒すテーマとして、プライドの問題に取りかかったところです。Tシャツのプリントに、「真の愛にはプライドの居場所はありません」というタイの言葉を見つけたからです。プライドに気づき、変えていくにはどうすればいいか、お話しいただけますか。

タイ………知らない人の言うことやすることで傷つけられるのは、辛いですね。けれど、愛する人から同じことをされたら、もっと苦しいでしょう。苦しいときには安心が必要です。ふつうなら、自分がいちばん愛している人のもとへ行ってその苦しみを打ち明けます。

しかしこの場合には、それができません。プライドが邪魔をして、相手に助けを求めに行けないのです。自分の部屋に行って、ドアに鍵をかけ泣くことを選びます。どれだけ自分が苦しんでいるか伝えられず、助けてほしいと頼むこともできません。それほどプライドは頑固なのです。「真の愛にはプライドの居場所はない」、私はそう言いました。おわかりのように、プライドが邪魔しているかぎり、愛は本物ではありません。愛するとは信頼し合うことです。もっとも愛する人に自分の苦しみを話さないのは、あなたの愛がまだ十分ではなく、相手を信頼し、自分を助けてくれるのはこの人だけだとはまだ思えないということです。

愛する人から助けてもらえるようになりましょう。ですから、プライドに邪魔させてはいけません。

――鐘を招く

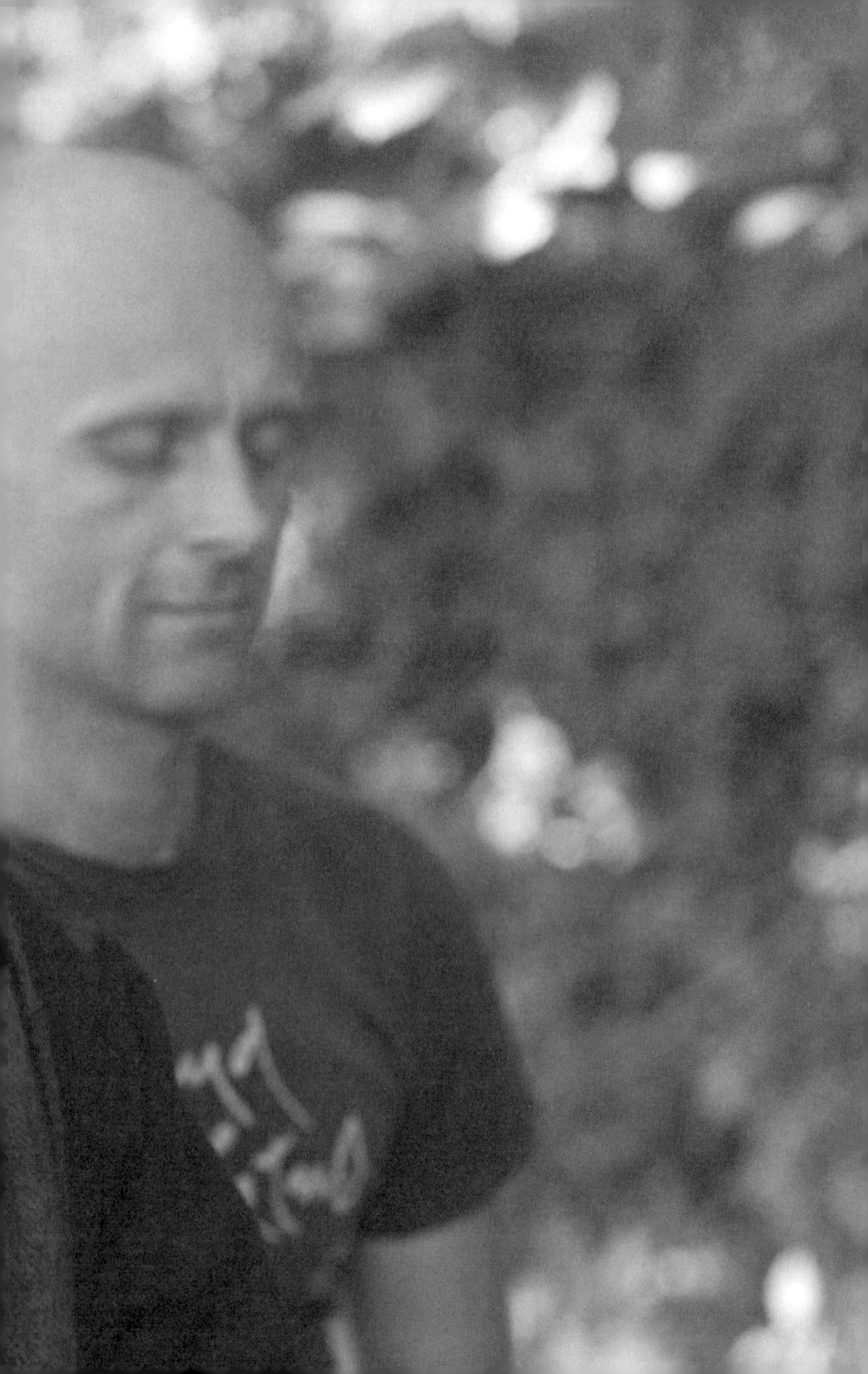

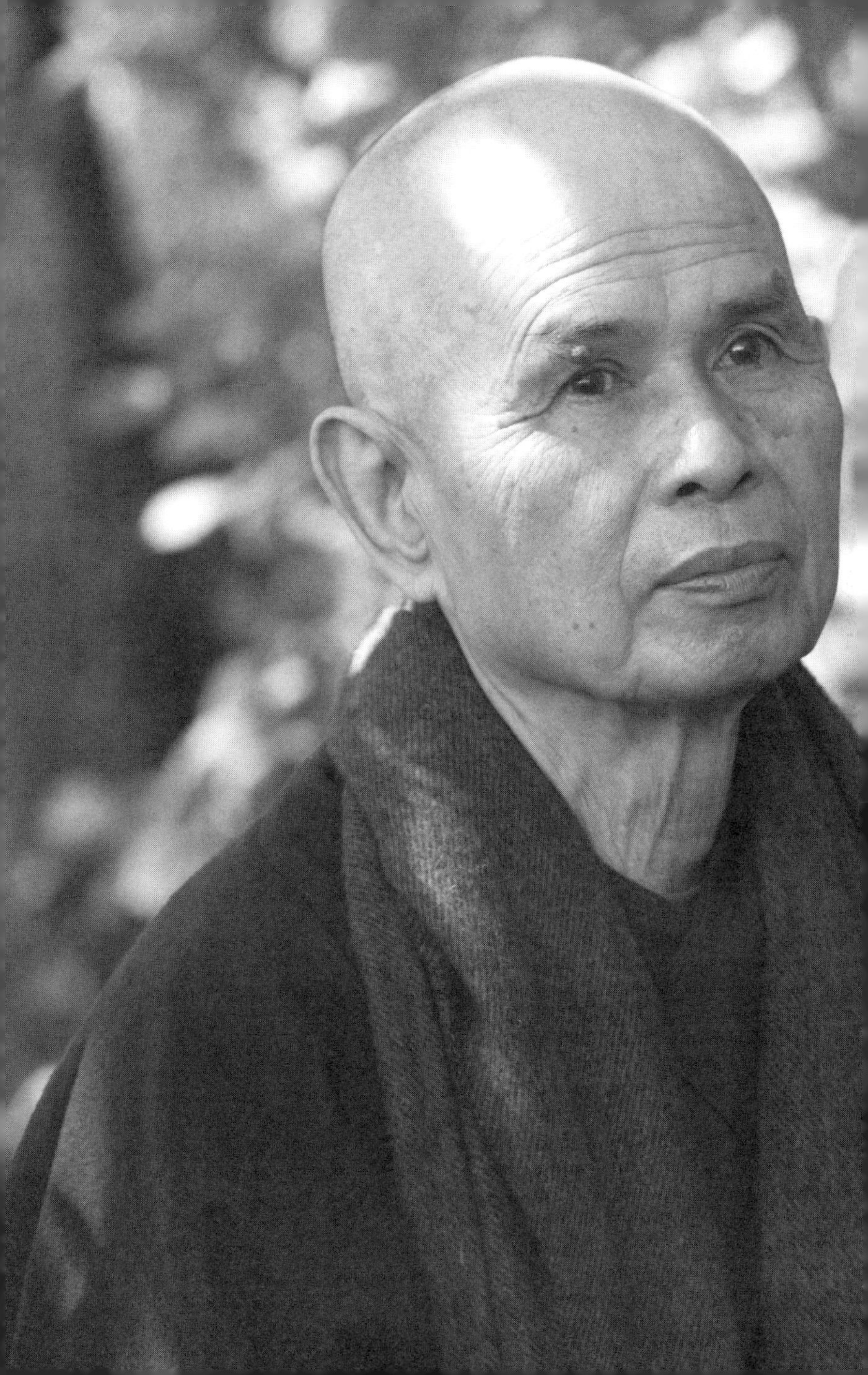

5

体を経験する

今日は一九九八年五月二十八日です。すでに「体を経験する」という実践についてはお話ししました。「体を経験しながら、息を吸い息を吐く」。体に気づきながら呼吸すると、体はマインドフルネスのエネルギーで包まれます。これは体と一緒になり、その本質をよく見つめるためのチャンスです。

こうして深く見つめることから、生と死の関わり合いが見え、すばらしい真理に目が開かれます。死がなければ生はなく、生がなければ死はありません。また、体のどの細胞にもすべての先祖が存在しているということが、見えてくるかもしれません。たったひとつの細胞が、これまでの世代についてのあらゆる情報を示すのです。このリトリートの会堂が広いとはいえ、すべての先祖の記録を収めるわけにはいかないでしょう。

ひと粒の細胞から全身のクローンがつくれることが知られています。ひとつがすべてを含んでいるという、ブッダの教えはその通りでした。小さい・大きい、ひとつ・たくさん、などという言葉は、たんなる概念にすぎません。無限小の中には無限大が見いだせます。

この体の一つひとつの細胞は、いのちと私たちの「集合意識」の驚くべきあらわれです。体や意識には、どんな瞬間にも死が生じていますが、私たちはそれをいちいち気にはしません。ひとつの細胞が死んでも、悲しんで弔ったりはしないのです。そのたびにお葬式をあげていたら、生きるための時間がなくなってしまうでしょう！　つねに死があるおかげで、私たちは生きることができるのです。

こうして生と死の相互依存を知っていても、私たちは自らの無智に執着し、「生きたい、死にたくない」と言います。どうしてでしょうか？　理解がまだ浅いからです。

サティパッターナ・スッタ（四念処経＝四種の気づきを確立する教え）でブッダは、腐敗していく肉体だけでなく、生きている肉体をよく観察するように教えています。最初に体をマインドフルネスで包み、深く見つめます。大切なのは、自分自身の意識や、体、感覚、認知、心の形成について、今まで知らなかった多くのすばらしい要素を見いだすことです。

瞑想とは、ここにつねに存在するいのちの不思議に目を向け、深く見つめ、そのすばらしさを味わう心躍るような実践です。ふだん忙しすぎて、私たちはその素晴らしさに出会えないでいます。

体を静める

ブッダが教えたマインドフルな呼吸の四番目、「体を静める」を振り返ってみましょう。息を吸い、息を吐きます。マインドフルネスのエネルギーで体を包めば、体は静まります。マインドフルネスには対象を静め、癒す力があります。

「形成された体を静めながら、息を吸う」（身行＝カーヤ・サンカーラ）と経典には書かれています。これは「体という形成物を静めながら、または形成物としての体を静めながら、息を吸う」という意味です。

形成物とは、「一輪の花」のようにある条件によって成り立つ現象のことです。適切な条件が集まれば、それは姿をあらわします。この体が形成されて形になったのは、好条件が十分そろったからです。もしいずれかの条件が欠けたとしたら、体は姿をとどめることができなくなります。

それは、「あった体がなくなった」ということではありません。条件がそろって体があらわれたとき、私たちは体が存在する、ここにあると考えます。ある条件が欠け、体が姿をとどめなくなったとき、私たちは体が存在しない、ここにはないと言います。深く見つめる瞑想によって、この「存在する」「存在しない」という概念を超えることができます。

マッチをすったとき、他の条件が整っていれば炎があらわれます。私たちは、それを炎が存在すると言います。炎を吹き消せば、もう炎は存在しないと言うでしょう。しかしほんとうは、炎はいつでもそこにあるのです。あるときにはあらわれ、あるときにはあらわれないだけで、炎が存在するとか存在しないという言いかたはできません。

あるときには炎があらわれ、あるときには隠れてしまう、それがほんとうです。私たちは、炎が見えなければ存在しないと言います。しかしブッダの教えでは、問題は「存在するか、しないか」ではなく、「あらわれるか、あらわれないか」なのです。*

自分の体をマインドフルネスで包み、形成物として深く見つめれば、そこにはある種の興奮状態――つまり安らぎや調和の不足など、たくさんの事実が見えてきます。私たちは、自分の体を大切にする方法を知りません。そこで体には、苦しみ、不安、不調和などがたまります。あなたの体に帰り、やさしくていねいに包み、静めてあげてください。

マインドフルネスの七つの奇跡

マインドフルネスのエネルギーには、たくさんの働きがあります。そのひとつが静めることです。瞑想の実践とは、何よりもまずマインドフルネスのエネルギーを生みだし育てていくことです。すでに学んできたように、マインドフルネスの第一の働きは、私たちの真の存在の姿をあらわし、今この瞬間に生きるのを可能にすることです。体はここにあるのに、存在はそこにはないということはよくあります。

日常の中で、体と心が分離せずに働くことはほとんどありません。マインドフルネスは私たちを今ここに連れ戻し、体と心をひとつにします。ですから、瞑想は瞑想する人だけのものではありません。ほんとうに生きるためには、マインドフルに運転し、マインドフルにほほえみ、マインドフルに食事をし、マインドフルに歩む実践をしなければなりません。マインドフルネスがあれば物事はうまく運び、トラブルを避けることができます。

マインドフルネスはだれにとっても必要です。マインドフルネスを磨く能力はだれにでもあります。呼吸しながらほほえめば、体は心に帰り、心は体に帰ります。自分自身でこの瞑想を行い、子どもたちにも実践できるよう助けてあげてください。お互いが相手の前にほんとうに存在できるように。

愛する人がいるなら、その人にあげられる最高の贈りものは、あなたの存在そのものです。存在しないのに愛することができるでしょうか？　存在することは、難しくはありません。息を吸って、息を吐き、ほほえむ。それだけであなたはまぎれもなくそこにいます。愛する人に言いましょう。「私は、あなたのために、ちゃんとここにいます」。これが相手への最高の贈りものです。瞑想とはこういうことです。

マインドフルネスの働きの二番目は、いのちは今ここにしかなく、今ここでこそいのちに出会い、それを意味深いものにできると理解することです。あなたが今ここにいるとき、いのちもそこにあります。

何人かの人たちが一緒に、美しい夕日を眺めている場面を想像してみましょう。ほとんどの人が夕陽のすばらしさに浸り、じっと見つめています。けれどひとりかふたり、心配や不安にとらわれて、心ここにあらずの人がいます。彼らの目には、ほかの人たちのように美しい夕日は映っていません。ですから、「あなたが今ここにいるとき、いのちもそこにある」と言うのです。すでに言ったように、今この瞬間がいのち（人生）との待ち合わせ場所です。間違いなく出会うためには、この瞬間にいなければなりません。

まぎれもなく今ここに存在している人は、大切な相手の存在もしっかりと受け止められます。愛されるということは、存在を認めてもらうということです。これはとてもシンプルな事実です。

車を運転しているとき、隣に座る人を忘れて、ほかのことをあれこれ考えていたらどうでしょう。あなたはその人から完全に意識が離れています。あなたの心の散漫さ（今ここに存在せず、マインドフルでない状態）が相手をとらえます。無視され、存在を受けとめてもらえなかった人は、徐々にいのちをなくしていきます。

マインドフルネスだけがいのちを取り戻してくれます。だからこそ、あなたが真に今ここにいるときには、大切な人をまっすぐに見て「あなたがいてくれて、とても幸せです」と伝えられるのです。あなたのマインドフルネスに包まれて、愛する人は花のように開いていくでしょう。お互いが真に存在しているとき、出会いは本物になります。一輪の花にも、あなたの存在とマインドフルネスで触れられるのです。花はあなたにほほえみ、あなたは花にほほえむでしょう。人生はその瞬間、真実で可能性に満ちたものになります。

マインドフルネスの働きの三番目は、対象に触れ、包みこむことです。これにはふたつの側面があります。自分が豊かさと癒しを受け取ることと、相手を癒し静めることです。こうして、愛する人もあなたも、ともに豊かになるのです。マインドフルネスを向ける相手が生き生きとして、回復と癒しの力に満ちているとき、私たちも生まれ変わり、癒されます。私たちが気づきの対象になったときも、同じことが言えます。

キリストが触れた者はことごとく癒されたと新約聖書にはありますが、それはキリストの中に聖霊のエネルギーが生きていたからです。私にとって聖霊はいのちそのもの、今ここに完全にあるエネルギーで、理解と慈悲の力を備えた存在です。同じように、マインドフルネスがあるところにはどこでも、いのちそのもの、今ここに完全にある力、相手を受け入れ深く触れる作用があります。いのちの豊かさは、こうして実現します。

――鐘を招く

話を続ける前に、何回か深い呼吸を楽しみましょう。

いのちに触れたとき、あなたは生き生きとして、人生はリアルになってきます。たとえば、みかんを食べながらマインドフルネスの瞑想をするとき。あなたが百パーセント存在するとき、本来奇跡であるみかんも、存在を見せはじめます。あなたの存在もはっきりとあらわれてきます。これが「みかんの瞑想」です。ダルマ（法）はこのとき生きたダルマになり、いのちが深遠な姿であらわれてきます。

いのちの生き生きとした、美しい、癒しの要素に触れることから、すばらしい贈りものが与えられます。あなたが触れる相手も、一緒にこのすばらしさを受け取ります。あなたと愛する人は一緒に、それぞれの中にある生き生きとした癒しの要素から恵みを受け取るのです。あなたのマインドフルネスを向ける相手が苦しんでいるとしたら、あなたのマインドフルネスがその人の心を静め、安心させるでしょう。

マインドフルネスの呼吸の四番目に「体を静めながら、息を吸う」とあるのは、このことなのです。苦しみ、不調和、不安などは体の中に存在するので、私たちは体をマインドフルネスで包みます。深く触れ、マインドフルネスで包みこめば、体の苦しみはやわらぎ、静まっていきます。「体という形成物を静めながら、または形成物としての体を静めながら、息を吸う」。このときこそ、癒しの生まれる瞬間です。あなたが今ここにいなければ、だれがあなたの体を癒せるでしょうか？　体の声に応えてください。

あなたが今セラピーに通っているなら、あなたのマインドフルネスに加えて、セラピストのマインドフルネスが支えになります。そうした実践の仲間に支えられれば、施術は深まり、癒しもより速やかに起こるはずです。

一緒に歩く瞑想をするときには、ともに生み出したマインドフルネスのエネルギーで大地に触れ、自分たちと大地をともに癒していきます。これまで私たちは、数多くの苦しみを大地に与えてきました。大地も人と同じように癒されたいのです。ですから安らぎと慈悲で触れることが、癒しにつながります。それと同時に、私たちも大地から癒しの力を受け取ります。これこそ歩く瞑想がもつパワーです。

数百人が一緒に瞑想で歩くのは、非常にパワフルです。サンガの集合的なエネルギーが一人ひとりの歩みを強め、歩みはいっそう安定し落ち着きます。目の前のダルマで結ばれた友（法友）が、安定した自由な足どりで歩むのを見れば、あなたも自分自身に戻れるでしょう。あなたの歩みはすぐに安定し、落ち着いてきます。だから、サンガのエネルギーが欠かせないのです。

マインドフルネスの働きの四番目は集中（三昧）です。何かにマインドフルであるとき、私たちは集中することができます。みかんをマインドフルに食べるとき、そのマインドフルネスがゆるぎなければ、みかんだけに集中することができます。心はほかのどこかや過去・未来への心配にとらわれず、ほかの用事に引きずられることもありません。ひとつのこと――みかんとの出会いだけに注がれるのです。

マインドフルネスのエネルギーには、いつでも集中のエネルギーがともなっています。花に特有の色や香りがあるのとそっくりです。私たちと集中はひとつです。集中があってはじめて、いのちは深まることができます。日常の中で集中できるようになると、目の前の物事をよく理解し、よりはっきりと見ることができるようになります。

これが「深く見つめる」ということです。体、愛、憎しみ、花や雲など、まわりのすべての本質がよく見えてきます。深く見ることは洞察と理解に結びつきます。そうして私たちは、恐れ、絶望、苦しみから解放されるのです。

マインドフルネスの働きの五番目は、集中によって深く生きることです。六番目は、深く見つめることです。七番目は、そうして得られた洞察による解放です。こうして実践を進め、マインドフルネスのエネルギーをつくり出せば、たくさんの恩恵が訪れます。マインドフルネスのエネルギーはブッダのエネルギーです。ブッダとは、そのエネルギーをたたえた存在だからです。幾分かマインドフルになれたとしても、私たちは「フルタイムのブッダ」ではありません。ときどき散漫な心の思いのままになってしまうので、まだパートタイムのブッダなのです。

マインドフルネスというブッダのエネルギーは、抽象的なものではありません。一人ひとりの中にマインドフルネスの種はあります。毎日瞑想する人にとっては、この種がとくに大切です。それに触れるたびに、必ずたくさんのエネルギーがもらえます。瞑想の機会がなければ種は小さなままですが、そこに存在はしています。種とは、私たちの内なる幼いブッダなのです。瞑想によって、小さなブッダは育っていきます。呼吸をしながらほほえむたびに、内なるブッダは大きくなります。忙しさにかまけて習慣のエネルギーに振り回されていると、そのブッダは息が詰まってしまいます。成長できず、私たちを助けることもできません。

マインドフルネスがあるところには、必ずいのちと、理解と、慈悲があります。だからマインドフルネスのエネルギー、ブッダのエネルギーは、聖霊そのものなのです。聖霊は愛のエネルギーです。それは私たちの中にあります。「神は私の心の中にいる」という言葉の通りです。マインドフルネスを世話し育てることを知っていれば、それはいつでも私たちとともにあります。神の光の源は私たちの中にあり、それがまわりの人びとを癒し、根本から変え、幸福にする力を与えるのです。

「体という形成物を静めながら、息を吸う。体という形成物を静めながら、息を吐く」

喜びと幸福を経験する

マインドフルな呼吸の五番目のエクササイズは、「喜びを経験しながら、息を吸い、息を吐く」、六番目は「幸福を経験しながら、息を吸い、息を吐く」です。どちらも、体と感覚・感情の両方に関わっています。体と感覚は相互存在です。感覚から体だけを取ることはできず、体から感覚だけ取り出すこともできません。どちらかがなければ、ほかも成り立たないのです。

ブッダ自身も、悟る前に多くの経験を積み重ね、間違いもたくさんおかしました。間違うことはおかしくありません。だれにでもあることです。ブッダ自身も誤っていのちを落としかけたことがあるほどです。

「呼吸による完全な気づきの教え」の中でブッダは、瞑想を深めていくためには、自分の体を大切に扱いなさいと教えています。自分の体を喜びと健やかさで育む方法を知りましょう。体を経験し静める、喜びと幸福を経験するなどの教えには、ブッダの思いやりと慈しみが込められています。ブッダは、体をたんなる道具として見るのではなく、瞑想を深めるために大切にするよう教えたのです。

ヴェトナムの僧院では、「喜びと幸福は日々の食物である」と教えられました。瞑想は、喜び、安らぎ、幸せを与えてくれるはずです。そうでなければ、方法が間違っています。瞑想は体と意識を育てるもとになる食物です。頑張ってやり遂げるのではなく、あなたを豊かにし癒すものです。

この明らかな教えを理解しない人もたくさんいます。体をいじめて、まだ苦しみが足りないとでもいうかのように、肉体的苦痛から得るものがあると主張するのです。私たちの体は、すでにたっぷり苦しんでいます。これ以上の苦しみはいりません。瞑想は苦しみをやわらげ、体に安らぎ、安定、調和を取り戻します。私たちは、それによってスピリチュアルな道を進んでいけるのです。

瞑想の喜びと幸福は、私たちを支えてくれます。「喜びを経験しながら、息を吸う。喜びを経験しながら、息を吐く」。そう考えるのではありません。願い事をするのではなく、現実に実践するのです。

ブッダは、喜び、美、至福、幸福を生み出し、自分を養いなさいと言っています。真の喜びと幸福をつくるためには必要な条件があります。喜びも幸福感もなしに、「喜びを経験しながら、息を吸う」と唱えても意味がありません。それは喜びなしに、かしこまって座っているだけの瞑想です。集中と洞察とともに、マインドフルに喜びを生み出す技を学びましょう。

牛を解き放つ

日常から逃げ出す、用事を置いて出かける、そんなとき私たちは大きな喜びと幸せを感じます。騒音や汚染など、都会のさまざまなストレスに悩まされる毎日。金曜の午後になると、あなたはどこかへ行きたくなります。そして車に乗りこみ、走り出します。

郊外へやってくれば、そこには美しい木々、青い空があり、鳥は歌っています。心は喜びにあふれます。郊外にやってきて感じる喜びは、都会の生活をあとにして日常のあれこれから離れることから生まれます。

けれど、私たちが縛られ、置き去りにできないこともたくさんあります。それらを深く見つめてください。最初は幸福に不可欠としか思えないことでも、じつはほんとうの幸せへの障害になり、苦しみの原因になることもあります。それにとらわれ幸せになれないのなら、喜びのためにはまず捨てることです。

ブッダや多くの弟子たちも同じ経験をしました。そして、そこから得た智慧を私たちに伝えています。あなたが幸せと満足のために不可欠だと思う物事をよく検討し、それがほんとうに幸せを与えるのか、破滅に導くのか、見定めましょう。

ブッダは、シュラヴァスティ*（舎衛城）の近くの森の中に、大勢の比丘たちとともに座っていました。ちょうど昼食の瞑想が終わり、短いダルマ・シェアリング**の時間でした。突然ひとりの農夫が駆けこんできて、大変慌てたようすで、「お坊さまたち！　私の牛を見ませんでしたか？」と叫びました。

「いいえ、一頭も見ませんでしたよ」とブッダは答えました。

「聞いてください、お坊さま」農夫は続けました。「私ほどみじめな人間はこの世におりません。今朝がた、いろいろあって飼っていた十二頭の牛がみんな逃げてしまいました。たった二エーカーの胡麻畑も、今年は虫に喰いつくされてしまいました。こうなったらもう死ぬしかありません」。それは大変な困りようです。

ブッダは憐れに思い、「たしかに我々は、あなたの牛を見かけませんでした。ほかをあたってみたほうがいいかもしれません」と言いました。

農夫が行ってしまうと、ブッダは弟子たちに向き直り、深い眼差しで見つめほほえみながら話しかけました。「わが友よ、みなこそこの世でもっとも幸せな人間ではないだろうか？　失うべき牛を持たないのだから」

みなさんがもし牛を飼っているなら、その「牛」の本性を深く見つめ、それが幸福をもたらすのか苦をもたらすのか、見きわめてください。「牛を解き放つ」技術を身につけなくてはなりません。鍵はこだわりを手放し、自分を解放することです。比丘や比丘尼は、自由であるためにすべてを手放すことになっています。三着の法衣《ほうえ》とひとつの鉢だけを携えるのですが、それは自由こそがもっとも大切な持ち物だからです。

ブッダを詠んだ詩があります。「ブッダは、雲ひとつない空をゆく満月のようなもの」*。ブッダのまわりには、スペースがたっぷりとあります。何ひとつ所有していないからです。一頭の牛も。だからこそ、ブッダの幸せには限りがありません。ブッダの教えを守る現代の僧・尼僧は、無所有——多くの牛を所有しないというそのお手本にならうべきです。

知り合いのお坊さんに、大きな寺院を建設するために多忙を極める人がいます。彼が言うには、「出家する前はとても忙しかったので、僧侶になれば少しは時間ができるだろうと思っていました。しかし実際には、今までで一番忙しいのです」。彼にとって寺院が牛になったのです。彼がこの話を友人にしたところ、友人は笑って言ったそうです。「本物の出家になったらどうですか？」

人の幸せの基盤は「自由」です。縛られていては幸せにはなれません。安定と自由こそが、真の幸福のもとなのです。ですから、瞑想によって自由を取り戻し、まわりにスペースをつくらなくてはなりません。愛し合う仲に自由がないなら、愛は息苦しくなるでしょう。自由を取り上げ、自分らしくあることを禁じるような愛情によって、幸せになれるでしょうか。そんな愛は本物ではありません。あの「牛」と同じです。牛を手放す勇気を手に入れてください。

プラムヴィレッジでは、自由を大切にしています。出家者にとって、自由と引き換えにできるものは何もありません――たとえ寺院でも。喜びと幸せは、牛を逃がさなければやってきません。それがほんとうの幸せなのです。

だれもが牛の本性をよく見つめて、それが自分を苦しみに陥れるかどうかを見きわめるべきです。牛の正体をくまなく調べたあと、初めてどうすればよいかがわかります。その決断が正しければ、解放と限りない喜びがあるでしょう。それまでとくらべてずっと幸せになり、自分でも牛を手放すことができたのだ、という確信をもつことができます。

ドイツに住むビジネスマンの友人は、「牛」をたくさん飼っていました。あるとき彼は私のリトリートに参加し、すっかり馴染みました。しかしフランクフルトで会合があるのでつぎのリトリートには出られないと言います。私は、「あなたの牛に気をつけましょう」と応えました。その夜、彼は発っていきました。

しかしつぎのリトリートに入り、瞑想ホールで座っていると、驚いたことに彼がそこにいます。私は瞑想のあと聞きました。「どうしてここに？　フランクフルトではなかったのですか？」「途中まで行ったのですが、牛を少しずつ逃がして、リトリートにとんぼ返りしたのです」、彼はそう言いました。「それはおめでとう！　すばらしい瞑想でしたね。牛をたやすく手放せたのですから」

それではそろそろ、座って深く見つめる瞑想に入りましょう。牛を一頭手放せば、そのたびにあなたの幸福と自由は大きくなります。それが、ブッダが勧めた喜びと幸福なのです。ダルマはあなたの中にあります。それがあなたを自由にします。

マインドフルネスと集中*

ある人たちは、生きていてもしかたない、人生に意味はないと言います。人生の道に意味が見いだせないのは、大きな苦しみです。私たちが不幸なのは、行き先が見えないからです。どんなに裕福でも、地位があっても、心の迷いは苦しみを生みます。生きる方向や人生の意味が見え、慈悲の心があれば、自分やまわりの人たちの苦しみを軽くする方法が見つかるでしょう。

私たちはダルマ（真理の教え）に触れ、それを実践し、困難にあってもそれが自分や大切な人を助けてくれると知っています。ダルマによって、私たちはすでに解放されています。自分の内なるダルマに触れ、ダルマへの信頼を固めれば、心に喜びと幸福が生まれ、真の幸せが感じられます。

幸福とは非常に裕福で、健康で、名声があり、望むだけセックスできること、そんなふうに考えるでしょうか。みなさんの多くがそうした経験を通して、貪りやこの世の欲に浸れば苦しみが増す、ということを悟りましたね。それが幸せの条件だと思っていた人でも、真の幸せは執着を手放し自由を取り戻すことにあるとわかったはずです。だからこそブッダは、深く見つめる瞑想を実践し、喜びと幸せを育て、心を豊かにしなさいと説いたのです。

「喜びを経験しながら、息を吸う」。これは「そうなればいいな」という願いではありません。深く見つめ、ほんとうの喜びと幸せの要素に触れなさいということです。喜びは集中から生まれます。集中の恩恵についてはお話ししました。みかんを食べるだけでどれだけ幸せになれるかは、マインドフルネスと集中によります。みかんへの集中が深まれば、喜びと幸せは大きくなります。幸福の条件は、私たちの内にも外にもあらゆるところにあります。しかし心が散漫なので、それを見つけられないのです。

パリに住む私の教え子のひとりが、マインドフルに歩く瞑想を行っていたときのことです。彼女は、急ぐあまりに走り出すことさえあります。あるとき、エレベーターに年配の女性と乗り合わせました。その人にこう言ったそうです。「いつも走ってばかりの人生なんて」。その女性は言いました。「そうね、でもあなたは走ることができる。私には無理。歳をとりすぎているから、走ったら転んでしまうわ」

しっかりした両脚があり走れること自体、不平の種どころか幸福です。走りたいのにそれが叶わない人もいます。あなたには若く丈夫な脚がある。目覚めた意識とマインドフルネスは洞察を生み、幸せを連れてきます。「息を吸いながら、私にはしっかりした両脚がある。私は走れる。息を吐きながら、ほほえむ」。マインドフルネスと集中が、幸福を支える基盤なのです。

歳をとることにも、いい点があります。年配の人たちがそれを自覚すれば、とても幸せになれるはずです。人生はあっという間だとわかるからです。彼らは、円熟した境地で人生の一瞬一瞬をじっくり味わい、自分のすぐれた要素を適切に評価することもできます。走らなくても静かに座って、人生の一瞬一瞬を深く生きられるのです。

私たちの生きかたは、山の頂上からふもとへ走る川の流れのようです。歳をとるにつれて、流れはゆったりとし、青い空と大地を映す川のように変化します。山の上から走り下る若い流れには、これができません。年配の人たちが老年のすばらしい点を認めることができれば、十分幸福になれます。物事をありのままにとらえるのにはマインドフルネスが必要です。そして、その事実を深く受け止めるためには、集中が必要なのです。集中によって幸福は生まれます。これが幸福の基盤なのです。

二十四時間の使いかたを心得ていれば、一日は十分すぎるほど長いことがわかるでしょう。一日を長くさせるのは、集中力です。歳をとるほど、今ここに心をとどめて、若者よりも集中した生きかたができます。マインドフルネスと集中によって、年配者は与えられたその時々をよく味わえるのです。刻々と移りゆく日常が、彼らの子や孫に贈る物語になるのです。

これはほんとうです。ブッダもそのように生きました。彼は教義や理論を残したわけではありません。ブッダが伝えたのは彼の人生そのもの、安らいで安定した一歩一歩でした。ブッダの慈悲は、その当時の人びとだけではなく、現代の生きとし生けるものすべてに行きわたっています。

アジアには、自分の誕生日に動物を逃がしてあげるという伝統があります。ブッダの慈悲と教えに感謝して行うのです。私は以前クリスチャンの友人たちに、クリスマスに鳥を殺さずに解放したらどうかと提案しました。それに、ツリーを切る代わりに一本植えることにしたら、キリストもきっと喜ぶことでしょう。クリスチャンは深く生きる力を発揮し、それをはっきりとあらわすべきです。

スリランカやタイなどの仏教国では、ブッダ生誕のウエサク祭の日に飢える人はひとりもいません。どの家庭の庭でも食べものが料理され、振る舞われるからです。世界から飢える人をなくすために、ウエサク祭を毎日お祝いすればいいのにと思います。これもまた、ブッダの慈悲から生まれた伝統です。

ブッダの一歩、ひと息、ひと言が、マインドフルネスと理解と慈悲のエネルギーを運び、伝えます。ブッダに学ぶ者たちは、その慈悲と智慧とをずっと受け継いできました。しっかりと実践を続ければ、彼らによってその慈悲と癒しと幸福は、未来の世代へと手渡されていくでしょう。

これは、日常の一瞬一瞬を深くマインドフルに生きる実践です。一杯の水を飲むとき、両腕にわが子を抱くとき、大切な人の前に座るとき、集中とマインドフルネスがあれば、人生はリアルになり、幸福と喜びが生まれるでしょう。ブッダが集中から喜びと幸せが生まれると言ったのは、このことなのです。

幸福の花を開かせるためには、ときには仲間が必要です。だからこそ、サンガが必要なのです。サンガが大きな支えになり手を引いてくれることは、みなさんすでに体験ずみでしょう。ときには仲間に、自分の瞑想の実践にサンガの光を注いでくれるよう、心から頼んでみてください。「みなさん、私にはサンガの温かさが必要です。どうかその光で私を照らし、実践を助け導いてください」、こんなふうに言ってみましょう。サンガはあなたと一緒に座りながら、深く見つめる瞑想を行い、あなたの強さや弱さについて教えてくれるでしょう。この導きという「布施」は、願い出る側と差し出す側の両方の恵みとなる、すばらしい実践です。愛と思いやりで深く見つめてくれるサンガは、その導きを受け入れる私たちの瞑想をすみやかに育ててくれます。

自分の「強さ」を指摘されるのはうれしいものです。「自分が楽しく瞑想し、人生で関わる人たちにも喜んでもらえる——私はそんなすばらしい賜物を手にしている。この実践は自分だけではなく、家族や社会のためにもなるのだ」、そう思えるのです。

あなたに変化と癒しが起こるとき、同時に多くの存在が助けられることがわかるでしょう。内なるブッダのエネルギーを育て、日々それに触れることは、ぼんやりした想像や抽象的な概念ではありません。これこそ、マインドフルネスのエネルギーなのです。そのエネルギーが、あなたを導き養う光になります。

ダルマ（真理の教え）とは、体系化された教義でも経典の集成でもありません。ダルマには生命があります。マインドフルに歩む、マインドフルに食事し、話し、聴く――サンガの中で生きたダルマは生まれます。ダルマとは、生き生きとしたすばらしいものです。

マインドフルな傾聴は理解の母です。同じグループの仲間が慈悲の心で聴いてくれるなら、あなたの苦しみは大きく癒されます。彼らが安らいで歩き座る力、心の苦しみを変容させる力は、サンガが内なるダルマを育てていることを示します。

ダルマは、あなたが毎日息をし、歩き、お皿を洗い、コーヒーをいれる、どんな瞬間にもともにあります。世界が、あなたの家族が、現代社会が、生きているダルマを必要としています。ダルマを育てれば、あなたも社会もより安定し、解放され、幸福になり、喜びにあふれるのです。あなたのダルマへの信頼は、だれも奪うことができません。ダルマは教義の体系ではなく、実際の経験から生まれるからです。

たとえば、あなたが豆腐の作りかたを習ったとします。そのあとでは、これこれの材料と調理器具を使えばいいと知っています。だから頼まれても、間違いなく作れる自信があります。その確信をだれもあなたから取り去ることはできません。

ダルマも同じです。心の中に生きたダルマが育っていれば、あなたが数々の困難を乗り越え、心の安らぎと安定を取り戻すことができたのは、そのダルマのおかげだとわかります。そのまぎれもない体験によって、あなたのダルマへの信頼は何によってもゆるがなくなります。これから先あなたは、自分とサンガのために、生きたダルマを育てていくことができるでしょう。

サンガは完璧である必要はありません。ブッダのサンガも完璧とは言えないものでしたが、ブッダは十分満足していました。問題も抱えてはいましたが、ブッダの慈悲と力量によって、解決していきました。

私自身のサンガにも、困難はあると思います。しかしそれらも含めて、私はとても満足しています。一人ひとりが、瞑想の実践に努めているからです。呼吸し、歩み、夕食を作る。何をするにも、全員が聖なるマインドフルネスの空気の中で行っているのです。サンガにはこの神聖なエネルギーが満ちています。それぞれが最善をつくしてマインドフルネスの実践をしているので、サンガには「聖霊」が存在するのです。

サンガをつくること（サンガ・ビルディング）も瞑想の実践です。私たちを支えるサンガの集合的なエネルギーは、だれにとっても必要です。瞑想を続けていくためには、どこにいてもサンガをつくることとです。サンガづくりの助けになるものはたくさんあります。美しい散歩の小道、座り心地のいいクッション。あなたの小さな息子さんも、瞑想の仲間になります。その子の手をとり、五分間の歩く瞑想に誘ってみましょう。あたりを見回し、あなたがつくるサンガの材料になりそうなものを集めてください。家へ帰ったら、あなたの実践を支えるサンガづくりを始めましょう。

セラピスト、教師、学生、医師、だれにとっても自分のサンガが必要です。「サンガをよりどころにします」というのは、信仰告白でも抽象論でもなく、実践なのです。あなた自身を守り支えるサンガを育てていってください。

感覚を経験する

マインドフルな呼吸の七番目のエクササイズは、「息を吸いながら、心の形成物に気づく。息を吐きながら、心の形成物に気づく」。ここでの形成物とは、感覚のことです。

感覚には四種類あり、「心地よいもの（快）」「心地よくないもの（不快）」「どちらでもないもの（中性）」「入り混じったもの（混合）」に分けられます。指圧を受けると、痛さと心地よさを同時に感じることがありますが、混合とはそんな感覚です。

自分の体や感覚を「川」のように観察する習慣をつけましょう。体という川の水の一滴一滴は細胞です。それらはつねに移り変わり、一瞬ごとに誕生と死が起こっています。感覚もこれと同じく、生まれ、しばらく持続し、消滅します。「感覚において感覚を深く観察する」という実践は、感覚の川のほとりで流れを眺めながら、感覚そのものになることです。マインドフルにそこに座れば、感覚に溺れることはありません。マインドフルネスがその感覚を包み、認識するからです。

「四種の気づきを確立する教え」でブッダは、「体に痛みがあれば、それを体の痛みとして確認する。心が気持ちいいと感じれば、それを気持ちよさとして確認する」と表現しました。それらを本来の名前で呼び、確認します。それは息を吸い、息を吐くことに気づくのと同じです。

この実践は、今ここにある現象をそのまま認めること（率直な認識）と呼ばれます。感覚に呼びかけ、その存在を認識するのです。おもに体に心地よさを感じれば、そのまま認めます。感覚に呼び知覚に心地よさを感じれば、それを認めます。感覚は、体だけに起こるのではありません。それは、気分、知覚や心の形成物からも生まれます。私たちの役割は、それらを認め、受け止めて、本質を深く見つめることなのです。

心地よさをそのまま受け止めれば、その本質が明らかになってきます。時間をかけて見つめれば、純粋に心地よさだけなのか、そこに不快さはないかどうかがわかってくるでしょう。

たとえば、お酒を飲んで気持ちよくなります。その気持ちよさをマインドフルに受け止めていると、快感以外に多くのことが見つかるでしょう。ありのままの現象に敏感になり、心を開いて受け止めます。深く見つめれば、お酒をつくるために使われたたくさんの穀物が見えてくるでしょう。食べものが足りずに、多くの人がいのちを落としていきます。食糧不足や栄養不良が原因で死ぬ子どもたちは、一日あたり世界で四万人にのぼります。お酒を飲んで生まれる感覚をそのまま受け止めれば、そんな気づきが訪れるでしょう。

肝臓からは、抵抗の声が聞こえるかもしれません。舌は味を楽しめても、肝臓はあなたの無視に対して助けてと声を上げつづけていたかもしれません。マインドフルネス（聖霊）のエネルギーが心に宿れば、肝臓の声を聴きとることができ、表面的に心地よい感覚の中にもたくさんの苦しみがあり、不快さに変わるかもしれないとわかるでしょう。この洞察によって、いわゆる「気持ちよさ」の本質を、立ち止まってよく見つめてみることができるのです。

マインドフルネスによって、「中性」の感覚も、「快」や「不快」の感覚に変わり得ます。それは感覚に対する接しかたしだいです。

たとえばあなたが、幼い息子と庭先に座っています。とても気持ちがいい日です。空は青く、草は緑で、花が咲き乱れ、自然の美しさを楽しむことができます。しかし幸せなあなたのかたわらで、その子は浮かないようすです。はじめ中性だったその子の感覚は、扱いかたがわからなくて退屈さへと変わってしまったのです。彼はもっとわくわくするものを求め、すぐにでも居間へ行き、テレビをつけることばかり考えていました。すると花や草や青い空に囲まれていても、少しも楽しくありません。中性の感覚は、不快さに変わってしまったのです。

座る瞑想によって心の奥底の喜びと幸せの源に触れる、それだけで大きな幸福が感じられます。私たちは、ブッダ、ダルマ、サンガのエネルギーに触れ、心の「牛」を手放し、深い集中を楽しんでいます。その喜びは無限です。座っている隣の人は、湧いてくる感覚の扱いかたがわからずに、瞑想が終わることばかり考えているかもしれません。集中と深い観察によってマインドフルに感覚に接するとき、大きな喜びと幸福感が生まれます。ここがポイントなのです。

みなさんは、真夜中に歯痛に見舞われたことがあるでしょう。歯医者が閉まっていて、その不快な苦痛に耐えるしかないとしたら、どうしますか。歯が痛まないことはなんてすばらしいのだろう、そうわかると目から鱗が落ちた気持ちになります。歯痛がなかったとき、あなたはその感覚に感謝もせずに、ただ「ふつう」だと言っていました。しかしいざ歯が痛くなると、ふつうでしかなかった感覚が、じつはすばらしい感覚だったと気づくのです。

瞑想をするなら意識を高め、中性の感覚がどうすればすばらしい感覚になるのか、知らなければなりません。マインドフルな呼吸と深く見つめる実践、それがすべてです。それが瞑想を通して自分に与える栄養になります。

まずはじめに、今経験している感覚に気づき、それに触れ、受け止めましょう。よく見つめれば感覚は変化します。辛い気持ちに対しては、とりわけこれが重要です。意識の奥底から浮かび上がってくる強い感情に向かい合って、対処する方法を身につけてください。自分は感情を超えた存在だという洞察を、手放さないでください。「これはただの感情にすぎない」、そう唱えながら今ここにある感情を受け止めます。「息を吸いながら、これは感情にすぎないと気づく。これが私のすべてではない。私は感情を超えた存在だ」

これは、もっとも基本的な洞察です。感情はあらわれ、しばらくそこにあり、そして去っていきます。ある感情を理由に、死ぬ必要があるでしょうか。若者たちには、とても辛い感情の痛みにとらえられるたびに、実践を忘れないように教えてください。息を吸い息を吐きながら、腹部の膨らみ沈みに意識を集中し、それはただの感情にすぎず、時がくれば消えていくのだと確認するのです。

数分間この瞑想を行えば感情の嵐は静まり、いとも簡単に切り抜けられたことがわかるでしょう。瞑想は嵐が始まる前に始めてください。そうしないと、瞑想のことなど忘れてしまうかもしれません。あなたが毎日瞑想を欠かさず三週間続けたとします。四週間目に強い感情に襲われても、瞑想を思い出してそこに落ち着くことができます。瞑想ではマインドフルネスのエネルギーが十分蓄えられているので、対象を認識し、受け止め、巻きこまれずに自分自身でいることができるのです。瞑想の実践をしたことがなければ思い出すこともできず、感情の嵐にさらわれてしまうでしょう。だからこそ毎日の瞑想が大切なのです。

大変なときには、嵐に耐えるために「ダルマの仲間」の存在が必要です。自分の感情に対処しその世話をすることが身について初めて、若者たちにも見本を示すことができるようになります。たとえばあなたの幼い娘さんの手をとり、「一緒に息を吸って、吐いてみようか。お腹のようすを観てごらん」と誘ってみましょう。あなたのマインドフルネスと安定が、その子の瞑想を助けます。言うまでもなく、あなたがいることで瞑想がしやすくなるでしょう。あなたは娘さんのサンガなのですから。そうして若者たちに教えれば、彼らが自ら瞑想して感情を扱えるようになります。自殺という手段をとることもなくなるでしょう。

マインドフルネスによって私たちは、感覚を感覚として、感情を感情としてとらえることができます。マインドフルネスは感情をやさしく抱きしめ、受け入れ、深く見つめることを助けるのです。あなたの息子さんや娘さんが一度でもそうできれば、それはあなたの成功です。そのうち子どもたちは、同じ場面に出会ったときに、感情をうまく扱う自信がもてるようになります。これが「ダルマへの信頼」です。この信頼から、深い喜びと幸せが生まれるのです。

八番目のマインドフルな呼吸は、「心の形成物を静めながら、息を吸い、息を吐く」です。静まるのは、マインドフルネスがあるからです。マインドフルネスは太陽です。それが何かに触れると、変化が起こります。植物はみんな光に敏感です。一つひとつの心の形成物も、同じくマインドフルネスに敏感です。喜びがあるとき、マインドフルネスは喜びを強めます。悲しみがあるとき、マインドフルネスは悲しみを静め、安らぎをもたらします。それはブッダのエネルギー、私たちすべてに必要なエネルギーなのです。

そろそろ歩く瞑想の時間になりました。外に出て待っていますから、一緒に楽しく歩むことにしましょう。

――鐘を招く

6

感覚を受け止める

サンガのみなさん。今日は一九九八年五月二十九日です。昨日に続いて、「感覚において感覚を深く見つめる」ことについて見ていきましょう。

心地よさを感じたとき、受け止めてその感覚の「源」に触れましょう。それを受け止めていると、喜びが強まるのが感じられます。深く触れつづければ、感覚の根源が見えてきます。その根源は体や知覚、さまざまな心の形成物かもしれません。

体が健康なら、心地よい感覚が起こります。精神面の健康は、心の形成物のひとつからつくられます。感覚を受け止めつづける私たちは、その奥に潜む体や精神の要素に触れているのです。

感覚の根源である要素に触れたとき、それも同じく受け入れましょう。

自分の中の良い要素に触れる

アレルギーのある人は、鼻づまりなど不快な症状に悩まされています。しかし雨が降り花粉が洗い流されれば、呼吸はずっと楽になりいくらか快適になるでしょう。マインドフルネスがあれば、楽になったのは体を苦しめる花粉が空気中から取り除かれたからだとわかります。目覚めた意識とマインドフルネスによって、心地よさはより大きくなります。心地よさにほほえみかけ、すばらしさを味わいましょう。歯痛がないのと同じく、それは健やかな体から生まれる感覚です。味わった経験がなければ、存在するとは言えないような感覚です。マインドフルネスによって、自分がもっている健やかさを感じることができるようになります。そうすれば、その場ですぐに喜びと幸せが感じられるのです。

好ましい心の形成物が生む心地よさについても同じです。あなたがだれかをほほえませるとき、代わりに大きな幸福感があります。深く見つめ心地よさの隠れた感覚に触れると、思いやりや慈しみという心の形成物に気づくでしょう。それが、相手をほほえませる行動や言葉をつくり出すもとになった要素なのです。

人がほほえんだとき、あなたの心は幸福感に満たされ、ほほえみの理由がわかります。その気持ちをしっかり受け止め、慈しみと思いやりの存在に気づけば、心地よさはさらに広がるでしょう。それにつれ幸福感と喜びも大きくなります。これは喜びと幸せを育てる実践です。毎日自分を豊かにし癒すために行ってください。これは親しい相手の助けがあってもなくてもできます。自分と同じような実践をしている仲間に助けられれば、楽に瞑想ができ、良い結果につながるでしょう。

自分の内なるすばらしい要素に、ぜひ触れてください。庭には、さまざまな樹木、茂みや花々があります。先日お話ししたように、もし一本の木が枯れそうでも、庭のすべてが失われるわけではありません。私たちの体も、庭に見立てることができます。一部が病んでも、その他の部分は健やかで変わりません。真実にほんとうに触れるには、病んだところと健康なところの両方に触れることです。真実が幸福と喜びに導きます。健康でない部分をやさしくマインドフルに包み、それをより健康な体の織物へ織りこんでいきましょう。

私たちはいつも、問題ばかりを意識しすぎ、健全な部分に目を向けることを忘れています。ダルマの兄弟姉妹に、自分の欠点以外の部分を教えてもらうよう頼んでみましょう。忘れないでください。体や意識の中にある、すばらしい要素を味わうことが大切なのです。

サンガには、自分を保てるほど強くない人たちがいるかもしれません。そのときには、サンガのしっかりした部分が守り支えてあげます。自分が弱くても、自らサンガの揺りかごに身をまかせることができれば、サンガは支えてくれます。サンガとの固い絆があれば、弱さ、挫折、停滞に負けることはけっしてありません。

あなたがセラピストなら、仕事にこの実践を加えることができるでしょう。クライアントに向かい合い、相手が内なるすばらしい部分に触れられるよう手助けをします。ただ、これは正しくこれは間違っている、だから正しいほうを選ぶように、そんな勧めかたはいけません。心の中や周囲のすばらしさに触れられるよう、歩く瞑想に誘いましょう。自分のためにできるなら、クライアントのためにもできるはずです。

瞑想のつぎの段階に進みます。「不快さを経験しながら、息を吸う」です。心の苦しみ、痛み、悲しみなどの、不快さを無視することはできません。それらがあらわれるのは、見つけてもらいたいからです。見つけるのはマインドフルネスの働きです。

「あなたはそこですね。私は、あなたのためにここにいます。あなたをきっと大切にします」。これがマインドフルネスの実践です。心の痛み、苦しみから逃げようとしないでください。そこにしっかりとどまり、存在を認め、マインドフルネスの両腕でやさしく包んであげましょう。不快で辛い感覚を抱きしめて静め、その感覚、その痛みの根底にあるものに触れます。肉体的な痛みであれ、精神的な痛みであれ、どんな感覚も形成されたものです。認め、受け入れましょう。

四《し》聖《しょう》諦《たい》の前半のふたつについて

ブッダの最初の説法は苦（ドゥッカ）についてです。これが四聖諦の最初の「苦諦《くたい》」で、不健全さ、苦しみ、痛みなどと説明されています。健全の反対である不健全という言葉は、ぴったりした表現です。仏教では、不健全さ（苦しみ）を聖なる真理ととらえます。

「苦しみや不健全さがどうして神聖なのか」、と思うかもしれません。それは、逃げ出さずに不健全さの本質をよく見つめれば、脱出の道が見つかるからです。面と向かい受け入れることをしないで逃げ出すなら、不健全さの本質を見つめることもなく、出口を見つけるチャンスもなくなります。だからこそ、苦しみをやさしく抱きしめ、まっすぐに見つめ、その本質を知り出口を見つけるのです。

苦をよく見つめれば、二番目の聖なる真理「集諦《じったい》」――苦の原因・生起（サムダヤ）が見えてきます。よく見つめ、深く触れる実践をしなければそれはけっして見つかりません。心が重苦しいとき、それは不健全さのあらわれです。その気分の本質を見つめやさしく抱きしめること、それが実践です。逃げ出そうとしないでください。まっすぐに見つめて、苦の原因・成り立ちであるサムダヤの真理をつかむのです。

座るとき、歩くとき、寝ているとき、いつでも深く見つめる実践を行い、不健全さの根源を突き止めます。ブッダは、何事も食物なしではいられないと言いましたが、重苦しい心も同じです。あなたは何カ月ものあいだ、その重苦しさにたくさん栄養を与えてきたのかもしれません。苦しみを生み育ててきたのはどんな養分なのか見つけることで、不健全さを認め理解することもできます。親なしにひとりで生まれるものはありません。重苦しい気分も、それが生まれた場があるはずです。肉体の不具合は意識の不健全さと結びついており、意識も肉体と切り離せません。ですから、自分が体や意識に対して何をどのように与えてきたのか、よく見つめる必要があります。

四つの栄養（四食《しじき》）

ブッダは四種類の栄養について話しています。食物（段食《だんじき》）、感覚から生まれる感情（触食《そくじき》）、意思（思食《しじき》）、意識（識食《しきじき》）です。

第一の食物は、私たちが飲み食いするものです。それが肉体と精神の健康や不調を決定します。さまざまな種類の毒を含む食物もあり、ある種のものは食品として体にふさわしくありません。ですから自分の体と食べるもの、双方の本質をよく見くらべ、合っているかどうかをたしかめてください。マインドフルに呼吸しながら、「この食べものは、体と意識に合っていますか」と聞きましょう。マインドフルネスの指示に従えば、何を食べるべきかがわかってきます。

第一の栄養：食物

私は、食事の前に「五観の偈（深く見つめるための五つの詩句）」を唱えることを習いました。最初のふたつは、「この食物は、大地、空、宇宙全体からの贈りものです」「この食物にふさわしい私でいられますように」です。

目の前の食物にふさわしい自分であるためには、マインドフルに食べなければなりません。マインドフルでないと感謝が感じられず、体や意識を損ないかねません。感謝とマインドフルネスをもって食べるなら、食べる資格があります。

三番目の偈は、苦しみの心の形成物の存在、とくに節度のない食欲という心の癖に気づくことです。ブッダは日頃から弟子たちに、控えめに食べなさいと教えていました。四番目の偈は、食べているものが健康に良いか、健康の支えになるかどうかと言っています。

食物も薬の一種です。陰と陽のバランス*がとれていなければなりません。食物をマインドフルに深く見つめれば、どんな種類の食物がふさわしく、どれを控えるべきかがわかってきます。

「慈悲と理解という目的を育て、生き、実現するために、この食物をいただきます」、これが五番目の偈です。

――鐘を招く

心に空しさ、焦燥感、不調を感じている人たちもいます。私たちはそんな不快さをどう扱ったらいいのかわかりません。そんなとき、冷蔵庫にはたいてい何かあるので、その辛さを忘れるために飲み食いするのです。これがおおかたの対処のしかたです。

出家の世界では、病気のとき以外はいつもサンガと一緒に食事します。この実践はとても有効です。あなたのサンガである家族と食べるのはいいことです。夕食で家族全員が食卓についたら、この「五観の偈」を一緒に読むのはどうでしょう。お子さんに大きな声で唱えるよう頼むといいですね。目の前の食物が自分にふさわしいか、一人ひとりが深く見つめる時間をとります。こうして家庭に「集合的エネルギー」を生み出せば、みんなが適切な食べかたができ、体を損なうこともなくなります。

ブッダは、第一の栄養について、つぎのようなエピソードを引いています。幼い息子を連れて砂漠をわたる旅に出た夫婦がいました。しかし砂漠のなかばで、食糧が尽きてしまったことに気づきます。砂漠をわたり切る前に、家族全員のいのちがもたないことは明白でした。辛い議論を重ねたあげく、ついに彼らは幼いわが子を殺すことに決めます。毎日その子の体を少しずつ食べながら、夫婦は砂漠を歩きつづけました。そして、とうとう生きて砂漠を抜けることができたのです。

ブッダは弟子たちに聞きました。「みなさんは、この夫婦がわが子の体を食べるとき、おいしかったと思いますか?」。弟子たちは「いいえ」と答えました。適切な食べかたをせず、自らの健康を損ない、いのちあるものから生きる機会を取り上げるような食べかたをするなら、内と外にいる自分自身の親や子どもの体を食べていることになります。

第二の栄養：感覚から生まれる感情

二番目の栄養は、感覚によって起きる心の反応です。私たちは、目、鼻、耳、そして体を通して食物を取りこみます。街中で車を走らせると、さまざまな音が聞こえ、物が目に映り、匂いがしてきますが、それらすべてが食物です。映画を観るときも、ある種の食物をとっているのです。

それらの多くが、毒を含んでいます。テレビ番組や小説も猛毒になる可能性があります。新聞が意識に毒をもたらす場合もあります。そこからくる報道、情報、画像や音声が、私たちの恐れ、悩み、絶望感を強めるのです。宣伝はいつでも、この商品を買えばきっと幸福になれると約束します。「幸福はすぐ手に入る、さあこれを買おう」。画像と音声が視聴者の興味を引きつけ、そこに含まれる毒素を注入するのです。街中を運転するときには、六つの感覚*をよく見張り、それらの毒から自分を守らなければなりません。

ブッダは、目は深い海だと言いました。ブッダは詩的な表現をします。その海には隠された波があり、怪物が潜んでいます。マインドフルネスを忘れて、感覚の扉を見張り守る方法を知らなければ、一日に何度も「物質の世界」の大海で溺れるでしょう。マインドフルネスの舟があれば、その海を渡ることができ、しっかりつかまっていれば沈むことはありません。ブッダは、耳も隠された波と怪物が潜む深い海だと言っています。マインドフルネスなしには、私たちは音の海に沈んでしまうかもしれません。

重苦しい気持ちも、画像や音声によってかきたてられます。その感情だけがほかと関係なく起こるわけではありません。日々の情報の取りこみかたよって、生まれ育つのです。

パリの空港で歩く瞑想をしているとき、さまざまな香水の広告を見かけました。「サムサラ（輪廻）」、「スコーピオン（サソリ）」、「プワゾン（毒）」などです。あえてその本質をあらわす名づけをしているんですね。香水は商品ですが、釣りで使う餌でもあります。餌の中には釣り針が仕込まれ、消費者は何も知らない魚です。製品はじつに巧みにアピールされ餌もおいしそうなので、一口かじった私たちは虜になります。自分を守るには、どうすればいいのでしょうか？　マインドフルネス以外には考えられません。

マインドフルネスこそ、私たちの六つの感覚の扉を見張り守ってくれる、唯一のガードマンです。五つのマインドフルネス・トレーニングは、マインドフルネスの実践をした人びとの洞察から生まれました。これは、日常で自分を守るための具体的な対処法です。このトレーニングを指針に生活すれば、自分を守り、家族も、社会も守っていくことができます。これは神によってつくられ、あてがわれたものではありません。私たちから生まれた深い洞察の果実なのです。

不注意に刺激を取りこむことから生まれる苦しみに気づき、毒やいさかいや苦しみや悲しみをもたらし、肉体と精神を損なうようなものをとらないこと。五つのマインドフルネス・トレーニングは、規則の羅列ではなく、マインドフルネスの実践のためのガイドラインです。それにならって生きられるよう、トレーニングするためのもの、自分を守る智慧なのです。

ブッダは、二番目の栄養――「感覚から生まれる感情」を説明するために、皮膚病によって皮膚のほとんどがぼろぼろになった一頭の牛のたとえを使いました。牛が古い壁や木のそばに近づくと、壁や木の皮から虫たちが出てきて牛の体に取りつき、血を吸いはじめます。

マインドフルネスなしでは、感覚から生まれる感情は毎日徐々に壊されるままになり、毒素が体と意識に入りこんできます。牛が身を守るのには健全な皮膚が必要なように、私たちの六つの感覚を守るにはマインドフルネスの実践が欠かせないのです。

第三の栄養：意思

第三の栄養は「意思」、私たちの根本的な欲求です。このエネルギーによって、私たちは日常の活動をすることができます。どんなエネルギーが日々の行動を起こさせているのか、自分自身を深く見ることが必要です。

私たちはいつも大変な努力をし、どこかに到達し、何かを達成するのを目指しています。こうした前のめりの生きかたが向かうところはどこでしょうか？　第三の栄養からうながされる行動は、大きな幸福にも大きな苦しみにもつながります。

たとえば、マザー・テレサが日常的に使っていたエネルギーはどんなものだったでしょうか？　財産も、援助も、保護されることもない貧しい人たちに手を差し伸べたい、彼女にはその強い思いがありました。多くの人の苦しみをやわらげたいという願いは、尽きることのないエネルギーの源です。

これと同じ思い――意思があれば、あなたの人生は幸せで満たされます。慈悲――人の苦しみをやわらげたいという思いをもち、それによって行動すれば、人とすぐにつながれるようになり、人生はシンプルになります。人びとに与える安心と幸福によって、あなたは報われます。だれかにほほえんでもらえたなら、それ以上の喜びはないでしょう。望まなくても、その報酬はまわりまわって返ってくるのです。

生きる目的は憎らしいだれかを痛めつけることだけ、それほど憎しみしかもたない人もいます。彼らの究極の目的とエネルギー源は憎悪なので、けっして幸せにはなれません。ネガティブなエネルギーによって生きる人生には、苦しみしかありません。

ゴータマ・シッダルタは、心にいのちのエネルギーのあふれる人でした。だから、四十五年間も熱心に働き、王族、政治家、物乞いから売春婦まで多くの人びとを助けたのです。彼は人を苦しみから救いたいという強い願いをもっていたので、誰彼の区別なく手を差し伸べました。私たちすべてが、自らのエネルギー源の本質に気づかねばなりません。それによって人生の質が決まるからです。そのエネルギーが名声や富、性へのたんなる欲求だけならば、苦しみを生み出すもとになります。

ブッダは、第三の栄養をこう説明しています。苦しまずに生きたいと願う男がいました。けれど彼はふたりの屈強な男に連れ去られ、火の中に投げこまれたのです。このふたりとは、苦や死に私たちを引きずっていく意思というエネルギーの象徴です。

毎日座って瞑想し、自分を見つめる時間をとってください。そして自分を突き動かすエネルギーの出どころをたしかめ、向かう方向を見定めましょう。あなたの意思が、苦しみと絶望のもとになっていないでしょうか。もしそうなら、それを手放して、違ったエネルギー源を求めてください。

第四番の栄養：意識

四番目の栄養は、意識です。意識は、肉体、精神状態、生活環境が生まれる基盤です。意識には、思考、発語、行動などによる、過去のあらゆる活動の積み重ねが反映しています。意識があるところまで発達すると、ここにある肉体、精神状態、環境が生み出されます。

ここで「意識」とは、妄想にとらわれた心、誤った現実理解による考えかた、不健全な意思から生まれる苦しみをさします。意識の本質と性格を決定する行為からは、欲、物質、非物質の三つの領域*（三界）における苦しみが生まれます。正しいとらえかた、正しい思考、正しいマインドフルネス、正しい発語、正しい集中**——意識がこれらの健全な食物をとるなら、それは「本来の心」へと変容し、そこからは健やかな体、健全で喜びに満ちた心、整った美しい環境が生まれるでしょう。

ブッダは、第四の栄養をつぎのように描いています。罪人がつかまり、国王はその者を百本のナイフで突き殺すよう命じましたが、彼は死にません。そこで正午と夕方にも刑を再執行しましたが、それでも死にません。同じことが、つぎの日も、さらに翌日も繰り返されました。

私たちは、無智、貪り、不健全な言葉や病んだ欲求という毒を、日々意識に流れこむままにしています。そうして意識は「妄念（誤った見方にとらわれた心）」へと育ちつづけ、大きな苦しみを生みます。これとは別の食物を取り込み、意識を逆の「本来の心」の方向へと育てなければなりません。「十二因縁*（相互依存生起の十二の連なり）」の教えに照らせば、意識は無智と不健全な衝動が生んだものと言えます。

理解と慈悲は、自分やまわりの人びとに大きな幸福をもたらします。だからそれらを育てるのです。ブッダは、「あなたの不健全さを見つめ、それをもたらした栄養源を突き止めること、それすでに解放の道である」と言っています。あなたはすでに解放に踏み出しています。悪しき栄養のもとを断ち、そこから離れることです。何週間かで変化に気づくでしょう。食物なしでは、何事も生き延びられません。もとを断てば、重苦しさ、悲しみ、絶望なども終わるのです。

栄養源を突き止めれば、二番目の聖なる真実、不健全さをつくり出す集諦《じったい》（サムダヤ）に気づくことができます。そして、その反対の健全さを実現できることがわかるでしょう。健全さにたどり着くには、誤った栄養のもとを断ち、正しい栄養を見いだすことが必要です。正しいとらえかた、正しい理解、正しい発語、正しい生活、正しい集中などです。八つの聖なる道（八正道**）は、健全さを実現し、不健全さを断つ道です。それ以外の道は、マインドフルネスなしに栄養を取る、邪なる道と言えるでしょう。

四聖諦のうち、最初のふたつは不健全さとその成り立ちについて、後半のふたつは健全さとそれを回復するための道を説いています。これは、成道したてのブッダが鹿野苑《ろくやおん》で五人の僧に対して行った、初めての法話に含まれていた教えです。

心を経験する

マインドフルな呼吸の九番目のエクササイズに移りましょう。「心を経験しながら、息を吸う」です。心とはここでは心の形成物のことです。それときちんと向き合います。今まで気にもかけなかった心の形成物に対して、逃げずにそこにいるのです。これは、四種のエクササイズの最初の四組の「体を経験する」、またつぎの四組の「感覚を経験する」ことと対をなしています。方法も変わりません。あなたの本来の家に帰り、自分の世話をします。まず体、そして感覚、今度は心の形成物です。

心の形成物の存在に気づきましょう。それにしがみついたり、しまいこんだり、執着することなく、かといって忘れることもせずに。これが、思いをありのままに認識するということです。その存在に気づいたなら、本来の名前で呼び、「そばにいて大切にするよ、君は私自身なのだから」と話しかけましょう。

ほんとうのわが家——自分自身に帰る気持ちになんてなれない、そういう人も少なくありません。恐いからです。私たちには、触れたくない心の苦しみや葛藤がたくさんあります。人生には時間が足りないと不平を言いながら、自分に帰ることもしないで、暇つぶしに精を出します。テレビを観る、小説や雑誌を手にとる、ドライブにでかける、そうして逃避しているのが私たちなのです。こうして自分自身から逃げ、体や感情や心の働きに向き合うことを避けています。

自分という家に帰りましょう。親や友人、社会、教会などともめ事が起きるのは、あなたの心の中で争いが起こっているからです。

内なる戦争は、ほかにも飛び火します。体（色）、感覚（受）、認知（想）、心の形成（行）、意識（識）――五蘊の範囲は大変広いものです。一人ひとりが、その五つの要素という領土の王であり王女です。しかし私たちは、統治者として無責任でした。自分の領土を見まわりきちんと治めようとせずに、それを放置してきました。領土内では多くのいざこざが起こり、今や事態はひどいものです。私たちが逃げ腰で、自分の国に目を向けることに臆病だったからです。ブッダは、自分の家に戻って事態を治め、平和と調和とを取り戻すよう説いています。

家に帰るのが恐いのは、自分を守る道具や手段がないからです。マインドフルネスを身につければ無事にそこに戻ることができ、痛み、悲しみ、鬱屈などに打ち負かされなくなります。マインドフルネスとともに家に帰り、心の中の傷ついた子ども（インナーチャイルド）にこの呪文《マントラ》をあげましょう。

「愛するぼうや、ただいま。いつもここにいて、抱っこしているよ。長いこと放っておいてごめんね」。マインドフルに歩み、マインドフルに呼吸する実践をしばらくすれば、わが家に帰り、痛みや悲しみを受け止めることができるようになるでしょう。

——鐘を招く

心を養い癒す瞑想

瞑想とは、心を戦場にして善と悪を戦わせることではありません。そうするのは、仏教の伝統ではありません。戦うべきことなど何もないのです。良い面も悪い面も、すべてが私たちの血肉です。実践を重ね、対象を受け入れ変容させることができるようになれば、ネガティブな要素もよいものに変えていけます。どちらも切り捨てることなく、生ごみを堆肥にするのです。

マインドフルネスは生きものです。それはほかからエネルギーを受け取ります。マインドフルネスのエネルギーに包まれれば、どんな心の形成物にも変化が起こります。マインドフルネスにはたくさんの働きがあります。認識する、静める、エネルギーを与える、変化させる、さらに何かの思いが生まれたときにそのまま受け止めることなどです。抑圧された思いは、いつでも認められ受け止められたくて、表に出てこようとしています。

まず最初に、氷山の水上に浮かんだ一角のように、はっきり認められる部分に目を向けましょう。それが見えてから、水面下のはるかに大きな部分に触れます。心に何かが形成されるたびにマインドフルネスを呼び起こし、認めて包んでください。

できれば心の中の傷ついた子どもなど意識したくない、私たちはそう思います。それどころか、その子をけっして目に触れない深みに押しこめようとします。でも傷ついた子どもは、いつも出てきて言おうとするのです。「ここだよ、ここだよ。目をそらしてもだめ、ぼくから逃げることはできないよ」と。

この瞑想では、自分の本来の家に帰り、傷ついた子どもをいろいろな角度から見てあげます。それら一つひとつを抱きしめていけば、しまいにはその子を丸ごと抱きしめられるようになります。このとき、支えになるのはサンガです。

座る瞑想のとき、心に何かの思いがあらわれて瞑想を妨害することがあります。その思いをひとつずつ確認するよう努めましょう。それも瞑想です。思考、感覚、知覚、痛み、悲しみなどが起こってきたとき、意識的呼吸によってそれらをあるがままに受け止めます。「知っていたよ。そこにいるんだね。安心して、ここにいてあげるから」と話しかけ、抱きしめてあげましょう。嫉妬、恐れ、憎しみ、絶望、不安など、有益な思いも苦しみになる思いも、エクササイズ九では、あらゆる心の形成物を瞑想の対象にします。

興味がもてる対象を瞑想すれば、集中力が十分に発揮でき、思いは静まります。これが誘導瞑想（ガイデッド・メディテーション）、または指示瞑想です。ここでは特定の瞑想のテーマを選び、深く見つめ、洞察していきます。テーマが魅力的なら、集中力は強くなります。興味がもてなければ、努力しても眠気が去らず、いろいろな思考が湧いてきて止まらないでしょう。

誘導瞑想のひとつに、自分が飼っている牛（執着）を一つひとつ名づけて書きとめるやりかたがあります。または、心を喜びで満たすために日々自分自身にしてあげられることを考え、それらを書き出すやりかたもあります。そんなにたくさん書けないと思っても、座って深く見つめればかなり見つかるものです。

心に取り組む方法はほかにもあります。心にあれこれを浮かぶままにして、それらをマインドフルネスで受け止めることです。マインドフルな呼吸を安定させ、心に生まれる形成物を確認するのです。健全な思いを抱きしめれば喜びと幸福感が強まり、その思いは育ちます。慈悲の心とダルマへの信頼が生まれたことに気づき、自分が得た幸せを生かして自分を豊かにできます。否定的で不健全な、苦しい思いがあらわれてきたときには、それを確認し、抱きとめてなだめ、深く見つめていきましょう。

心に喜びをもたらす

マインドフルな呼吸の十番目のエクササイズです。「心を喜ばせながら、息を吸う。心を喜ばせながら、息を吐く」。ここから、豊かさと、喜びと、幸福が得られます。健全な形成物に触れるこのエクササイズは、すでにお話ししたように、みずみずしく美しい樹々が育つ庭にたとえられます。みなさんの意識の中で「否定的でないもの」——喜びやマインドフルネス、許しなどの可能性に触れ認めていきます。

だれの心の中にも、慈しみ（マイトリー）の種はあります。愛する能力はだれでももっているのです。愛することを恐れる人の心にさえも、種のかたちでその可能性は存在します。

今週のはじめに、ある人から長い手紙をもらいました。過去に人を愛して深く傷ついたので、それから愛することが恐くなったというのです。彼は、「もう二度と人を愛するものか」と自分に言い聞かせました。しかし私の法話通りに実践した彼は、初めてその日、自分の中の愛の種に触れ、愛する能力を見いだして、恐れずに「愛している」と言えるようになったのです。

私たちの慈しみの種は、触れられ、認められるのを待っています。私たちにはすでに愛する人を幸せにする方法がありますし、相手が幸せになれば自分も幸せになれるのです。マイトリーは、喜びと幸せを与える力です。だれかを幸せにしたいという善意だけでは不十分です。善意があっても、愛する方法を知らずに大切な人を苦しめることもよくあるのですから。

相手だけではなくあなた自身も愛してください。「深いくつろぎの瞑想」では、あなたの体とあなたの存在全体に慈しみを向けます。喜びや落ち着きという思いを受け入れるときには、自分に愛を注いでいます。人を愛する（幸せにする）力こそがマイトリーであり、その愛は日々育てていくことができるのです。

思いやり（カルナー）は、人の苦しみを解放し変容させる力です。カルナーの種もまた心の中にあります。マイトリーとカルナーを育てれば、慈しみと思いやりのエネルギーは強まり、私たちはほかの生きものたちと関わることがもっと楽になるでしょう。コミュニケーションはスムーズになり、苦しみはやわらぎます。こうして、喜びと幸せがやってくるのです。心に喜びをもたらすとは、心の中にある健全な思いに戻り、それらを認めるという意味です。まずその種を見つけ出し、つぎに心の形成物となって顕在意識にあらわれてきたときに認めるのです。

みなさんは今、すばらしいサンガの中でリトリートに参加しているということを忘れないでください。休暇をとってサンガの中で実践する機会に恵まれる人は、大勢の中の一部です。ここでは、一緒に目覚めの道を実践し、私たちを幸せにし心に喜びをもたらすさまざまな要素に触れています。

世の中には向かうべき方向が見えないという人もいますが、私たちには変容と癒しの道があります。そうして歩むたび私たちは強められてきました。ダルマの信頼もあります。そうした内なる確信の種に触れれば、幸福感が生まれ、安らぎと喜びが訪れるでしょう。自分を豊かにする実践は私たちを強め、この道を先へと歩ませてくれます。それは私たち自身だけではなく、まわりの多くの人のためでもあるのです。

——鐘を招く

7 喜びを育てる

サンガのみなさん、今日は一九九八年、五月三十一日です。今日から、二十一日間のリトリートの二週目に入ります。喜びを育てる実践を続けていきましょう。

ブッダは、私たちが強くなり瞑想を深めていくために必要なエネルギーを得られるよう、助けたいと願っています。ブッダのアドバイスは、体をゆるめ、心地よさを大切にして、豊かさのもとになる喜びと幸せを生み出すことです。喜びが大きくなれば、私たちの幸福は安定し、豊かになるのです。

意識の奥底には、健やかな良い種がたくさん眠っています。それらを見つけ出し、水をあげることができれば、種は自然と意識の表層に芽を出してくるでしょう。顕在意識にあらわれるのです。マインドフルネス、目覚め、理解、喜び、慈しみなどのすばらしい種が見つかるように、深く見つめる練習をしてください。心の中のどこにも愛の種が見つからない、だから愛することなどできないと思えるかもしれません。瞑想を実践し、プラムヴィレッジのブラザーやシスターのサポートがあれば、自分の中の愛や許し、思いやり、喜びの種に触れることができるようになります。

「知りませんよ、喜びなんて。私の心には喜びのかけらもないのです」という人もいます。きっとその人は、心の中の喜びの種に触れるチャンスがなかったのでしょう。その種に触れ、たしかめるのがこの瞑想です。これは喜びを育てる瞑想なのです。健全な種に水をやり、苦しみの種には水を注がないように、日々の暮らしを整えてください。疑い、絶望、怒りなどは、だれの中にもある種です。人によって、それがより強いかそうでないかの違いがあるだけです。人から苦しみの種に水を注がれたくはありませんね。そうされるたびに苦しむのですから。

それらの種は、憎しみ、怒り、絶望など、破壊的なエネルギーのかたちで意識の表層にあらわれてきます。苦しみの種に水をやらないよう実践をし、親しい相手には言いましょう。「私をほんとうに愛してくれるなら、ふだんからこの種には水を注がないようお願いします」

契約または条約にサインして、自分とも、愛する人たちとも、約束してください。「心に無頓着でいることはもうやめます。あなたの怒り、迷い、憎しみ、暴力など、苦しみの種にはけっして水を注ぎません。だから助けてください。私が気づかずにあなたの苦しみの種に水を注ごうとしたら、やめるよう知らせてください。苦しみの種への水やりをストップするには、あなたの助けと励ましが必要なのです」

文書にお互いにサインしたあと、相手の言葉や行為が、あなたの苦しみの種に水を注ぎそうになったら伝えましょう。「それはやめてください。約束しましたよね」。手の平を上げて相手に向けたり、合図になる身振りをするなど、お互いに契約書にサインし、交わした約束を尊重します。これはパートナーや家族など、だれとでも行うことができます。お互いの関係が良好で、気持ちよくすごしているタイミングを選び、ふたりで落ち着いて苦しみの種への水やりを止めるこの合意にサインしましょう。

花に水を注ぐ

苦しみの種への水やりを止めるだけではなく、さらに、幸せ、慈しみ、許し、喜びなどの健やかな種に水を与えましょう。私はこれを、「選択的な水やり」の実践と呼んでいます。生ごみではなく花に水を注げば、相手の心にも花が咲きます。その人がほほえめば、その幸せは自分に返ってきます。実践の結果は思ったより早くあらわれるのです。

あなたに生け花が得意な妹がいるとします。彼女はこのところ、いつもの元気がなくこもりがちで、笑顔も見せず浮かない顔をしています。心は不安定で悲しみに支配され、喜びは見る影もありません。「選択的な水やり」によってあなたは、彼女の心に喜びを呼び戻し、心の安定を助けられるでしょう。二、三日で良い結果が出る場合もあります。

あなたは妹に言います。「大切な妹よ、花を最後に活けてくれたのはだいぶ前だったね。花瓶に君が美しくアレンジしてくれた花があると、家じゅうが明るくてうれしくなる。最近その喜びと幸せが足りないみたいなんだけど」。そばに腰かけ、ほほえみながらこう話しかければ、彼女の幸福の種に水が注がれます。もともと生け花の才能があったのですから。

「花なんて要らないわ。そんなことに気乗りがしないの」、そんな反応があるいは返ってくるかもしれません。けれど、あなたがいなくなると妹はハサミを取り出し、庭に出て枝や花を見つくろいはじめます。そのいくつかを切って戻り、半時間ほどかけて活けていきます。そうして彼女は、自分の中の幸福の種に水をあげているのです。

彼女にとって、愛する人たちに花を活けてあげることは喜びです。あなたが最初に妹の幸福の種に水を注ぎ、そのあと彼女は花を活けることでそれを引き継いだのです。今度会ったら、彼女はきっと違って見えるでしょう。あなたが幸せになれるよう力をかしたので、ほほえみが戻ってきたのです。だれかを愛するならこうしてみてください。相手の心を見つめ、良い種を見つけ出すことは、難しくはありません。だれの中にもそれはあるのですから。

花への水やりは、信頼と真実にもとづいていなくてはなりません。自分がほんとうだと信じる言葉だけを使って話してください。相手の中に良き種を見つけたら、教えてあげます。「あなたの中にすばらしい種を見つけました。その種が、あなたやたくさんの人たちに幸せを運んでくれますよ」。その人自身が実践をしなければ、自分の中の種を認めることはできません。あなたが良き種に水を注げるよう、助けてあげましょう。その種を見つけ出し、とても大切な種だからと教えてあげてください。相手の幸福はあなた自身の幸福です。

プラムヴィレッジの「下の集落」で、ブッダの生誕祭であるウエサクを祝ったときのことです。ボルドーやトゥールーズから、たくさんのカップルや家族が参加しました。私が良き種に水やりをする方法について法話をしていたとき、聴衆の中に泣いている女性が見えました。歩く瞑想のあと、私は彼女の夫のもとへいき率直に伝えました。「友よ、あなたの花には水やりが必要ですね」

彼はその言葉を深く受け取り、ボルドーの自宅に運転して帰る一時間半ほどのあいだに、花への水やりを実行に移しました。そしてボルドーに着くころにその女性はすっかり変わって、喜びと幸せを取り戻したのです。夫は教えを頭で理解していただけで、実践してはいませんでした。

それを行動に移しなさいと言ってあげる、だれかが必要だったのです。彼が実践した一時間半は、状況を一変させました。

花への水やりはそれほど大変ではありません。必要なのは誠実であることだけです。あなたは、愛する人に対して責任があると思うでしょう。それは父親、息子、または兄弟かもしれません。母親、娘、姉妹の場合もあるでしょう。

幸せは、あなたひとりの問題ではありません。愛する人が不幸なら、あなたが幸せになれるはずはありません。だからこそ、この実践をするのです。愛する人の顔にほほえみを取り戻しましょう。きっとできるはずです。その人と長く一緒にすごしたあなたには、相手の弱さも、強さも、良き種もみんなわかっています。ためらわないでください。お互いの中に苦しみの種ではなく、すばらしい種を見つけましょう。

あなたのまわりの人たちの心の平安と幸福は、あなたの健やかな心しだいです。愛する人がもの思いに沈んでいます。悲しみや不安にとらわれ、その感情に浸り切っています。放っておけずにあなたは、なんとかその人を心の牢獄から救い出したいと思います。

「何を考えているのか、気になるんだけど、どうしたの？　何を考えているの？　苦しみの種に水をやっているなら、お互いによくないから、やめたほうがいいよ」。こう話すか、黙って「花への水やり」を実践し、困難な状態から相手を解放してあげることもできます。あなたがその人を大切にすれば、その人もあなたを思いやってくれます。あなたが悲しみに沈み、感情に飲みこまれているときには、手を貸してくれるはずです。これが私たちが育くむべき方法なのです。

セラピストが花の水やりをマスターすれば、クライアントの心の安定に役立ちます。クライアントが家に帰って、家族と一緒にこの実践をすることもできます。けれどその前に、セラピスト自身が生活にこの訓練を応用すべきです。そのあとで初めて、ほんとうに人を助けられるのです。こうしてダルマを自ら実践し伝えることによって、セラピストもダルマ・ティーチャー（瞑想の指導者）になることができます。

過去に触れる

アメリカからひとりの若者がプラムヴィレッジにやってきました。あるとき、あなたの母親の美点を書き出してくださいという課題が出され、彼はほかの人たちと一緒に取り組みました。その若者リチャードは、どうしても三行以上書くことは無理だと思いました。

「父にはいいところがたくさんあっても、母親には考えつきません」。それでも彼は仲間と同じように瞑想に取り組み、二、三日後に気づいてみれば、たった三行のリストは彼自身驚くほどの長さになっていたのです。リチャードはむかし母親のせいで苦しんだので、その体験が母親のすばらしい部分を彼の目から隠していたのだと思います。

ここでもう一度枯れかけた木の話を振り返ってみましょう。庭に枯れ木が一本でも目につくと、ほかの木も枯れかけていると思うでしょうが、そうではありません。私たちは自分の見方にしばしば縛られています。しかしそれは賢明ではありません。客観的になり、リアリティのすべての面に触れるのです。ひとつの見方に執着して、全体像を見失わないようにしてください。

リチャードは、サンガの支えで課題を終えることができました。そして課題の最後に、母親にとてもやさしい、関係を癒す手紙を書いたのです。そんなすばらしい母親をとても誇りにしていると。彼の奥さんは彼に、お母さんは手紙を受け取って非常に感激していたと伝えました。リチャードから、それほどの愛情深い言葉をかけられたことがなかったからです。お母さんは、ダルマによって生まれ変わり、理解と愛情に満ちた息子に出会いました。リチャードも、新しい母に出会いました。新しい母親は、リチャードの深く見つめる実践から生まれました。深く見つめる実践によって、真の母親が彼の目の前にあらわれはじめたのです。

お母さんは息子の手紙を読んで、たくさん泣きました。そして奥さんに、もし自分の母親が生きていたらこんな手紙を私に書いてくれたろうに、と言いました。そのときリチャードは、プラムヴィレッジで瞑想を続けていました。奥さんの報告を聞くと、彼は母親にもう一通の手紙を書きました。

「お母さん、お祖母さんがもういないと思わないでください。ぼくの中にもあなたの中にも、お祖母さんは生きています。ぼくがそう思えばいつでも、お母さんに触れられるようにお祖母さんにも触れられます。ぼくという存在は、お祖母さん、お母さんの続きなのです。だから、手紙を書いてください。お祖母さんはすぐにそれを受け取って読んでくれます。投函する必要さえありません」

彼の洞察は、教えと瞑想の実践からきています。それはブッダの深遠な教えとじかにつながっています。

私たちすべてにこの実践が必要です。あなたがここにいるとき、すべての先祖もここにいます。みんなあなたの中に生きているのです。あなたがほほえめば、いつでも（あなたの内なる）あらゆる世代の先祖、子どもたち、未来の子孫が一緒にほほえみます。ほほえみはひとりだけではなく、すべての人のもの。そうしていのちの流れは続いていくのです。

リチャードのお母さんは、自分の母親に向けて関係を癒す手紙を書きました。それを書くあいだにも喜びの涙があふれてきます。彼女は母親が生きていたとき、マインドフルに生きるすべを知りませんでした。母と娘はともに自分の間違いから、相手に苦しみを与えていたのです。あとでリチャードの母はこの出来事に心を痛め、それが自身の幸福の妨げになりました。手紙を書いたことで、その障害は彼女の人生から取り去られたのです。

もしあなたが誤って苦しめた大切な人がすでに亡くなっていても、あきらめないでください。心の傷はそれでも癒すことができます。いないと思っても、その人はあなたの中にまだ生きています。そして、ほほえませることができるのです。

お祖母さんが生きているころ、うっかりあなたが口を滑らせた言葉が彼女を傷つけ、いまだにそれが悔やまれるとしましょう。腰を降ろし、マインドフルに呼吸をしながら、あなたの隣にお祖母さんが座っているとイメージしてみてください。「お祖母さん、ごめんなさい。もう二度と、あなたにも、だれにも、あんなひどいことを言いません」、そう言いましょう。心を込め、集中し、十分にマインドフルなら、彼女があなたの中でほほえむのがわかり、心の傷は癒されます。過ちは、未熟さとマインドフルネスの不足から生まれます。どちらも心の産物です。すべては心によって生じ、どんなものも心によって取り去ったり変容させることができる、ブッダはそう教えているのです。

　過去は消え去り未来はまだ来ない、一般にそう考えられていますが、深く見つめれば、リアリティはそれ以上に深いものです。過去は今の中に隠れています。「今」は、過去からできているからです。教えは、今ここにしっかりと心を定め、この瞬間に深く触れれば、過去につながり過去を癒すことができると言っています。すばらしい教え、そして実践法ではないでしょうか。

　心の傷を永遠に抱える必要はありません。だれでもときには気づきを失うことがあります。過去に間違ったこともしたでしょう。だからといって、この先ずっとその罪とともに生き、自分を縛る必要はありません。今に深く触れれば過去につながれます。今を大切にすれば過去を癒すことができます。「新たに出なおす（ビギニング・アニュー）」実践*は、心に対する取り組みです。自分の過去の間違いに気づいたら、二度と繰り返さないと決意します。それによって傷は癒されます。

これはすばらしい実践です。

ヴェトナム戦争の退役軍人のかたが、こんなことを話してくれました。ヴェトナム戦争当時、彼は奇襲攻撃によって友人がたくさん殺される場面に遭遇しました。彼は怒りと復讐心に燃え、奇襲があった村の人たちを殺そうと決めます。そこで毒入りのサンドイッチの袋を村の入り口に置き、物陰からこっそり見守っていました。

そこに何人かの子どもたちが通りかかり、サンドイッチを見つけ、喜んでみんなで食べました。食べたとたん、子どもたちは、毒入りだ！と泣き叫びました。親たちはどうにか車を調達し、子どもたちを病院に連れて行こうとしましたが、最寄りの病院もかなりの距離にありました。その兵士は、何をしても無駄だ、みんな死ぬのだと悟りました。彼は自分の怒りと敵意と復讐心から、五人の子どものいのちを奪うという残虐な行いをしたのです。

退役して帰国しても、彼の心は安らかではありませんでした。心の傷を抱えたまま十年がたちました。そして彼は、サンタバーバラで行われた、ヴェトナム戦争の退役軍人に向けたリトリートに参加しました。元兵士たちは、困難であっても心の苦しみを分かち合うようにそこで勧められました。

それまで彼の母親以外に、ヴェトナムでの体験を聞いた者はいませんでした。母から「ひとりであまり苦しまないで。戦争では、そういうことが起こるのだから」と言われましたが、慰めにはなりません。子どもたちと同じ部屋に居合わせると、きまってそれに耐え切れずに部屋を出るしかなくなります。

リトリートで彼は、サンガ（僧、尼僧、退役軍人問題に取り組むセラピスト、瞑想の仲間など）の力強い支えによって、九人のグループの中で自分の体験を話すことができました。彼が話を続けられるようになるまで、全員が座ってかなりの時間――小一時間ほど呼吸しているときもありました。彼は座ったまま泣きつづけ、一言も話せなかったのです。

そのことを聞いた私は、彼を部屋に呼びました。「友よ、あなたはたしかに五人の子どもを殺しました。しかしそれを償うためにできることがあります。今たくさんの子どもたちが、食糧や薬の不足から死んでいっています。飢餓と栄養失調で、毎日四万人の子どもがいのちを落とすのです。ヴェトナムの五人の子どもたちの記憶に縛られたままでいないで、今死んでいく子どもたちのいのちを救うために何かの行動を起こしませんか。新しい出発をするのです。あなたが過去に行ったことと逆の働きをするために、人生を使うべきです。「五つのマインドフルネス・トレーニング」（付録3）を守る誓いを立て、これからは、子どもたちのいのちを守り救うために最善を尽くしなさい。世界に出て行き、手を差し伸べるのです。過去を償うことができるのに、まだ罪の意識にとらわれているのですか？」

ドアの鍵ははずれ、彼は大きく変わり、新しいはじまりに踏み出しました。瞑想の実践、サンガ、正しい道を歩む決意が、大きなエネルギーを与えてくれます。それは過去の苦しみを拭い去り、罪悪感を変容させるのです。

心の結び目をほどく

ブッダが説いたマインドフルな呼吸の十一番目のエクササイズは、心の集中です。「心の形成に集中しながら、息を吸う」。これは、苦しみを生む思いに取り組むための工夫です。喜び、安らぎ、幸福感によって、ていねいにその思いを抱きとめれば、心の中の良き種をもっと育てていけます。十番目のエクササイズ「心に喜びを起こす」は、そのための実践です。

ここでは、痛み、苦しみ、嘆き、悲しみなど、苦しみのもとになる種を扱う練習をします。それらがあらわれ意識にのぼることは苦しく、私たちは無視しようとします。こうした痛み、悲しみ、恐れの固まりに対して、心が波立たないように意識の奥底にじっと留まっていてほしい、そう願います。しかしそれらが治まったままでいるとは限りません。夢の中に、テレビや雑誌やおしゃべりなどから離れたそのあいだに、姿をあらわしてきます。

この苦しみの固まりに対して、私たち自身にも少々責任があります。苦しみを現実化するような生きかたをしてきたからです。この内なる結び目をつくった責任は、私たちの身近にいる人や、一緒に生活する人にもあります。結び目をほどく方法を知らなければ、私たちはずっと苦しめられつづけるでしょう。

心の形成物のことをサンスクリット語で「サムヨジャーナ」と言います。サムヨジャーナは、あるときはすばらしいもので、あるときには苦です。たとえば、お酒を飲んだり麻薬を摂取することで、サムヨジャーナ依存になることもあります。麻薬のサムヨジャーナは、体や意識の中に存在しています。その欲求に応え、麻薬をもっと手に入れる金欲しさに、盗みをし人を殺すことさえあります。破滅を呼ぶその欲求があなたの自由を奪います。これが、サムヨジャーナという心の結び目なのです。

こんな心の形成物を手放す勇気がもてず、かえって苦しみに執着することもあります。アルコール依存という精神的な結び目をほどく一手段として、十二ステップのプログラムがあります。人を縛って自由と喜びを奪うような愛も、サムヨジャーナの一例でしょう。はじめのうちは心地よく楽しい恋も、依存が始まると精神的な成長の妨げになります。

体と意識を深く見つめれば、心の結び目に気づくはずです。それを解いて自由になる方法を知らなければ、ほんとうに幸福になることはできません。

親しい相手から無愛想で意地悪な言葉を言われたとき、心に結び目ができます。たとえ小さくても結び目には違いなく、ほうっておけば大きな障害になりかねません。もし相手が同じ過ちを繰り返したら、その結び目は大きくなります。これに気づかなければ、お互いに心に結び目をつくり合い、知らないうちに相手と目も合わせなくなって、テレビだけ観て暮らすことになるかもしれません。

心の結び目を解くために、最愛の人とともに新たな一歩を踏み出してください。「なぜあんなことを言ったの？　どうしてあんなことをしたの？」、そう話しかけましょう。瞑想の経験を積めば、結び目が頑固になることを防げるはずです。マインドフルな生活を送っていれば、結び目ができても気づきます。真剣に瞑想を実践しているなら、それをほうってはおけません。すぐに結び目を解いて、幸福が長く続くように努めようとするはずです。若いパートナーどうしなら、毎日深く見つめる瞑想を行い、お互いの関係が安定しているかどうかをたしかめてみてください。

この瞑想は、ひとりきりで静かにする必要はありません。大切な人とともに座り、同じ方向を深く見つめながら行うといいでしょう。心の結び目がすでにかなり固くなっていたら、その解きかたを学ばなければなりません。解けないのはその方法がわからないから、という場合がほとんどだからです。

私たちは自分の本来の家に戻って、苦しみの固まりに向き合うことを恐れています。だから踵《きびす》を返して逃げ、責任を負おうとしません。テレビやショッピングは、逃避の方法をいくらでも提供しています。

マインドフルな消費

アメリカに移住したヴェトナム難民の人から、あるときこう言われました。仏像を買い求めたけれど家が狭くて仏壇が置けず、テレビの上に安置したというのです。「テレビはブッダにふさわしい場所とは言えませんね。お互いの調和がとれないからです。テレビはあなたを自分から逃避させる道具、ブッダはあなたを自分に呼び戻す存在ですから」、私はそう言いました。

ブッダはあなたをあなた自身に呼び戻し、心の中の現実に取り組ませます。意識はリビングルーム、蔵識は地下室のようなものです。そこに、自分が好まない物事を押しこみます。しかし心の形成物は、つねに外に出ようとしています。私たちがリビングに呼ばなくても、自分でドアを押し開け、入りこんで居座ります。リビングが美しく整頓されていなければ苦痛です。

そこで私たちはドアに鍵をかけ、心を抑圧します。その心の結び目に出てきてほしくないからです。そして客人をそこに招き入れ、人生を隙間なく埋めつくします――新聞、雑誌、小説、テレビ、おしゃべり、電話などで。私たちは、あの手この手でリビングを忙しい場所にして、不都合なものが表面化しないように努めます。これが、私たちほとんどが自分に直面するのを恐れてやっていることなのです。しかしこれには多くのダメージがともないます。

第一のダメージは、招き入れた客人が、私たちの存在の根本により大きな害をもたらすことです。私たちは日々毒素を取りこんでいます。もし一時間でも意識に毒を取りこみつづけたら、深いところの蔵識にある心の形成物にも栄養を与えていることになります。一時間テレビを観るのは、意識の中の恐れ、貪り、絶望の種へ水をやることです。これは自家中毒のプロセスです。私たちは自分だけでなく、子どもたちに毎日何時間もテレビを観させ中毒にしています。テレビの視聴にマインドフルネスの実践を取り入れるべきです。

探偵映画では、つねにだれかが死ぬことになっています。そうでなければ、探偵映画とは言えません。探偵映画を観るたび、あなたは人の死を目にすることになります。そこではある登場人物が、自分の気に入らない相手を銃で始末します。映画を観たあとであなたは、人生で意にそぐわない何かに出会ったとき、それを取り除け「始末」したくなるでしょう。私たちが観させる映画によって、子どもたちも、暴力、怒り、絶望という要素にさらされます。アメリカの国会議員はなぜこうした意識の自己破壊を防止しないのか、私は理解に苦しむのです。

ご存知のように、子どもたちが銃で撃ち合うような事件が頻発しています。それでも銃の使用を禁止する法は制定されていません。自由と自己防衛の名のもとで、私たちは銃の売買を放置しているのです。心の目覚めはどこに行ってしまったのでしょうか？　マインドフルネスとは、今ここに起こっていることを知る能力です。教師、教育関係者、報道関係者、映画の製作者も、目覚めと気づきの心を生み出さなくてはなりません。上院・下院議員に行動をうながしてください。

現状をほうっておくことはもうできません。

十二か十三歳でセックスを体験する子どもたちもいます。彼らはまだ愛の意味も知りません。それは虚しいセックスです。こうした虚しい付き合いが当たり前になってしまうと、純粋な心は失われます。純粋さも深い愛情もありません。また、セックスに絡んだ暴力が、子どもたちの身の上にまで降りかかります。

私たちは行動を起こすべきです。あなた自身が目覚め、人びとを目覚めさせてください。人びとに深く考えるよう要請し、このようなことから自分を守り、国全体を守っていくための行動を訴えてください。ひとりだけでは実践できません。サンガと一緒ならできます。都市は都市というサンガで、国は国というサンガで行うのです。

私たちの意識が不健全な物事でいっぱいなときに起こる第二のダメージは、精神に有害な循環をつくってしまうことです。血液と同じように、精神も滞りなく流れなければなりません。血液循環が悪ければ、何らかの症状があらわれます。マッサージは血液の流れを助けます。体でもっとも具合の悪い部分には、多くの毒がたまっているので、念入りなマッサージが必要です。同じように、心の中で痛みや苦しみのある部分には、マッサージが必要です。気晴らしを求めることは、その反対に精神の血流を妨げてしまいます。

私たちは、苦しみの固まりが姿をあらわすのを嫌います。精神がせき止められ、流れが阻害されると、心の病の症状が起こります。その流れをスムーズにするためには、何らかの手を打たなくてはなりません。ドアの鍵をはずして、恐れていた痛みや悲しみが循環できるようにしてあげてください。だからブッダは、マインドフルネスのエネルギーを育てなさいと教えたのです。そうすれば苦しみが姿をあらわしても受け止めることができるからです。

——鐘を招く

苦しみの種を包みこむ

憎しみ、怒り、暴力などの種が芽を吹くとき、それらは「心の形成物」という形をとります。意識は心の形成物の家です。そうした苦しみを生むエネルギーが姿をあらわすとき、それは理解、目覚め、マインドフルネスの種に触れるチャンスでもあります。良き種があらわれるようながせば、それが苦しみと取り組む助けになります。だから、毎日マインドフルネスの実践をすることが非常に大切なのです。マインドフルネスのすばらしいエネルギーが、苦しみを受け止めるためには欠かせません。

あなたのマインドフルネスがまだ弱くて苦しみのエネルギーを受け止めきれないときには、一緒に座ってあなたのマインドフルネスを貸してくださいと人に頼みましょう。だれかと一緒ならエネルギーが増して、感情を受け止めることができるようになります。

友だち、息子さんや娘さん、パートナーの手をとり誘いましょう。一緒に呼吸し、マインドフルネスのエネルギーを生み出してください。その相手が、怒りや絶望を抱きしめられるよう手助けをするのです。そうして受け止め認めながら、マインドフルネスのエネルギーは苦しみのエネルギーに浸透していきます。これは感動的な実践です。自分の苦しみの世話をしながら、愛する人が自分の苦しみを世話する手助けをするのです。ぜひ家族で、できるだけ多くやってみてください。これはともにする瞑想です。ホールで静かに座ることだけが瞑想ではありません。

マインドフルネスは太陽光にたとえられます。朝早く、チューリップはまだ開いてはいません。太陽が昇り、チューリップを照らしはじめます。光はフォトンと呼ばれる微粒子からできています。太陽光が花を包むと、フォトンは花に入りこもうとします。太陽が数時間照らせば十分なエネルギーが降り注ぎ、花は太陽にハートを開くでしょう。

マインドフルネスが怒りをやさしく包むのは、母親がむずがる赤ん坊を抱くのと同じです。「ここにいるから、心配しないで。見守っているよ」、この言葉が第一の呪文です。やさしいマインドフルネスの両腕の中に赤ん坊を抱いていると、そのエネルギーが苦しみに浸透しはじめます。わが子の泣き声を聞いたとたん、母親は何があったのかわからなくてもすべてを放り出し、抱き上げます。すると赤ん坊は、やさしく抱かれているだけで安心したからか、泣きやむのです。

マインドフルネスのエネルギーを生み出し怒りを包みこめば、まだ怒りがそこにあっても、あなたは安心できるでしょう。続いて違った性質のエネルギーが、最初のエネルギーに注ぎこみます。母親がわが子を抱きつづけているうちに、わが子の苦しみの原因が見えてくるのです。わが子に対する母の観察眼はとても鋭いものです。洞察力によって、母はその場の状況を即座に改善することができます。赤ん坊のお腹が空いていればミルクをあげ、熱が高ければ砂糖に解熱剤を混ぜて与えます。オムツがきつければ、ゆるめてあげます。それが子どもの幸福と健康をもたらすのです。

苦しみの固まりを抱き止めていれば、やがて安らぎが感じられます。深く見つめることで、怒りと苦しみの本質を理解するための洞察が得られます。この洞察が、私たちを解放するのです。実践が完璧にはいかないことがあっても、ある程度は確実に得られたものがあるはずです。しばらく苦しみという名の赤ん坊を抱き、安らぎが感じられると、苦しみは種に戻り蔵識の中に納まります。そのあと何かの拍子に、種が再び芽を出すこともあるでしょう。そのときには、マインドフルネスでやさしく包む実践を同じように行います。

こうして繰り返すうちに、苦しみや悲しみは幾分かやわらぎ、その源（である蔵識）に帰っていきます。自分に悲しみを抱きしめ世話をする力があるとわかれば、自信がつくでしょう。これはすばらしいことです。

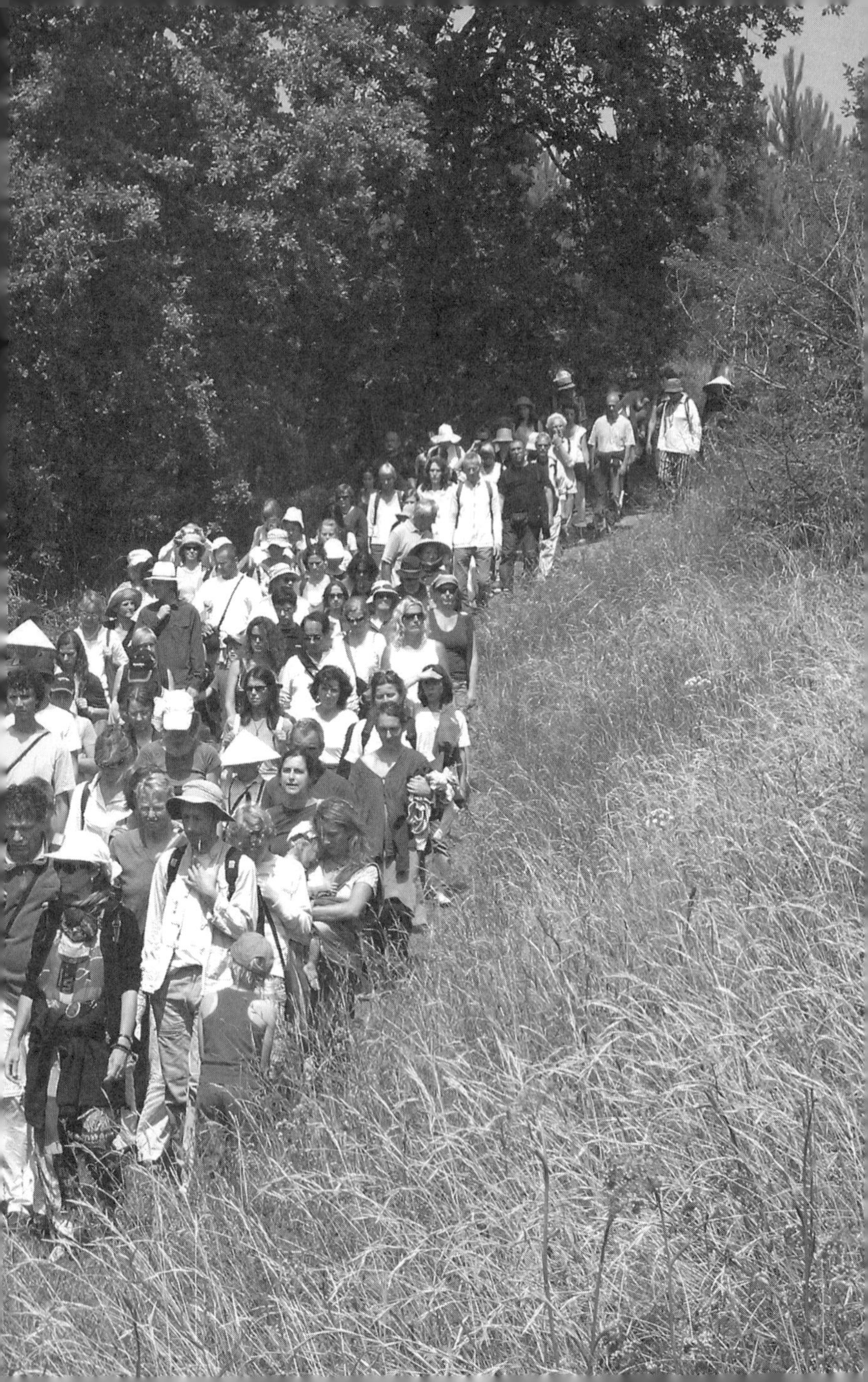

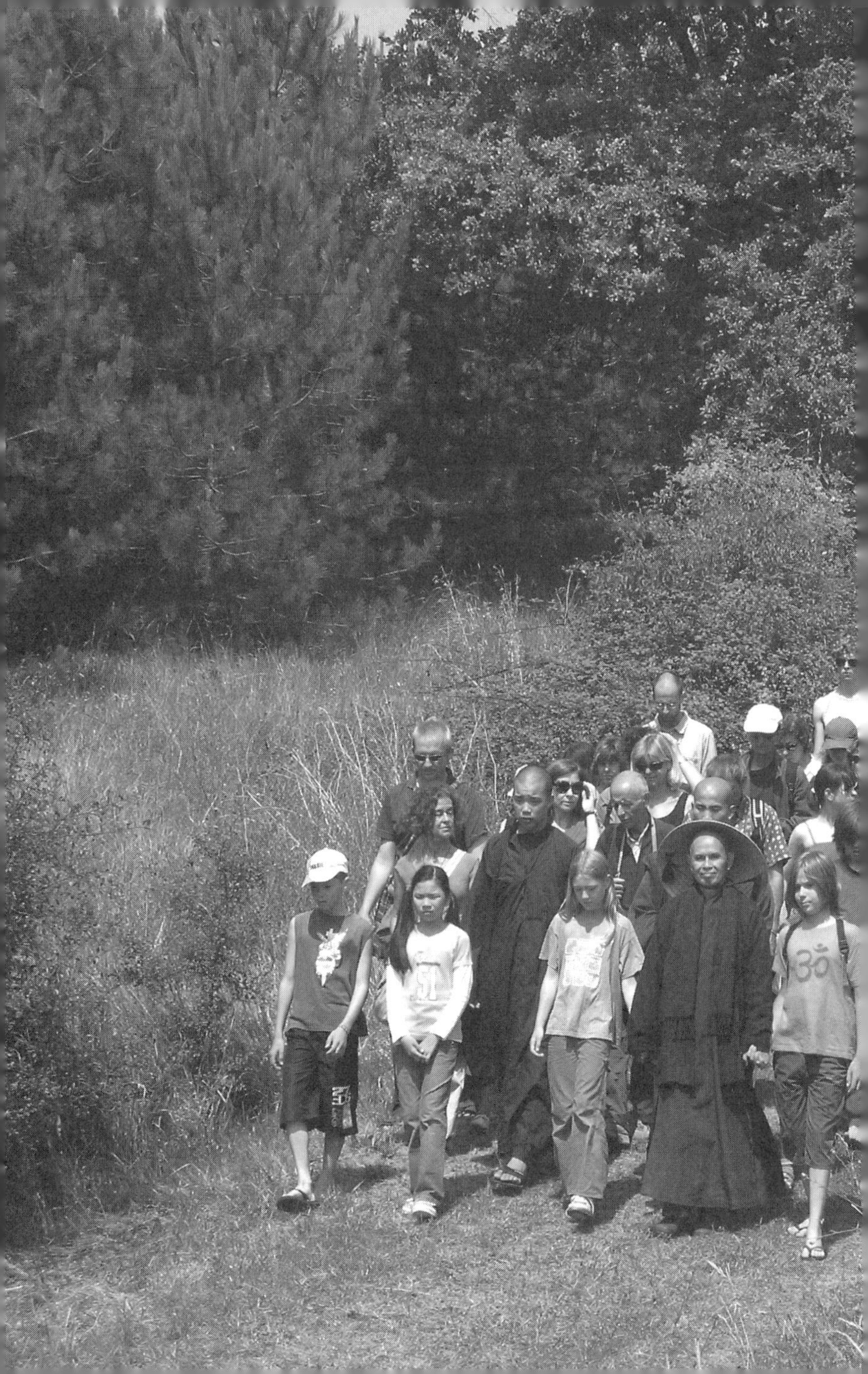

五つの確認*

恐れに向かい合う方法はたくさんあります。五つの確認の実践は、無畏《むい》（恐れのないこと）を育てる力をつけてくれます。まず最初は、マインドフルな呼吸をしながら、「私は歳をとる。息を吸いながら、私は歳をとるということに気づく。息を吐きながら、老いからは逃れられないと知る」と心で唱えます。私たちは、歳をとることを恐れています。「人が歳をとっても、私は若いし、そんなことは考えたくない」と思っています。それでも恐れはつきまといます。

二番目の確認は、「私はやがて死ぬ。死からは逃げられない。息を吸いながら、私はやがて死ぬということに気づく。息を吐きながら、死からは逃れられないと知る」

三番目の確認は、「私は病気になる。老いと死に関わる病からは逃れられない」

四番目の確認は、「今大切にしている物事や愛する人びと、いつかはすべてと別れなければならない。すべてを手放すときが来る。それは、死ぬときにはそれらを連れては行けない、ということ。私は何も持たずにやって来て、何も持たずに去るだろう」

五番目の観察は、「私は、自分の行為の結果をすべて受け継ぐ。私が持っていけるのは、行為の結果だけだ」。行為とは、カルマ（業《ごう》）のことです。蒔いた種は自分で刈り取らねばなりません。

私たちが持っていけるのは、自分の行為の産物だけなのです。

直面するのが難しいことばかりです。病気、老い、死、愛する人や大切にしているものを捨て去ること、自分の行為の結果のほか何も連れてはいけないこと。これらはまぎれもない現実です。リアリティなのです。頭ではわかっていても、心情的には考えたくもないことばかりですね。

意識の奥底には、いつでも恐れの種が存在します。ブッダは「それらの種を外に出してやりなさい」と言います。彼は「五つの確認」をぜひ行うよう弟子たちに勧めました。ここでは私たちも、毎朝吸う・吐く呼吸によって恐れを見つめています。恐れが浮かび上がってこなくても、出てこられるようにうながします。そして「私はやがて死ぬ。死からは逃げられない。おはよう、私の恐れよ。そこにいたんだね」と話しかけます。

恐れを招き入れれば、それはもといた場所へと戻ります。これは精神の健やかな循環です。そのあいだに、恐れはマインドフルネスの大海原に浸りながら洗われます。あなたの心の形成物に、泳ぐためのプールを与えるのです。しばらく自分の苦しみを抱きとめているとそれは弱まり、意識の貯蔵庫である蔵識へと帰っていきます。

これを毎日行うことによって、恐れは減っていきます。これがブッダの伝授した教えなのです。恐れだけでなく、意識の奥にある苦しみはどんなものでも、こうして取り組んでいくことができます。精神の循環が健やかなら、心の病があってもその症状はすぐに消え去るでしょう。

怒りについてもう少し触れておきましょう。セラピストの中には、怒りに触れ、認識し、発散するという方法で心から追い払うことを勧める人もいます。まず怒りに触れそれを認める、怒りを抑圧しないという点では、その通りだと思います。しかしここで重要な点は、怒りに触れ認めるときにはマインドフルネスのエネルギーを使うということです。発散についてはどうでしょうか。

なかには怒りを表現して発散させなさい、とクライアントに教えるセラピストもいます。しかし怒りの表出は安全とはいえません。クライアントに、自分の部屋にこもって鍵をかけ、枕叩きをするよう指導する場合もあります。「大きくてしっかりした枕を用意し、全力で叩きなさい」と。これが「発散」という方法です。

三十分も枕を叩きつづければ、もちろんある程度は落ち着くはずです。疲労困憊しますから。お腹も空くし、何かを食べて元気を回復します。そして、またもやだれかが怒りの種に水を注げば、あなたは同じように怒り出します――ともすれば前よりもひどく。表出とは実際には怒りのリハーサルです。そうすることで、怒りの種を育ててしまうのです。これは危険です。

発散という方法が良いとは思えません。クライアントにこれを勧めてきたセラピストの多くが、私にその危険性を話しました。怒りの発散は習慣化するようになります。路上で標的を見つけて、その相手に怒りをぶつけかねません。その習慣を続けた結果が監獄行き、ということになってもおかしくないのです。部屋にこもって枕を叩くどころか、怒りの対象が人間になってしまうからです。

私には、枕叩きによって自分の怒りに触れられるとは思えません。マインドフルネスなしに、怒りに触れることが可能でしょうか？　怒りをなすがままにさせ、その支配を止めなければ、触れるどころではないでしょう。じつは枕にさえ触れてはいないのです。あなたが枕にほんとうに深く触れられたら、それがただの枕だとわかるでしょう。全力で叩くなどあり得ません。ですからここでは、怒りを抱きしめ、認め、話しかけ、深く見つめる実践をするのです。

ブッダはこう言っています。「怒ったときには、何も話さず、何もしないように。怒っているときには、何を言っても何をしても、ひどい結果になりかねない。話すこと、することを止め、吸う息・吐く息に戻りなさい。そして、怒りの世話をていねいにするのです」

怒っていると、人の言動に対しては事細かに注意を払っても、自分の苦しみをはっきり意識することはありません。相手の言うことばかりに気をとられると、怒りはますます強まります。だから、何もしないほうがいいのです。自分に立ち返って、怒りをていねいに世話してください。自分の家が燃えているときに、第一にすべきことは消火です。放火犯とおぼしき人物を追うことではありません。

怒りを静めるためには、怒りを深く見つめながら歩く瞑想をするのもいいでしょう。こうした実践を通して、必要な洞察が得られるかもしれません。「この怒りのほんとうの原因は、じつはあの人ではない。私の中の怒りの種、心の結び目が、あまりに成長しすぎたのだ。人に刺激されてその種の力は強大になり、私を苦しめた。怒りの種の力がそれほど強くない人たちは、同じことを見聞きしても、私ほどは腹を立てないだろう」――、こんなふうにです。自分には巨大な怒りという心の形成物があるので、それがおもな原因であり、相手はあくまで副因にすぎないと最初に気づくかもしれません。

静かに歩きつづければ、ずいぶん気持ちが落ち着いたことに気づくかもしれません。あなたにはすでに、怒りを抱きしめ、心の安らぎを得る方法がわかっています。しかしまだ地獄の苦しみの中という人もいるでしょう。彼らは、怒りを大切に世話することを知らないのです。大きな苦しみはその人からあふれ出て、まわりの人たちにも同じ苦しみを味わわせます。あなたの夫や妻、息子や娘が深い苦しみの中にあるときには、手を差し伸べてください。あなた以外に、それができる人はいないのです。

ここまでくれば、あなたの怒りは慈悲へと変化しています。呼吸、歩み、苦しみを抱きしめる実践によって、心の中の生ごみは花になりました。これは自分の力でできるようになります。まず、ここのブラザーやシスター*と一緒に瞑想し、そのあと自分ひとりで実践します。そうして家族の手本になってください。ここから敬意が生まれます。私たちが怒りに取り組んでいる姿を見て、まわりの人の心に敬意が生まれ、どうすればそうできるか学びたいと思うようになるのです。

8 根本的な変容

サンガのみなさん、今日は一九九八年六月二日です。呼吸は、心地よく楽しいものでなくてはなりません。瞑想中にどうすればいいかわからなくなったら、呼吸に戻ってそれを楽しみましょう。

もうこのエクササイズはおなじみでしょう。「吸っている、吐いている。深く、ゆっくり。静まり、くつろぐ。ほほえみ、手放す。今このとき、すばらしいひととき」。とても心地のよい瞑想です。運転中に、バスや電車の中で、またはお皿を洗っているときでも、このマインドフルな呼吸はできます。あなた自身に、そして皿洗いに、ほほえんでください。

「息を吸いながら、吸っていることに気づく。息を吐きながら、吐いていることに気づく」。「吸っている、吐いている」。吸う息、吐く息を楽しみます。きちんと行えば、このとてもシンプルなエクササイズから奇跡が生まれます。吸う息、吐く息とひとつになってください。この瞬間に完全に生き、今ここに存在しましょう。これは、いつどんな瞬間でも起こせる奇跡です。呼吸にマインドフルネスと集中があれば、いのちがここにあらわれます。あらゆる思考は止まり、あなたは呼吸とひとつになります。すばらしい瞬間です。数分間この実践を続ければ、呼吸の質は自然に向上していくでしょう。

二番目のフレーズに行きましょう。「深く、ゆっくり」。「息を吸いながら、吸う息が深くなったことに気づく」。意識的にそうするのではなく、呼吸は自然に深くなります。「息を吐きながら、吐く息がゆっくりとなってきたことに気づく」。意識的にそうしなくても、自然に呼吸のスピードはゆるみます。マインドフルネスが対象に触れると、その質を高める働きをします。マインドフルネスによって呼吸は調和がとれ静まって、体と意識に喜びが湧きあがってくるのが感じられます。

つぎに偈の三番目のフレーズです。「静まり、くつろぐ」。「息を吸いながら、この体という組織を静める。息を吐きながら、この感覚という組織を静める。感覚を経験しながら、息を吸い、息を吐く。感覚を静めながら、息を吸い、息を吐く」

このエクササイズからは、大きな恵みと喜びが得られます。「静める」とは、「息を吸いながら、この体と感覚が静まるのを感じる」という意味です。体と感覚を経験しながら、息を吸い、息を吐き、体を静め、感覚を静めます。「くつろぐ」とは、「息を吐きながら、自分の心に安心を感じ、何をするにもくつろいでいる」ということです。ゆっくりと時間をかけ、急がず、一瞬一瞬のすばらしさを感じること。気分は軽く、心配事や悩みによるストレスはなく、心は解放されていま す。あなたは本来のあなた自身で、過去の悔やみや未来の憂いの「犠牲者」ではない、そう感じられるのです。

つぎのフレーズは、「ほほえみ、手放す」。「息を吸いながら、ほほえむ。息を吐きながら、手放す」です。手放すのは、未来の計画、心配事、後悔などです。今この一瞬はとてもすばらしく、ここでこそいのちのすばらしさに触れることができる。だから、息を吸いながらほほえむのです。ほほえみは、顔や体に残ったあらゆる緊張を解放してくれます。それは体と感覚に向けた勝利のほほえみ、慈悲のほほえみです。そして息を吐き出すとともに、手放し、解放されるのです。

心の安らぎ、安定、自由以上に貴重なものはありません。それは、ほかの何物にも代えがたいものです。「手放す」とは、自分自身になったということ。私たちは、自分がもつすべての「牛」（一一一頁参照）や概念を手放すことができます。幸福という概念も含めてです。だれもが幸福という概念にとらわれているのです。

　私たちは、ある条件さえ整えば間違いなく幸せになれると思っています。こうした考えが真の幸福の妨げになるとは気づきもしません。幸福という概念を手放せれば、すぐにほんとうの幸福が心に生まれます。何かの資格や、特定の職業や、ある相手との結婚などが実現しなければ幸せになれない、そう考える若者たちにも出会ってきました。私たちは自分で幸福の条件をつくり出し、それに縛られているのです。自由な人にはいつでも幸福が訪れます。これが幸福だというひとつの概念だけにこだわる意味があるでしょうか？　そうすれば幸福は限定されてしまいます。その概念を手放せば、あらゆる方向から幸福はやってくるのです。

　社会全体が、長年にわたって幸福という概念に呪縛されてきたのではないでしょうか。国家は、もしある五カ年計画を遂行しなければ、この政治信条を推し進め実現させなければ、国民の未来は暗いと信じこんでいるようです。こうした考えそのものが幸福を妨げていると国家が認識しないかぎり、災厄を免れることはできないでしょう。そうした誤った考えが手放せればいいと思います。「息を吸いながら、ほほえむ。息を吐きながら、手放す」

――鐘を招く

ただ座って息を吸い、息を吐くだけで、私たちは心底幸せになれます。行動したり成し遂げたりする必要は何もありません。そうして生きる奇跡、ただそこに存在する奇跡を楽しむのです。私たちが求めてやまなかったたくさんの幸福が、「ほほえみ、手放す」からやってきます。この豊かな喜びと幸せこそが、体と心の傷を癒してくれるのです。

今このとき、すばらしいひととき

偈の最後は「今このとき、すばらしいひととき」です。「息を吸いながら、今このときに私自身を定める。息を吐きながら、今こそすばらしいときだと気づく」

「人生で一番すばらしいときをもう体験しましたか？」そう聞かれたら、あなたは戸惑いながらこう答えるでしょうか。「いいえ、まだだと思います。けれどきっとすぐにやってきますよ。でなければ、生きている甲斐がないですから」。智慧を使って深く見つめてみましょう。マインドフルでなく、いつも急いで逃げつづけてきた過去二十年間の生きかたを変えずにこれからも生きつづけるとしたら、人生で一番すばらしいときがすぐにやってくるはずはありません。

この教えから学べるのは、今この瞬間を人生で一番すばらしいときにしなければということです。この一瞬だけが生きることができる時間だからです。今ここに戻る道を見つけ、この瞬間に生き、そこで生きる不思議に触れるとき、その一瞬こそが人生で一番すばらしいときです。だれでもそうすることができます。歩く、呼吸する、ほほえむ、マインドフルネスで人生の美に触れる——こんなシンプルな実践によって、私たちは今ここに、いつでも触れられる天国（神の王国）をつくり出すことができるのです。

私はいつも友人たちに言います。神の王国に入るために死ぬことはないのです、そのためには生きていなくてはなりませんと。生きているためには——おわかりですね。マインドフルに息を吸い、息を吐く。この一瞬に完全に存在し、身心がひとつになる。この条件が整えば神の王国に入れます。一歩踏み出すだけで、あなたはもう天国にいるのです。

この実践はけっして難しくありません。だれにでもできます。けれど申し上げたように、私たちの強い「習慣のエネルギー（習気）」が邪魔をして、なかなか実行できないのです。このエネルギーがつねに私たちの背中を小突いて、幸福は今ここにはない、ずっと先だとけしかけます。私たちはこの思いの言うがままになって、習慣のエネルギーに突き動かされています。そして人生を、最高の瞬間を求めて走りつづけているのです。

最初に、止まること（サマタ）を実践してください。瞑想とは、何よりもまず止まる技術をマスターすることです。習慣のエネルギーという馬が、私たちを今ここから連れ去らないようにするためです。息を吸いながら、今ここに自分をしっかりと定めます。体と心をひとつにして、今この瞬間に自分を確立するのです。息を吐きながら、今ここがすばらしいひとときだと気づく。

「今このとき、唯一のとき」

自分の部屋からカフェテリアに行く道で、この実践を楽しんでみましょう。この五通り全部は必要ありません。「吸っている、吐いている。深く、ゆっくり。静まり、くつろぐ。ほほえみ、手放す。今このとき、すばらしいひととき」。この中から、ひとつかふたつだけでもいいのです。歩みを呼吸に合わせましょう。歩みながら、自由への一歩一歩を楽しんでください。一歩一歩が今ここへとあなたを導いてくれます。どの一歩からも、人生で一番すばらしい瞬間が生まれます。心の底では、あなたはできると知っています。それに、サンガがあなたを支えるためにあることを忘れないでください。あなたは苦しみの国を至福の国へと変えることができます。それは浄土、または神の王国です。すべてはあなたとあなたの心しだいです。

習慣のエネルギーが非常に強いときには、このエクササイズを試してみてください。自分との契約書をつくり、いつも歩いている道の一部分や階段を一カ所選んで、その道を歩くたび、階段を上り降りするたびに、マインドフルな呼吸と歩く瞑想を行うと決めます。このマインドフルな歩みを忘れたときは、いったん立ち止まり再び始めてください。二、三週間も続ければ、はっきりとした違いが感じられるでしょう。私は、自分の家の階段についての契約書をつくりました。この二十年、私はその階段で一歩たりともマインドフルネスを欠かしたことはなく、契約を守り通しています。私がどこでもマインドフルに歩くことができるのは、そのおかげです。

飛行機のタラップを上るときも、ブッダがよく瞑想した霊鷲山を登ると思って歩みます。どこでも安らぎは可能です。家に階段があるなら、そこで契約書をつくってください。上り降りでマインドフルネスを欠かさないと決め、一歩一歩を楽しむ訓練をしましょう。通勤にバスを利用するなら、家からバス停までの道のりで契約書をつくりましょう。バス停まで、一歩一歩マインドフルに歩むことを約束するのです。距離を長くとる必要はありません。四十歩から五十歩あれば十分です。日常の中で一瞬一瞬を深く生きるために、歩く瞑想はすばらしい方法です。ぜひやってみてください。

プラムヴィレッジでは、一人ひとりが支え合って瞑想しています。だから心の変容と癒しが起こりやすいのです。みなさんが、家族全員で瞑想できるような環境を整えられたら最高ですね。愛のこもった言葉を使えば、瞑想の形式にそれほどこだわる必要はありません。自然な流れで楽しく行いましょう。そして見本を示してあげましょう。あなたのほほえみ、慈悲とみずみずしさが本物なら、家族はその瞑想に自然に加わろうという気持ちになるはずです。

根本的な変容

今日は、ブッダが説いた「呼吸による完全な気づきの教え」にある、マインドフルな呼吸の十一番目、十二番目に進みます。十一番は、「心に集中しながら、息を吸い、息を吐く」。十二番は、「心を解放しながら、息を吸い、息を吐く」です。ここで「心」とは、意識の中に存在する心の形成物だということを確認しましょう。健全な形成物については、集中によってそれは成長していき、大きな喜びと幸福になります。恐れ、怒り、疑いといった不健全な形成物なら、それに集中し抱きしめることで、幾分かでも気持ちが楽になり、それらを深く見つめる余裕が生まれます。深く見つめることから、心を解放する洞察がやってくるのです。

変容とは、根本的に変化する（アシュラヤ・パラヴリッティ＝転依《てんね》）という意味です。これはたんなる一時的な救済ではなく、真の変容です。根本的な変容が起こるためには、深く見つめる実践が必要です。苦しみの本質を深く見つめることで、初めてその原因が見つかり、それを生んだ根本要因を確定することにつながるのです。瞑想をある程度続けていれば、意識の根底でつねに変容が起こりつづけていることがわかります。蔵識は意識を支え、その源、基盤になるものです。それはこのテーブルの脚が、テーブルを支えているのと同じです。アシュラヤとは支持、基盤、そしてパラヴリッティは変容です。つまり根底から変容することです。

深く見つめることから得られた洞察は、私たちを解放し、種のかたちで保存された苦しみを変容させます。心の形成物は意識できる心のレベルにあらわれますが、その種はいつでも蔵識に存在します。心の形成物がそこにあることを把握し認め、さらに抱きしめ、静め、深く見つめる方法を知れば、洞察が生まれます。怒りの種が芽を出すと同時にマインドフルネスの種が芽を出すとき、マインドフルネスのエネルギーは怒りのエネルギーを包みこみます。それは、認め、包み、静め、深く見つめるのです。

洞察が達成されてはじめて、心の変容と解放が起こります。洞察は、止まって深く見つめる実践を通して起こるものです。瞑想にはふたつの要素があります。ひとつ目はサマタ——止まり、集中し、静まることです。中国に行くと、道路に「止」という漢字が書かれているのを見ることができます。これは止まれという意味です。この文字を、家のどこかに貼っておくといいかもしれません。見つめながら、数分間マインドフルに呼吸すれば、止まることができるでしょう。瞑想のもうひとつの要素は、ヴィパッサナです。深く見つめ、探究し、観察することです。止まらずに深く見つめることはできません。深く見つめられれば、止まることができます。

おわかりのように、私たちをつねに駆り立てて止まることを許さないエネルギーを、何とかしなければなりません。その習慣のエネルギーを、私は暴れ馬にたとえました。ブッダは、マインドフルネスによって習慣のエネルギーを止めなさいと言っています。一日のうちいつでも、何をしていても、心が落ち着かなくなったときには、マインドフルな呼吸をしてそのエネルギーを認めてください。「習慣のエネルギーよ、そこにいたんだね」、言葉をかけほほえみましょう。このエネルギーは、ヴァサナ（薫習《くんじゅう》）とも呼ばれます。

前にも触れましたが、この習慣のエネルギーは、みなさんすべてが両親や先祖から受け継いでいます。彼らが解消できなかったので、私たちに手渡されたのです。その扱いかたを学ばなければなりません。私たちがそれを変容できなければ、自分の子どもたちへと送ることになります。

プラムヴィレッジでは、夏が来ると独自のやりかたで感謝祭を催します。いろいろな国からやってきた学生たちが、それぞれの国の料理を作り、自分たちの先祖の祭壇に供えます。二十五カ国から参加しているとすると、二十五種類の料理が揃うわけです。グループはそれぞれ集まって、どんな料理を作ろうかと相談します。料理はマインドフルに準備され、彼らは自分たちの先祖や文化に触れるのです。

手渡すこと

あるとき、アメリカの若者が食事の材料を仕入れに、サント・フォア・ラ・グランド*まで出かけました。彼はすでに三週間プラムヴィレッジに滞在していて、最高の体験をし、心は安らぎと喜びでいっぱいでした。瞑想仲間のサンガですごし、歩く瞑想、座る瞑想をし、マインドフルに作務もこなしていました。

サント・フォア・ラ・グランドでひとりになると、彼の心はとたんにそわそわしだしました。それでもマインドフルネスの呼吸や歩く瞑想を三週間実践してきたおかげで、それが心を落ち着かせず忙しくするネガティブなエネルギーのせいだとわかりました。マインドフルネスによって、彼はたやすく呼吸に戻ることができました。彼は、息を吸い吐きながらほほえみ、「やあ、お母さん。そこにいたんですね」と話しかけます。

彼はそのせわしなさのエネルギーが、自分の母親から来たことがわかりました。いつも落ち着かず急いでいた彼女は、そのエネルギーを息子に手渡したのです。プラムヴィレッジの上の集落で瞑想に集中していた三週間、彼はパワフルなサンガの中にいたので、そのせわしなさの種は芽を吹くチャンスがありませんでした。ひとりで食料品を買いに行ったときに初めて、環境に影響を受けた種が芽を出すことになったのです。彼がマインドフルな呼吸によってそのエネルギーを認めると、せわしなさは消え去り、もとの種の姿に戻りました。そのときから彼はマインドフルな呼吸の実践に努め、心の安らぎと喜びを保ったのです。

良き種に水やりをする

お話ししたように、私たちはみな、両親や祖先から良き種と苦しみの種の両方を受け継いでいます。なかには幼少期に親から暴力を振るわれるなどの虐待を受け、それがもとで非常に苦しむ人もいます。私たちは、大人になったら二度と親と同じことはしないと心に決めました。しかし自分の中の苦しみのエネルギーを変えられなければ、私たちがされたのと同じことを自分の子どもにしてしまうでしょう。

私はこんなケースを山ほど見てきました。親から裏切られ見捨てられた子どもは、とても苦しみます。大人になっても、心の中の傷ついた子どもは生きています。その人の心は傷つきやすく、友だちやパートナーなどほかの人から裏切られるのではと恐れています。見捨てられる辛さを知っているので、ほかのだれかに自分と同じ苦しい思いはさせたくないと思っています。けれど、心の中の傷ついた子どもを癒し、苦しみの種を変容させることを知らなければ、今度は自分の子どもや友人たちを、自分がされたのと同じように苦しめることになるのです。

あなたは、自分を苦しめた相手を責めるかもしれません。あなたは、相手をいじめたり、裏切ったり、仲間外れにして、すでに傷ついているその人の傷ついた子どもをさらに傷つけるべきではないと知っています。それでもやめられません。あなたの子どもたちがサンガに守られ、良き師にめぐり会うことができなければ、自分の中の種を変容させられずに、そのまた子どもへと手渡すことになるでしょう。

これがサムサーラ（輪廻《りんね》）と呼ばれる悪循環です。瞑想の実践とは、この循環を断ち切って終わらせることです。この辛い苦しみ（私たちを苦しめる要素）に気づき、それが意識の根底に潜んでいることを理解しなければなりません。一時的な気休めではなく真の変容をもたらすために、そこに入りこみ、瞑想の実践をするのです。これが根本的な変容です。それには二通りあります。

ひとつ目は、その種の本質を真正面から深く見つめることです。苦しみの種を意識の表層に招き出すのです。そのときマインドフルネスのエネルギーが十分あれば、種を導き、抱きしめ、その本質を深く見つめるのは大変ではありません。これは、苦しみの種を分解してしまう直接的な方法です。洞察と理解の光だけがその種を変容させられます。

もうひとつの方法は間接的ながら、その効果は変わりません。良き種を蒔き、それに水やりをすることです。苦しみの種を導き出して包み、深く見つめる代わりに、それには直接触れずに別の角度からアプローチし、変容をはかるのです。これはひとりでもできますし、サンガの中でもできます。毎日いのちのもつポジティブで生き生きとした癒しの性質に触れるのは、楽しい実践です。ここから癒しと変容は生まれてくるのです。

私は一九六六年にヴェトナムを出て西洋にわたり、平和を訴えてきました。故国に戻ることは許されませんでした。私はあえて戦争の本性を指摘する発言をしたので、戦っている勢力の双方からにらまれたのです。おおかたのヴェトナム人は戦争にうんざりして、その終結を望んでいました。みんなが犠牲者でした。

私たちは、祖国の人びとの殺し合いがいやでした。しかし私たちの声は、爆弾と迫撃砲の音にかき消されました。ある者は、外国に声が届くよう願いをかけて、生きながら自らに火を放ちました。私たちは抑圧され、望みを絶たれ、声を聴いてほしいと望みましたが、苦しみが理解され、訴えが聞いてもらえる手段はありませんでした。そこで自らの体を炎に包んで人びとの目を引きつけ、私たちの切なる思いを知ってもらおうとしたのです。勝利のためではありません、即座に殺戮をやめさせるためにです。私はヴェトナムを離れたので、戦争に加担せず殺し合いをやめさせようとした故郷の大多数の同胞の代わりに発言できました。そのために、故国に帰れなくなりはしましたが。

私が亡命したのは、一九六六年の六月の初めです。そのとき、すべての友人たち、仕事、何もかもがヴェトナムにありました。社会奉仕青年学校、ブディスト・ウィークリー紙、ヴァン・ハン仏教大学*などもそうでした。去るのはとても辛いことでした。ときどき夜中に目が覚めて、自分がどこにいるのかわからないこともありました。講演のために、あまりに多くの場所を旅したからです。

いつも自分のいた僧院に帰って、友人たちや、親しかった僧や尼僧、働く仲間たちと再会することを夢見ました。繰り返し見る夢の中には、きれいな木々におおわれた美しい緑の丘が出てきます。その丘をなかほどまで登ると決まって目が覚め、自分が異国の亡命者であることを思い出すのです。辛い時期でした。そんな夢を何度も見たものです。

私はヨーロッパを自分の棲家と決めました。当時アメリカはヴェトナムと戦争をしていましたから、アメリカ滞在の可能性はなかったのです。ヨーロッパではすべてが違っていました。樹木、果物、鳥、そして人も。私は歩く瞑想や呼吸の実践をして、周囲に存在するいのちのすばらしさに触れました。

フランスやドイツの子どもたちと遊びました。カトリックの神父やプロテスタントの牧師とも交流しました。米の代わりにパンというように、西洋の食事にも慣れました。ヨーロッパの山、川、人びと、子どもたちはすばらしい、私はそう気づきました。私が生き延びられたのは、この瞑想のおかげです。少しずつ私は幸福の種に水やりをしていたのです。あるとき気づくと、繰り返し見ていた夢を見なくなっていました。それによって亡命生活は辛くなくなり、苦しむことはなくなりました。

　私はもう、故郷に住めないことを嘆いたりしません。この体と意識の中に祖国と同胞が見えるからです。私は実際に、ここにいると同時に故郷にもいます。ヴェトナムへ行った友人たちは、ヴェトナムにも私がいたと言います。私の教えや著書が、ヴェトナムへの帰路を開いてくれました。地下出版された著書や、どうして可能だったのか、法話のテープやヴィデオまでがあったというのです。大勢の新世代の僧や尼僧たちが、私の本を読み、教えを受け取っています。心の中には、一九六六年の苦しみや辛さはもうありません。こうなれたのは、苦しみと亡命生活の種を招き直視したというよりも、幸福の種に水やりをする実践を重ねたからです。これからも私は、周囲の美しいもの、爽やかで癒されるものを見つけていくでしょう。

　自分の中の良き健全な種が育つようにしてあげれば、その種がほかの種をも変異させていきます。良き種は異物を包みこむ抗体のようなものです。良き種は、苦しみの種を見守り、包み、変容させます。私たちのもつ種は不変ではなく、どんな瞬間にも変わりうるのです。もし苦しみの種と反対の性質の種を蒔くことができれば、健やかで生き生きとした種を育てることができるでしょう。その種が苦しみの種を包みこみ、変えていきます。私の苦しい夢が自然に消滅したのは、こうしたいきさつがあったからです。

深く見つめる

私たちが求める変容と癒しは、洞察と理解によって初めて実現することができます。理解と慈悲があれば、手放すことができます。恐れ、悲しみ、心の痛みなどの苦しみは、理解の欠如から起こる、とブッダは言いました。ですから、洞察を得るためには、深く見つめる実践がとても大切です。仏教では、救済や心の解放は、理解を通じて実現すると言われます。深く見つめれば、苦しみの本質が見えてくるだけでなく、自分を苦しめた張本人だと思いこんでいた相手の苦しみの本質もわかってきます。

十五年ほど前のこと、十四歳のスイス人の少年がプラムヴィレッジに滞在しました。夏になると決まって彼は妹を連れてやってきて、私たちと一緒に瞑想しました。この子は自分の父親をとても憎んでいました。父の言葉が乱暴すぎることに、ひどく腹を立てていたのです。

たとえば少年が遊んでいる最中に、何かの拍子に転んで怪我をしたりすれば、手を貸し慰めるどころか、決まって「この間抜けが！　何やってるんだ」と怒鳴りつけます。少年は、お父さんは自分を助け、やさしい言葉で慰めるべきだと思っていました。そして、父親のことを理解するのは無理だけれど、自分が大人になったら絶対そんなことはしないと心に決めました。もし自分の息子が転んで怪我をしたら、助けに行って慰めるのだと。

ある日少年は、プラムヴィレッジの下の集落で、腰を降ろして妹がほかの女の子とハンモックに乗って遊ぶのを眺めていました。妹たちがハンモックを揺らしていると、突然それがひっくり返り、ふたりとも地面に落ちてしまったのです。妹の額が切れています。そこから血が流れ出しているのを認めたとき、彼はかんかんになり、思わず叫び出すところでした。「なんて間抜けなんだ！　自分で怪我するなんて」

けれど、少年は瞑想が身についていたので、怒鳴るのではなくまず呼吸に戻り、歩く瞑想をすることにしました。歩いていると、驚きの発見がありました。自分と父親はそっくりだったのです。彼は、父親と同じエネルギーをもっていました。それは少年自身が「間抜け」と名づけたエネルギーです。

自分の大切な人が苦しんでいるとき、あなたは愛情をもってやさしくし、支えになってあげるべきです。怒りにまかせて怒鳴りつけてはなりません。少年は、自分が父親とまったく同じふるまいをすることに気づきました。それが彼の洞察でした。十四歳の子どもがこんな実践をしていることが想像できますか？　彼は自分が父親の「継続」であり、同じ種類のエネルギーと同じ苦しみの種をもっていることに気づいたのです。

マインドフルに歩きつづけながら、彼は瞑想の実践なしには自分の中の怒りを変えることはできないと悟りました。そうしなければ、自分の子どもにも同じ習慣のエネルギーを与えてしまうとわかったのです。十四歳の子が瞑想でこれだけの成果をつかんだのは、まったく驚きです。彼がこのふたつの洞察を得たのは、歩く瞑想を始めて十五分もたたないうちでした。

三つ目で最後の彼の洞察は、スイスに戻って父親にこの気づきを伝えなくては、ということでした。彼はお父さんを誘って一緒に瞑想しようと決めました。そうしてふたりのエネルギーを変えることができると思ったからです。この三番目の洞察によって、父親への怒りが消えました。父もまた苦しみの種を渡された被害者だとわかったからです。おそらく、その父も彼の父親から同じ種を受け取ったのかもしれません。この三番目の洞察に私は驚きました。その若さでも、自分の父親が前の世代からの種による被害者だと理解することができたからです。

両親が原因で苦しんでいる人はたくさんいます。前に触れましたが、私たちの多くが心の中の傷ついた子どもに気づいています。「親とはもう一切関わりをもちたくない」という人もいますが、それは不可能です。だれでも両親の継続なのです。私たちは、親自身なのです。どうしてもその事実からは逃れられません。

私たちにできるのは、自分自身と心の中の両親との何らかの和解を成し遂げることだけです。他の選択肢はありません。とるべき道は、はっきりしています。私たちはこれまで、苦しみを生む行為、苦しみの種の被害者でした。しかし深い瞑想の実践によって、相手も同じ種の被害者かもしれないと気づくことができます。師にもサンガにも恵まれなかったその人は、種を変容させられませんでした。それがまわりまわって私たちのところへ来たのです。親が苦しみの種の被害者だとわかったとき、あなたの怒りは消えます。深く見つめ、自分の怒りを通して理解と自由を手に入れるというこの実践は、とても重要です。

あるとき、上の集落に滞在していたリトリートの参加者に、自分の父親にラブレターを書くという課題が出ました。北アメリカから来たある若者は、手紙なんて書けっこないと言いました。父のことを考えただけでも、怒りが湧いてきて苦しくなるというのです。彼の父は他界していたものの、いまだに心は打ち解けてはいませんでした。私は彼に、このエクササイズを一週間行ってみるよう勧めました。

「息を吸いながら、五歳の子どもの私を見つめる。息を吐きながら、五歳の子どもの私にほほえむ」。息を吸いながら、私は若者に、とても傷つきやすい五歳児の自分を想像してごらんなさいと提案しました。自分がどんなに傷つきやすい子だったかわかったとき、彼は子どもだった自分に、無理なく慈悲を感じることができました。息を吐きながら、彼は五歳の自分にほほえみました。

五歳のときすでに、彼は父親との関係に問題があり苦しんでいました。そのとき彼は何かを伝えようとしたのかもしれませんが、言葉が見つからなかったのです。彼が心の中を探っていくと、虫の居所が悪かったのか、父が「うるさい！」と怒鳴る場面が浮かんできます。この一件が子どもの彼のやわらかい心に傷をつけ、二度と父親に話しかけられなくなったのかもしれません。

彼は、自分の苦しみも悩みも父親に話すことはできませんでした。そんなことはするなと言われていたからです。息子に耳を傾けるような辛抱強さは、父にはありませんでしたから。彼は息を吐きながら、心に生まれた慈悲で自分の傷ついた子どもを抱きしめました。「息を吸いながら、五歳の子どもの私を見つめる。息を吐きながら、五歳の子どもの私にほほえむ」

翌週私は、彼にもうひとつのエクササイズを提案しました。「息を吸いながら、五歳の子どもの父を見つめる。息を吐きながら、五歳の子どもの父にほほえむ」。みなさんは、傷つきやすい五歳児の父親を考えたことなど、きっとありませんね。彼をそんなふうに見られれば、理解することができます。あなたと同じように、彼も被害者で、心の中に傷ついた子どもを抱えて生きてきたのだと。

幼いころの父親の写真を手に入れてもいいでしょう。その若者は、父親の写真を一枚もらって、自分の机の上に貼りました。部屋を出入りするたびに彼は立ち止まり、父の顔写真の目をじっと見つめ、マインドフルに三回呼吸する実践をしました。同時に、五歳児の父親を思い描く瞑想もしました。

そうしたあとで、父親もまた被害者で、瞑想を実践して変容を体験するチャンスがなかったことがわかりました。相手も被害者なのだとわかったとき、怒りは解けはじめました。ある晩若者は、腰かけて父にラブレターを書きました。「お父さん、子どものとき、お父さんがとても苦しかったとわかりました。でもその苦しみの変えかたがわからなかったんですね。だから、それをぼくが受け取ったのです」。手紙を書き終えて、若者はすっかり変わりました。和解は不可能ではないと知ったのです。

シャワーを浴びたりお風呂に入るときは、自分の体を深く見つめる実践のいい機会です。ブッダは、種の伝達の空《くう》とその相互依存の性質を見いだすために、「三つの要素」の本質を深く見つめるよう説いています。この三つの要素は一体で、相互に支え合っており、ばらばらに存在はできません。三つの要素とは、渡す側、渡されるもの、それを受け取る側です。ブッダは、その要素一つひとつの本質を深く見つめ、種の「伝達の空性」を見抜きなさいと言っています。

自分に問いかけてみましょう。「父が私に渡したものは何か？」。答えは、「父親自身」です。渡したものは、彼以外の何者でもありません。私は、私の父親の継続にほかならないのです。私は私の父親です。渡されるものは、渡す人と一体なのです。もうひとつの問いは「受け取るのはだれか？」です。それは渡す人と別人でしょうか？　いいえ、受け取る人も、渡す人や渡されるものとひとつなのです。

この伝達の空という真理を見抜いたとき、「父とは一切関わりをもつものか、こんなに腹が立っているのだから」とはもう言えません。あなたはあなたの父親だとわかったのですから。あなたは彼の継続であり、あなたにできることはただ、和解することだけです。父親はどこかではなく、あなたの中にいます。この事実を知り和解を実現しなければ、心の安らぎは訪れません。

心地よく健やかで美しいものを認めたら、それを育て大切にしていきましょう。苦しく破壊的なものに出会ったら、それを包みこみ変容させます。この変容を起こすことができたなら、それは自分だけではなく、父親、母親、先祖にも及びます。だからこそ、あなたが息を吸いながら静まり、息を吐きながらほほえむとき、それによって、父も、母も、先祖も解放されるのです。あなたの子どもたち、そのまた子どもたちも解放されます。安らいだ平和な一歩は、必ずすべての先祖の助けになります。この実践は、私たちを変え癒すだけでなく、すべての人のためなのです。ほんとうの和解は、それ以外にはありません。

和解は私たちの中で起こります。そのために相手と実際に向かい合う必要はありません。ある人がこんな手紙をよこしました。「タイ、私は以前娘に悪いことをしたと思っています。だからなんとか仲直りしたいのです。しかし、会ってほしいと何度書いて送っても、拒否されてしまいます。どうすればいいのでしょう?」

みなさんは、実際に会って話さなければ解決しないと思いこんではいませんか。それは、心の中で和解できていないからです。相手が目の前にいたらかえってそのイメージがつかめないでしょう。洞察と慈悲によってこそ、ほんとうの和解ができます。洞察と慈悲があれば、すみやかに人を助けることができるようになります。心の中の和解は、愛と安らぎを実現させます。あなた自身が愛と安らぎを表現できれば、周囲の変化もたやすくなるのです。

Q&A 9 その2

サンガのみなさん、今日は一九九八年六月三日です。瞑想ホールで、質疑応答の時間です。質問を読んでいただけますか？

質問者……同性愛のカップルを含む夫婦やパートナーが、お互いに誠意をつくすにはどうすればいいのか、お考えがあればうかがいたいのですが。性的なエネルギーについて、マインドフルネスの実践をどう生かしたらいいのでしょうか？

タイ……性的なエネルギーは、いろいろのエネルギーの中のひとつにすぎません。その大もとをたどれば、区別はなくなります。源にあるそのエネルギーは、どのような方向にも行く可能性をもっています。もしあなたが、性的な事柄以外に何かをし、やり遂げたいことがあるなら、エネルギーはその方向に流れ、セックスについて考える時間は少なくなるでしょう。

私たち出家は、自分に性的なエネルギーがあることは認めます。しかし、サンガの支えによって、そのエネルギーを他の方向――より高い願望実現に使うように努めるのです。サンガは、私たちの時間とエネルギーをいろいろな方面で必要としています。私たちは、ダルマを学び身につけるために時間を費やし、どうしたらそれを行動に移せるかを話し合います。また、出家の義務である「第二のわたし」*（サンガの仲間のうちのひとり）の世話をすることにも時間を使います。それぞれの僧は、ほかの仲間の身心の健康と瞑想の実践に対して責任をもつのです。尼僧もまったく同じです。

ここへ瞑想に来る人たちをお世話するためにも、時間を割きます。こうしたさまざまな方面にエネルギーを注ぐことで、私たち出家はとても幸福になれるのです。私自身の経験から申し上げると、生活を智慧によって整えエネルギーの方向づけを工夫し、他の人びとの苦しみを減らす働きができるようになれば、性的なエネルギーはあなたの人生で大した問題ではなくなるでしょう。

質問者………ブルーボネットのダルマシェアリング・グループからの質問です。タイ、私たちのグループはとてもうまくいっています。交流が盛んで、洞察と実践を欠かしません。そして懐の深さもあります。それでも、健やかな種への水やりをもっと知らねばと思います。いさかいの解決や新たに出なおす実践について、さらに深めなければとも思っています。質問ですが、人から繰り返し自分の苦しみの種に水を注がれたら、どうすればいいでしょうか。

タイ………自分の中の苦しみの種に何度も水を注がれたとき、どう実践していったらいいのかということですね？　これについて、もう少し考えてみましょう。人から苦しみの種に水やりされたときは、実践のチャンスです。山にひとりでこもったほうが、瞑想がうまくできると考える人もいるでしょう。けれどそれでは、自分が試されるチャンスがありません。人と生活し、それによって起こる問題に向かい合うことも、貴重な実践の機会なのです。

ひとりきりでいるときに、座ったり歩いたりする瞑想によって準備を整えてください。そうすれば、苦しみの種に水を注がれたときに、適切で気持ちのいい態度で対応することができるでしょう。そうした準備がなければ、種に水を注がれて苦しみ、不適切な反応しかできません。その苦しみを自分だけではなく、相手にも与えてしまいます。

しかし、何をするにもマインドフルに行い、呼吸を意識していれば、実践しながら準備が整い、マインドフルネスもより安定します。そこで苦しみの種が刺激されたら、呼吸し、ほほえみ、心を静め、相手をほほえみながら見つめるという対応策を立てます。それが一度でも成功すれば、ダルマと自分の瞑想への信頼感が大きく増すでしょう。そして同じことが起こっても、さらにすぐれた対応ができるはずです。さらに、苦しみの種に水を注いだ相手も、あなたに好感を抱きます。これが功を奏すれば、一、二カ月のうちに、「どんな魔法を使ったの？」相手からこんな感動的な言葉が聞けるかもしれません。そのときこそ、あなたがどんな実践をしているのか話すチャンスです。

パートナーや家族など、相手が認めてくれない中でどうしたら瞑想を続けられるのでしょうか、と聞かれることがあります。私はいつもこう答えます。「さりげなく実践すること」。瞑想の形式にとらわれないでください。いかにも瞑想していると見られないことです。やればできます。たとえば、歩く瞑想をふつうに歩きながら行えば、だれからも歩く瞑想をしているとは感づかれずに、心の安らぎ、マインドフルネス、喜びを育てられるのです。私はこれを、「非瞑想を瞑想する」と呼んでいます。

それから、瞑想を相手に理解してもらうおうとやっきになったり、押しつけないようにしてください。そのことばかりを話題にするのも禁物です。ただ実践すること、そうすればよく聴き、ほほえみ、行動することができ、こだわりのない反応ができるようになります。苦しみの種が刺激されてもいったん巧みに対処できれば、その成功がつぎにつながり、その経験はあなた自身にも相手にも役立つでしょう。

質問者………私が今ここで行う瞑想によって心を安らげ、静め、慈しみと思いやりを深めることが、先祖や祖母、祖父、叔父などを助けるというのですが、たとえ彼らが強制収容所で虐殺されたとしてもその人生をすばらしいものにできるのか、わかりません。この瞑想の実践が、大量虐殺のような途方もない恐怖にどう役立つのか、教えていただきたいのです。

タイ………悩み苦しみは、私たちの心の中にあります。その苦しみは、私たち個人の悩みであると同時に、先祖、両親、社会の苦しみでもあります。マインドフルな呼吸を行い、体や感覚にていねいに接するたびに、苦しみは幾分かでもやわらぎます。その変容と癒しは私たちを助け、先祖や社会も助けるのです。

どんなほほえみでも、社会にいい影響を与えます。心の中で社会に触れることができるのです。マインドフルな一歩は、心の安定と、自由と、喜びを増し、同様に社会や先祖も助けています。自分自身への接しかたが、社会や世界に影響するわけがないと思わないでください。平和と自由は、どんなときでも、あなた自身の実践から始まるのです。

「一即多（ひとつがすべてを含む）」という言葉がありますね。ひとりの解放は社会の解放、心の中の集合的要素の解放です。菩提樹の下のシッダールタの勝利は、彼ひとりだけのものではありませんでした。それは無数のいのちある存在の、平和、喜び、解放のためだったのです。

あなたの中でもし変容が起これば、世界に変容が起こります。目には見えなくても、確実に起こるのです。あなたの心に安らぎがあれば、この宇宙のどこにでも平和がやってきます。安らいだ心で世界を見れば、世界は実際に違ってきます。みなさんの多くが、こうした経験をおもちだと思います。

質問者……タイ、「牛」についての質問が多いですね。私の質問も同じなのですが、分別の心、物事を決めつけたがる心理は、解き放つべき牛だと思うのですが。

タイ……私が「牛」と言うときには、まず「幸せになるためにはこれが必要だという思いこみ」という意味で使っています。それまで疑ってみたことのない、社会的な地位、仕事、資格、信念などです。

しかし私たちは、それらを手に入れても求めた幸福を感じられず、牛は手に入ったのに苦しみつづけているのです。そこで、牛の本質を深く見つめ、それが自分の身心の健康と幸福にとってほんとうに必要なのかたしかめるように、ブッダは勧めています。不安や恐れを生んでいるのはその牛以外にない、そうわかれば手放すことができます。ですから私はみなさんに、深く見つめる実践をし、その牛を「ほんとうの名前で」呼んでごらんなさいと言ったのです。

先日、自分がたくさん飼っていた牛を手放すことができたドイツの友人の話をしました。彼の牛の中には、一見とてもスピリチュアルな牛もありました。彼は多くの仏教組織の代表を務めていました。多くのミーティングに出席し、たくさんの業務もこなしていました。それらに大量の時間とエネルギーを奪われて、ストレスは相当なものでした。呼吸も、歩みも、座ることも楽しめなかったのです。幸せを感じることもありません。幸福になるためには、牛を何頭か解き放つ必要がありました。自分の牛を多く手放すほど、自由になり幸福になります。牛とは、こういう意味なのです。

仕事があってもそれではもの足りなくて、副業を始めます。残業して、富を蓄え有名になる機会を何とか増やそうとする。そんな考えかたに、私たちは長いあいだとらわれてきました。しかし、あるとき自分が心底幸せを感じていないことに気づき、幸せを強く求めはじめます。もう心配や怒りなどにエネルギーを浪費しないで、牛を解き放とうと決意するのです。

だれもが心を深く見つめ、自分の牛を見つけ出し、手放すことができます。牛は自分の信念だったり、強い自負心にもとづく考えの場合もあります。そうした考えや信念に従う自分は、特別な人間だと考えるのです。しかし、それでもほんとうに幸せでないとしたら、それが手放すべき牛ということでしょう。

お寺の建設に奔走するお坊さんのことを、お話ししましたね。「お坊さんがお寺を建てる、いいじゃないですか」と思うでしょうか。彼はお寺の建設のことばかりが心配でたまらず、歩く瞑想も、マインドフルな呼吸も、今ここに触れる実践を味わう時間もありませんでした。

彼は自分の幸せを犠牲にしていたのです。もっとも大切にすべきことを犠牲にして、さほどでもないことに力を注いでいました。彼が友人に嘆くと、友人からこう言われました。「本物のお坊さんになったらどうだい？　出家とは牛から自由なものだろう」。お寺でさえ牛になり得ます。お寺を建てるべきでないとは言いませんが、お寺を「牛」にせずに建設を進め、自分が自由でいる方法はいくらでもあるはずです。対象を牛にするかどうかは、あなたの姿勢しだいです。牛を解き放つのは、責任まで手放すことではありません。

質問者………自分には牛が手放せていない、正しい行いもできていないと思えても、どんな瞬間でも、いつでも変わらず、完全に自由でいられるにはどうしたらいいのでしょう。

タイ………完全に自由でいるためには、毎日瞑想を実践しなければなりません。自由は稀なものです。私たちのほとんどが自由ではありません。自分は自由だと思っても、カルマ（習慣のエネルギー）に操られ、たいていは社会や集合意識に支配されているものなのです。自由はほんとうにめったにありません。車の運転、トイレの掃除、皿洗いなど、自分がしたくてやっているのだと思うでしょう。しかし深く見つめると見えてくるのは、何をやっていても、少しも私たちは自由ではないということです。歩くときにも、私たちは自由どころか、何かに先へと駆り立てられているのです。

私にとって自由とは、今というこの瞬間に自分がしていること、自分がしていないことにマインドフルであることです。床を磨いたり、トイレ掃除をしたり、息を吸ったり吐いたりするとき、自分の行為に気づいているなら、私たちはもう自由に踏み出しています。さらに大きな自由を求めるなら、こうしたささいな自由から取りかからなくてはなりません。でなければ、不自由なまま生きていくことになります。私たちは、強力な習慣のエネルギーと、枠づけの力に支配されているのです。

日々のマインドフルネスの実践を、人間である自由を取り戻す実践と言い換えてもいいと思います。生活の中でマインドフルネスを実践することによって、自分の悩みや苦しみに気づき、それらを変えていくことができます。これは自由の実践と言えます。政治的な意味での自由ではなく、気づきの不在、苦しみからの自由なのです。

第一の自由は、マインドフルネスの欠如からの自由です。私たちは、生きているように見えて生きてはいません。死人のように生きているのです。フランスの小説家カミュは言っています。「生きているように見えても、ほんとうに生きてはいない。人は自分の死体を肩にのせて歩いている。見まわせば、自分が生きているのにも気づかないそんな人間ばかり」。マインドフルネスは自由を取り戻すための実践です。実践によって少しずつ、自分が精神的に眠ったような状態に支配されていたとわかってきます。心の苦しみに気づき、徐々に自由が育っていきます。幸せはその真の自由から生まれるのです。

——鐘を招く

質問者……タイのガイド瞑想は、多くの参加者の心に深く響きました。私のサンガのひとりが自分の経験について分かち合い、出てきた質問です。「ダルマ・シェアリングのグループに参加し、実践して、自分の心の中の傷ついた子どもに触れることができました。けれど、今度は迷子の子どもを捜す助けがいります。自分がほんとうは存在しないというなら、瞑想とマインドフルネスの実践を行い心の中を深く見つめることで、どうしたら私自身を見つけられるのでしょうか？」

タイ…………「もし自分というものがほんとうは存在しないとすれば、どうやってあなた自身を見つけられるか？」かなり哲学的な問いに聞こえますね。リアリティの本質、無常と無我を深く見つめるマインドフルな呼吸の実践を、もう一度振り返ってみましょう。

我と無我の関係については、大きな誤解があります。その言葉にとらわれてはなりません。深く見つめる瞑想の実践によって、リアリティの本質を見抜くことができます。リアリティの本質は「我」と「無我」のように言葉で描写されてはいますが、リアリティをじかに見ることができれば、「我」、「無我」といった言葉にはとらわれなくなります。

先日、「伝達の空《くう》」について触れましたが、シャワーを浴びながら自分の体を見るたびに、その体は伝達されたものだということがわかります。私たちは体を受け取り、両親がその体を渡したのです。この受け渡しの本質を深く見つめてみましょう。渡す人、渡されるもの、受け取る人、すべては空です。空というのは、すべてが存在しないということではありません。分離した存在はないという意味です。この三つのものを分けることはできません。渡す人、渡されるもの、受け取る人は分けられないのです。渡す人はその人自身をあなたに渡しているからです。受け取るあなたも、渡されるものとひとつです。ですから、あなたは渡す人とひとつなのです。

この受け渡しの本質をよく見つめれば、無我のリアリティに触れることができます。「自分自身」と思っているものをよく見つめれば、あなたは両親や先祖の継続であるとわかるでしょう。先祖はすべて自分の中で生き生きと存在しているという事実に触れるかもしれません。ですから私は、あなたのそのほほえみは先祖すべてによって「ほほえまれている」、と言うのです。

これがほんとうの無我の教えです。無我とは、あなたが存在しないということではありません。人（我）は、人以外（無我）の要素でできています。花のたとえと同じです。花など存在しないとは言えません。花はあります。しかしそれは、花以外の要素のみで成り立っているのです。雨、太陽の光、大地、鉱物、堆肥などと同じように。

内なる傷ついた子どもも、すべてが共同でつくり上げた存在です。リトリートで先週気をつけてすごしていた人は、自分の内なる傷ついた子どもが、父親や母親の傷ついた子どもでもあると気づいたでしょう。きっと私たちの傷ついた子どもには、たくさんの傷ついた子どもたちが含まれているのです。自分の内なる子どもを抱きしめ癒す方法を知っていれば、幾世代もの先祖から伝達された大勢の傷ついた子どもたちも癒されるはずです。

「無我」という思いこみや概念にとらわれてはなりません。無我とは存在しないことではありません。分かれて存在するものはない、ということなのです。あなたが自分に触れるとき、あなたの父親、子ども、先祖、太陽光、雲、大地にも触れています。あなたがあらわれるためには、宇宙のあらゆる存在が集まる必要があったからです。あなたはあなた以外の要素から成り立っていますが、それはあなたが存在しないという意味ではありません。独立した存在としての「自分」とは、ただの考え、概念であり、その概念自体は存在します。

深く見つめる実践は、その思いこみを消し去り、私たちを解き放ちます。自由とは、言い換えれば、あらゆる概念や考えからの自由です。これが「ニルヴァーナ（涅槃）」のほんとうの意味です。ニルヴァーナとは消滅のこと、何より自分というような概念のすべてが消え去ることです。もし無我が我の対極にある概念と考えるなら、ニルヴァーナは無我という概念の消滅です。ニルヴァーナでは、概念としての我も無我も存在しません。

質問者………親愛なるタイ、親愛なるサンガのみなさん、*質問は、苦しみの種への水やりと「牛」についてです。今夜先ほどのことでしたが、私の種にちょっとだけ水を注がれました。同性愛について私がした、最初の質問の答えがなかったのです。というよりも、それがちゃんと取り上げられなかったと感じました。

私は思いました。「種にまた水が注がれたみたい。どうしようか？　そのままにしておく？」と。でも気づいたのです、今までずっとそうしてきたんだって。レスビアンもゲイも、いつだって目に見えない存在と言われながら、生きるかぎり心の種に水を注がれつづけてきたんです。私は長年スーフィズム*を実践し、尊敬を集める師のもとで学んできました。あるときその先生が、同性愛は汚らわしいというのを聞いた、それが私の取り組むべき種のひとつです。私はその場で耐え忍びながら、去るべきかどうか自問しました。それは大変な葛藤でした。

私はここに来たのは初めてで、心を新たにサンガから学ぼうと思っていたのですが、苦しみの種は相変わらずこれまでのように水を注がれています。明らかにレスビアンやゲイに見える人は前に出て話しませんし。どうしてでしょう？　一週間半ばかりここにいても、同性愛についての話題を耳にしたことがありません。そんな状況に耐えていました。

そこで私の牛についてです。私はセラピストで、ワークショップを主催しています。世界中を歩きまわり、ステージにもよく上がります。私の牛はこう主張するのです。今年あるセラピストの会議に参加しました。その参加者の中に「同性愛嫌悪」の空気を認めたとき、私は思わず前に出ていき、その場の問題について今発言しているのと同じことを言いました。そこで私が考えあぐねているのは、「また同じことをしているの？　これは自分の牛？」ということなんです。

今日はゲイとレスビアンのミーティングをもちましたが、参加者はほとんどいませんでした。参加しなかった人たちのことも尊重します。沈黙を守っていたか、ほかの場所にいたのかもしれませんから。しかしいっぽうで、まわりの目が気になって来られなかったという話も小耳にはさみました。

法話でも、サンガの中でも、このことについて何も聞いた覚えがないので、そうした雰囲気がまわりの目への恐れを深めているのではと思います。この場の若者たちのことがとても心配になるのは、経験者として私もこの傾向に加担しているのではということです。それとも、これは私の個人的な牛なのでしょうか？　そうならばそれをどう扱えばいいのでしょうか。適切な関係の中でのセックスの問題を含めて、同性愛についての見解をお聞きしたいのですが。

タイ……雲は雲にすぎません。しかし雲の本質を深く見つめれば、宇宙が見えてきます。花はただの花です。それも深く見つめていくと、宇宙が見えます。すべてのものはそれぞれの場所をもっています。ですが、もと（すべてのものの基盤）は同じです。海をよく見れば、そこにはさまざまな大きさや形の波がありますが、どの波もその基礎、もと、つまり実体は水なのです。あなたが生まれつきゲイやレスビアンでも、存在の基盤は私と変わりません。私たちは違っていても、同じ基盤の上に生きているのです。プロテスタントの神学者パウル・ティリッヒ*は、神は存在の基盤だと言っています。

あなたはあなた以外ではありません。神が私をバラとして創造したなら、バラである私を受け入れねばなりません。そのとき神との関係は、「バラの神」との関係になるでしょう。あなたがレスビアンに生まれついたなら、そのままのあなたでいてください。神との関係も、「レスビアンの神」との関係になります。深く見つめてみましょう。自分の存在の基盤に立っていれば、心に安らぎがあるとわかります。

もし差別の被害を受けているなら、不正を叫ぶだけでは真の解放はありません。不正は人びとの認識を変えるだけでは解決しないからです。あなた自身の存在の基盤に足をつける力が必要です。私はかつてこれを痛切に体験しました。差別、不寛容、抑圧は、理解の欠如、心の狭さ、認識不足から生まれます。あなた自身の存在の基盤に立つことができれば、差別と抑圧によって心に生まれた苦しみから解放されるでしょう。

肌の色や民族の違いから抑圧を受けることもあるでしょう。その原因は差別する側の無智です。そういった人たちは、自分自身の存在の基盤を知らず、人はだれでも共通の基盤の上に生きているということがわかっていません。だからこそ、差別ができるのです。無智から人を差別し苦しませる人たちは、幸福を感じられず苦しんでいます。あなたが差別の被害をこうむっているとしても、自分の存在の基盤に足をつければ、賢者が神に申し述べたことがわかり、同じように言えるでしょう。「彼らを許してください。自分の行いがわかっていないのですから。その非道と差別は、無智ゆえなのです。ですからどうぞ許してください」

あなたが存在の本質と基盤に深くつながれば、慈悲と寛容さにつながる理解を身につけ、あなたを抑圧し差別する相手でさえも許すことができるようになるでしょう。抑圧を受け不当に扱われたときには、社会に働きかけなければ解放や正義は実現しないと思いこまないでください。ほんとうの解放は、深く見つめる力にかかっています。自分の存在のほんとうの基盤に触れたとき、真の解放があります。あなたがひどい仕打ちを受け差別されたとしても、その相手や人びとを抱きしめ、手を差し伸べることができるでしょう。

もちろん、差別され苦しんでいるときには、いつでも抗議の声を上げなければなりません。しかしたとえ千年叫びつづけても、心の苦しみは癒されないのです。深い理解があって初めて、あなたは無智から解放され、苦しみは消え去るのです。

ヴェトナム戦争当時、私たちの苦しみは、それは大きなものでした。戦争とはどんなものであるか少しでも深く見れば、ヴェトナムの人びとのいのちがアメリカの兵士のいのちとくらべて、いかに取るに足らないものだったかがわかるでしょう。アメリカ軍の操縦士がある地域を爆撃せよという命令を受けても、爆弾を投下したあと、何が起こるか彼は知りませんでした。知る必要さえなかったのです。下にいる人たちのいのちには、何の価値もなかったのですから。

このような苦しみが降りかかったとき、声をあげて叫ぶだけでその苦しみは癒えるでしょうか？　真実が見えたとき、壁を破り真実に到達したとき、慈悲が水のように迸《ほとばし》り出ます。その慈悲があれば、あなたを不当に扱い、差別し、迫害した相手さえも抱きしめることができるのです。そんな無智の犠牲者を救いたいという熱意から行動する以外に、苦しみと罪の意識から解放される道はありません。

これは私からの提案です。まわりの状況が変わるのを待たないでください。千年叫びつづければ解放される、などと信じないでください。自分の解放を実行しなければなりません。そうして初めて、慈悲と理解のパワーを備えることができます。それ以外では、不公正と差別のはびこる状況を根本から変えることはできません。
あなた自身が「その人」――寛容と理解と慈悲を備えた人になってください。社会の変革、人類の集合意識の変容の遣いになるのは、あなたなのです。

――鐘を招く

質問者………親愛なるタイ、達成至上主義からどうしたら自由になれるでしょうか？　達成自体幻想だ、とはわかっているのです。それはエゴであり永続しないと。けれどひとつ仕事が仕上がるたびに、私の心は「つぎは何？」と言い出すのです。私は自分が幾世代も受け継がれた種をもち、勤労意欲こそすべてであり、「怠け者はその報いを受ける」と信じているのがわかります。いつもこの考えを手放すのが大変なのです。少し楽になるための智慧があるでしょうか？

タイ………ご自分が好きなことを止めないほうがいいと思います。ただ、マインドフルにしてみてください。そうすることで、あなたの行為が自分と世界にとって最上なのかどうかがわかります。
マインドフルネスは、あなたの行為の本質と目的をはっきり見せてくれます。たんに名声や人の目を引くことなどが目的なら、働くだけの価値はないとわかるでしょう。しかしマインドフルに行うならば、その仕事は慈しみと思いやりの表現になります。その結果あなたの働きは自分の慈悲と喜びを育てるばかりか、ほかの人にもほほえみと幸せと喜びをもたらします。マインドフルに働くことには、これほど多くの恵みがあるのです。

質問者………タイ、実践を深めるにはどうすればいいのか、サンガのメンバーで瞑想を実践する中で多くの意見が出ました。ある仲間がこんな質問をしました。どうしたら実践を深め、「菩提心」を育てられるでしょうか。

タイ………私自身にとって、瞑想の実践を深めるとは、ごまかしのない実践をすること、うわべだけで行わないということです。瞑想が純粋なものであれば、喜び、安らぎ、心の安定が、あなたとまわりの人たちにもたらされます。むしろ「真の実践」というほうがいいかもしれません。瞑想は楽しくなければと私は思っています。本物の瞑想は、あなたにいのちを吹きこみます。マインドフルな呼吸をするとき、あなたは生き生きとし、あなた自身になるのです。

座る瞑想、歩く瞑想だけではなく、大切な人に朝食を準備しているときでもそうなることができます。調理しながらほほえみ、吸う息吐く息に気づくことができれば、過去への思いや未来の心配からの解放があり、活力と、喜びと、慈悲の心が育つでしょう。朝食を作る時間に、喜び、安らぎ、慈悲や活力が現実化するのです。これが本物の実践であり、効果はその場であらわれます。

もうひとつの「菩提心を育てるには」という質問ですが、愛情を育てるのは「三番目の栄養」、心の底からの願いです。私たちは、強い欲求によって支えられています。欲求には苦しみの世界へ連れて行くものと、幸福の世界へと連れて行くものがあります。真に生きたいという欲求や、人びとに安らぎや喜びを与えたいという望みを、菩提心と呼びます。これは愛する心です。この欲求は、尽きることのないエネルギーのもとであり、私たちに限りないのちの力を与えます。私たちの目は輝き、足取りはたしかになるのです。

「五つのマインドフルネス・トレーニング」を深く学べば、それを指針にすることで生きる力が強まることがわかるでしょう。このトレーニングを深く見つめれば、それが私たちや家族や社会を守り、苦しみを防ぎ、安らぎ、喜び、幸せをもたらしてくれることがわかります。これらを深く理解することによって、これを指針としようとする大きな決意が生まれ、私たちは愛と平和のために働く器になれるでしょう。

私にとって五つのマインドフルネス・トレーニングは、菩薩の具体的な姿です。菩薩とは、衆生の目覚めをうながし、その苦しみをやわらげ、あふれるばかりの幸福を届けたい、という強い思いによって生きる存在のことです。

五つのトレーニングを受け入れることで、この五項目に叶うよう生きるため自分を訓練する決心が整い、菩薩として、自らのためだけではなく社会の多くの人びとの幸せのために生きるようになります。そのいのちは、人びとに幸福をもたらすエネルギー源として使われるのです。この一つひとつの項目をよく学び深く観ていくことから、洞察が生まれます。トレーニングを受け入れ、それを人生の中心に置く菩薩の誓約は、あなたの動機を後押ししてくれるでしょう。「十四のマインドフルネス・トレーニング」*について学ぶことも、これと同じ力の源に導いてくれます。人びとの力になりたいという思いが、日々の実践の原動力になります。ブッダを動かしていたのもこの意志でした。それゆえ彼は、長年瞑想に費やし悟りを得たのちも、四十五年間にわたって衆生に手を差し伸べてきたのです。ブッダの生涯と業績は、その深い思いの力から生まれたのです。

あなたがそうした望みをもてば、その思いが行動やものの見方に反映し、ほほえみも歩む姿も変わるはずです。大きなエネルギーを受け取っているからです。困難や苦しみにも、もう怖気づかないでしょう。限りないそのエネルギーがあれば、苦しみもたやすく乗り越えられます。ハートが大きく広がって苦しみを包みこむからです。心から何かを締めだす癖も消えるでしょう。そして、世界を丸ごと抱きしめたいという望みだけが残ります。日々歩き、座り、ほほえみ、呼吸しながら行う実践も、そのためにするようになるでしょう。

質問者………親愛なるタイ。あなたはサンガと一緒に瞑想を実践することが重要だといつも言われます。たしかに私自身、所属するサンガからたくさんの恩恵を受けています。私はもうすぐ、仕事で一、二年西アフリカへ行くことになりました。そこでは、サンガをつくるのがかなり難しそうなのです。瞑想の実践を中断させたくないと強く願っていますが、ひとりきりで「ダルマ・シェアリング」をどうすればいいのか、思いつきません。ひとり相撲になりそうで。お聞きしたいのは、仲間がいない場合、瞑想を深めるためにはどうすればいいかです。アドバイスをお願いします。

タイ………どこにいてもサンガをつくることはできると思います。どこに住んでいても、心の穏やかさ、静けさ、マインドフルネスが必要です。しかし、仏教用語が障害になるかもしれません。四十歳のとき私は、仏教用語をまったく使わずに仏教の本を書くことに成功しました。

南アフリカの大統領ネルソン・マンデラがフランスを訪問した際に、記者から「今あなたが一番したいことは？」という質問を受けました。彼は、「一番したいのは座ることです。私は監獄から出てから目の回る忙しさでした。何もしないで座っていることだけが私の望みです」、こう答えました。私はこの話を、繰り返し弟子たちに話しました。プラムヴィレッジには、南アフリカ出身の若い弟子もいます。彼には「あなたの大統領のために座りなさい」と言います。ですから、どこに住んでいても必要なことはみな同じなのです。

ただ座って瞑想するだけで何も行動せず、心安らかで穏やかに、日常の一瞬一瞬をマインドフルにすごしたいという人たちもたくさんいます。あなたにお勧めするのは、仏教用語を使わず、日々マインドフルに暮らしながらダルマを体現すること、いつでも生き生きと人とよく交流することです。人の言葉に深く耳を傾け、心をこめた言葉で話すこと。そうすれば自然に人と親しくなれます。

それだけでなく、木々や川や岩さえもサンガの仲間になります。呼吸するこの空気はサンガの一員です。歩く瞑想の小道もサンガの一部です。子どもに話しかけるとき、仲良くなったその子はサンガのメンバーと言えるかもしれません。「サンガ」という言葉は使わないでください。お茶に知り合いを誘うときにも、「お茶の瞑想をしましょう」ではなく、「心穏やかにお茶をいただき、ともにすごすひとときを味わいましょう。お茶とその時間を楽しみましょう」、こんなふうに言いましょう。

こういった話しかたができれば、サンガづくりはすぐにできます。最初から仏教の言葉を使って話しだすと、相手は聞く気を失くしてしまい、思うような関係性がつくれなくなります。仏教用語はあとからでもかまわないのです。うまくいくようお祈りします。あなたならできます。だれでも、どこにいても、サンガづくりはできるのです。

＊　＊　＊

みなさん、つぎの土曜日は気づきの一日です。その日には「バス瞑想」もあります。バスの中に座り、呼吸とほほえみを味わいながら、美しいバーモントの景色を楽しみましょう。グリーンマウンテン・ダルマセンターに着いたなら、すばらしい場所で一緒に歩く瞑想をします。そのあとは集まって短い法話の時間。さらにグリーンマウンテン・ダルマセンター、出家のためのメイプルフォレスト僧院、新しいダルマの扉であるマインドフルネス瞑想センター*——仏教用語や宗教色になじみのない人たちに向けた場所ですが、それらをご紹介します。マインドフルネスの実践は、いかなる宗派からも宗教からも自由に、何ひとつ犠牲にしないで行うことができます。ここではそれが証明されています。

私たちは、仏教の式典や儀式を行わず仏教用語も使わない、マインドフルネスの実践グループやマインドフルネスの実践センターを設ける計画を、二十一世紀に向けて練っています。実際に試みて、それが非常にうまくいくことがわかりました。グリーンマウンテン・ダルマセンターでは、マインドフルネス実践のトレーニングプログラムがあります。二週間のうちにさまざまなトレーニングがあるのですが、みなさんからそのプログラムに役立つアイディアをお聞きしたいと思います。

マインドフルネスの実践グループを立ち上げるには、ダルマ・ティーチャーである必要はありません。前にも触れましたが、学生たちが生活の質を高められるよう、学校や大学でグループを始めてほしいと願っています。教師もお互いを支え合うグループをつくれば、より深くくつろいだ生きかたができるでしょう。

矯正施設に収容された人たちも、マインドフルネスの実践グループをつくって苦しみをやわらげれば、刑務所でも楽しんで実践することができます。刑務所ではすでに多くのグループが活動を始めており、マインドフルネスの実践が人生をとても明るくしたと聞いています。だれでも自宅でグループ活動を始めることができます。あらかじめ何年ものトレーニングを受ける必要はありません。

プラムヴィレッジは、トレーニングのための人材とその方法を提供するようにしています。さらにトレーニングを受けたくても、資金面で困難がある人への支援も行います。この計画を二十一世紀の幕開けへの捧げものとするために、多くの人たちの智慧と洞察の結集が必要です。

宗教も宗派も超えた最初のマインドフルネスの実践センターは、ここ六カ月ほどのあいだウッドストックで活動を始めています。サンガとして、私たちの気づいたことを、物事の改善のために生かせるように提供するつもりです。

「呼吸による完全な気づきの教え」について今朝お話ししたシスター・アナベルは、メイプルフォレスト僧院の責任者になっています。そこでは十四人の僧と尼僧が修行しています。何人かの仲間が、その建設に携わっています。シスター・ファーンのようなアメリカ人の僧や尼僧が、その僧院やプラムヴィレッジに住んでトレーニングを受けられるといいと思っています。その人たちが北アメリカで活動するようになるでしょう。

これから先のことですが、どの町にもひとつずつ、だれもが参加できるマインドフルネスの実践センターをつくることが私の強い願いです。そうしたセンターの世話役をトレーニングし、センター立ち上げの組織をつくることが必要になるでしょう。「相互存在教団」は、その働きのために仕えます。どうぞ、北アメリカの人びとにマインドフルネスの実践を伝える働きに参加してください。この計画に、みなさんの力添えがあることを信じています。

――鐘を招く

真実の愛を学ぶ

10

――サンガのメンバーのリードによる

体、言葉、心をくまなくひとつにして、私の心を鐘の音とともに送りだそう。これを聴く人が、
心の眠りから目覚め、不安と悲しみの道を去ることができるよう。

――歌いましょう

聴きなさい　聴きなさい

このすばらしい鐘の音が
私を本来の自分に
連れ戻してくれる

この鐘の音が　宇宙のすみずみまで響きわたるように
深き暗闇に沈むいのちあるものたちが　この音をはっきりと聴き取り
苦しむことなく　その心に理解が訪れ生死の世界を超えていけるように

鐘の音に耳を傾け　心の苦しみが解けはじめるのを感じる
心は静まり　体はくつろぎ　唇にほほえみが生まれる
鐘の音をたどれば　呼吸は守られたマインドフルネスの島へと私を連れ戻す
ハートの庭には　平和の花が見事に咲いている

すべてに通じるダルマの扉はすでに開かれた
満ちてくる潮の音がはっきりと聞こえ　奇跡は起こる
蓮の花芯に美しい幼な子があらわれる
慈悲の水のひとしずくが

あらゆる山と川に　ふたたび蘇りの泉をあふれさせる

マインドフルに見つめ、耳を傾ける

サンガのみなさん、今日は一九九八年六月四日です。二十一日間のリトリートもすでに二週間目に入っています。

吸う息、吐く息に注意を向けると、呼吸に変化があらわれます。それは光が何かにあたるのと似ています。対象が素粒子のような小さなものでも、光にさらされれば変化します。観察の主体が観察の対象に働きかけたとき、変容が起こるのです。マインドフルネスの光を灯し、吸う息・吐く息に意識を向けるとき、変化があったのは息に働きかけたからで、自然な呼吸にまかせたからではないと思えるかもしれません。しかし注意深く観察すれば、私たち自身は何も手を加えていないとわかるでしょう。気づきは自然に深まり、何も努力しなくても呼吸は流れていきます。

呼吸を心地よく続けられるということは、呼吸への働きかけも操作もない証拠です。吸う息・吐く息があなたの体にどんな影響を与えているか、注意深く観察してください。気持ちよく呼吸が持続できるなら、それが正しい呼吸です。吸う息が長く、深くなっていくこともあるでしょう。そのまま見守ってください。努力はいりません。努力が気持ちの安定を損なう場合もあるのです。

呼吸にまかせて、体と意識に健やかさと喜びを運んでもらいましょう。

ブッダによる十六種類のエクササイズ（一四頁参照）は、いっぺんにすべて行うことも、この順番を守る必要もありません。このエクササイズ全体の神髄を理解し、ブッダがなぜこれらを説いたのかがわかっていれば、どれが今必要なのかが見えてきます。座る瞑想ではまず、身心の安定と健やかさを得るために、最初のいくつかのエクササイズを行います。そのあと、今の自分の状態にふさわしい項目を選びます。他のエクササイズに移る必要があれば、そのとき行っているエクササイズをいったん止めてからにしましょう。これは智慧によって行う瞑想です。

自分の体の要求や、感覚や、心の形成物を大切に扱い、注意深く見守る方法を見てきました。マインドフルネスをあらわす漢字「念」は、「今」と「心」でできています。心を今、この瞬間に連れ戻すということです。上の部分が「この瞬間」で、下の部分は「マインド」です。これらを合わせると、マインドフルネスができあがるのです。

心がこの瞬間に戻ると、今ここで何が起こっているかに気づきます。心が今ここに戻るとき、それは体にも帰ってきます。そのとき体と心はひとつ（身心一如）になります。この身心一如の実現には、一回息を吸って吐くだけでいいのです。それによって、私たちはこの瞬間にしっかりと定まります。今ここにたしかに存在すれば、私たちは真に生きられるようになります。マインドフルな呼吸はだからこそすばらしいのです。これがすべてではありませんが、すばらしい方法であることはたしかです。呼吸は体と心の架け橋です。

マインドフルネスは、耳、目、足、そして呼吸によって深めることができます。歩く瞑想のときには、前を行く人のマインドフルで優雅な歩みが目に入ります。マインドフルネスを失い思考に巻きこまれたとき、瞑想する仲間の安らいで喜びに満ちた歩みを見れば、自分に帰ってマインドフルネスを創造するのを思い出すことができます。

マインドフルネスを養う両目の使いかたを学びましょう。お寺では、仏具、建物、庭などすべてが、マインドフルネスに帰ることができるようにアレンジされています。真の芸術家は、人が自分の心に戻り、マインドフルネスを生み出すためのきっかけをつくります。鐘の音や読経の声も、マインドフルネスのエネルギーを呼び覚ますのです。

両目をマインドフルな眼差しのために「鍛える」こともできます。マインドフルに見つめれば、より深く見えてきます。マインドフルネスがあってもなくても、手は見えます。しかしマインドフルな眼差しに勝るものはなく、集中力が限界を取り去り、対象はより深く見えてくるのです。見ている対象はマインドフルネスを強め、マインドフルネスはさらにマインドフルに観ることを可能にします。このように、両目と気づきはお互いに強め合うのです。

音についても同じです。読経の声をきっかけに自分に帰って、内なるマインドフルネスのエネルギーを育てることができます。マインドフルネスがあれば、よりマインドフルに耳を傾けられるようになります。マインドフルに聴けば、より良く、より深く理解することができます。

マインドフルネスの瞑想を実践するなら、深く見る技術、聴く技術を磨いていかなければなりません。マインドフルに聴くことは、多くの苦しみをやわらげる重要な実践です。セラピストは、深く聴く技術を身につけるべきです。それなしでは良きセラピストにはなれません。深く聴くためには、心を体に戻し、心と体をひとつにする必要があります。マインドフルな呼吸は、身心を合わせ、セラピストがクライアントの前で完全に存在するための方法のひとつなのです。

あなたにマインドフルネスがあり、あなたが今ここに存在するとき、聴きかたの質は高まります。これは、共感のある、マインドフルな、深い、思いやりに満ちた聴きかたとも呼べます。あなたには、だれかを助けたいという気持ちがあります。その人は大変苦しんでいますが、だれも耳を傾けてはくれませんでした。進んで彼に耳を傾けようとしたのは、あなたが初めてかもしれません。

自分の問題で頭がいっぱいになり過去や未来に心が奪われていると、助けが必要な人のために真に存在することができません。セラピストも大きな苦しみを抱えている場合があります。セラピスト自身が思いやりや集中やマインドフルネスを育てなければ、セラピストの苦しみの種に接したクライアントは、苦しみをさらに深めることになるでしょう。クライアントの聴くための力も弱くなってしまいます。セラピストが援助するためには、今ここにしっかりと存在する実践を重ね、思いやりのエネルギーを育てなければなりません。思いやりのエネルギーをもつことは何にも増して重要です。それによって共感をもって聞くことができるようになります。

深く聴くことが、相手の苦しみをやわらげます。ある女性は、だれひとり聞く耳をもたない家族の中で育ちました。家族の心はみな苦しみでふさがれ、人の話に耳を傾ける忍耐も思いやりももてなかったのです。彼女自身も、穏やかに話しかける方法がわからずに、家族の心の中の苦しみの種を刺激したのでしょう。

家族はみんな彼女を避けていました。責めたてたり仲間はずれにはしませんでしたが、それぞれが自分の苦しみで手一杯で、彼女のことに耳を貸してはいられなかったのでしょう。だれも自分のことなど聴いてくれないとわかっていましたから、彼女はやさしく話しかけようと思いました。しかしその気持ちがありながら、大きな苦しみに阻まれて、実行には移せませんでした。彼女はやさしい言葉を選んで試してみましたが、自分の苦しみに触れた途端、辛さと痛みで声が震えてしまいます。その声に自分の苦しみの種が刺激されるので、家族はみな彼女を避けるのでした。

今の社会には、深く聴くこと、心のこもった言葉で話すことができなくなった人たちがたくさんいます。家族どうし、まったく耳を傾けないことさえめずらしくありません。コミュニケーションが不可能になっているのです。これが現代のもっとも大きな問題です。洗練されたコミュニケーション技術が発明され、地球の反対側まで瞬時にメッセージを送ることもできるようになりました。しかし、父と子のコミュニケーション、国どうしのコミュニケーションは、困難を極めています。

心が苦しみでいっぱいでも、だれにも話すきっかけがないという人もいます。今にも爆発しそうな爆弾と同じで、その心は緊張と痛みではちきれそうになっています。実際にそういう人は毎日何回も怒りを爆発させます。まわりからは恐れられ、みなが距離をとろうとするので彼は孤独です。私たちは、爆弾処理の技術を学ばねばなりません。思いやりをもって聴き、やさしく心のこもった言葉で話す技術を磨くべきです。

思いやりをもって聴くことには、ひとつの目的があります。人の苦しみをやわらげることです。相手がたとえ何を言ってきても、穏やかな心を保って聴きつづける――そうした目覚めた意識を育てなければなりません。決めつけずに聴いてください。思いやりを持ちつづけてください。相手の言うことに筋が通らなくても、でたらめでも、非難され、攻撃を受け、決めつけられても、あなたは思いやりのエネルギーを維持します。そうすれば、あなたの苦しみの種は刺激されません。

聴いているときに、マインドフルな呼吸が大変助けになります。「息を吸いながら、私はこの人の苦しみをやわらげるために聴いている。息を吐きながら、目の前のこの人が深く苦しんでいることを忘れない」。四十五分から一時間は、いらだつことなく座って聴きつづけることができるように、自分を訓練してください。観音菩薩はその能力をもち、深く聴く技術を現実に生かした存在です。

あなたがたの身内に苦しんでいる人が必ずいるでしょう。その苦しみを何とかしてあげたいと思っても、私たちはセラピストではありません。しかしプロに似た訓練が必要です。相手の話を聴くときには、自分の苦しみの種に水を注がれないようにしたいですね。だから瞑想が必要なのです。マインドフルに歩き、呼吸し、座る、瞑想の実践にどれだけ時間を費やすかが問題です。人を助けるより先に、まず自分を助けなければなりません。

共感をもって聴こうとしても、最初は十五分で限界だと思うかもしれません。それ以上になると続けて聴くことに耐えられなくなります。我慢せずこう伝えましょう。「すみません、いったん休んで、あとにしませんか？　今私には歩く瞑想が必要ですから」。先へ進んでしまう前に、こうして自分を立て直してください。限界を知ることが大切です。限界がわからないと、人を助けたいと思ってもうまくいきません。

私が参加したあるミーティングでのことですが、だれも聴いてくれないので話すことのできなくなった人がいました。私たちは一緒に、長くマインドフルな呼吸をすることになりました。私たちはじっと座っているあいだ、彼は何度も繰り返し努力して、とうとう自分の心の痛みを話すことができました。

忍耐は真の愛の証しです。だれかをほんとうに愛するなら、相手に対してもっと忍耐をもたなければなりません。

——鐘を招く

心をこめて話す（愛語）

この実践のもうひとつの部分は、慈しみの言葉で話すのを学ぶことです。リトリートに参加したり瞑想センターですごすのは、思いやりをもって聴き、心をこめて話す実践を深めるチャンスです。あなたのまわりに平和と調和を取り戻すためには、このふたつが欠かせません。

心に安定と自由を取り戻す実践をしてください。相手に自分の苦しみ、心の痛みを話しましょう。その人があなたにとってもっとも大切な人なら、なおさらです。でもそのとき、心のこもった言葉を使うことだけは忘れないでください。言葉に愛がなければ、相手は耳を傾けてくれません。

これらの実践のすべての基礎にあるのがマインドフルネスです。マインドフルに話すことがマインドフルネスのエネルギーを養い、相手の中にもマインドフルネスを生み出します。

仏教では、観音菩薩はすぐれて深く聴くことのできる耳をもった存在です。深く見抜く力を備えた文殊菩薩もいます。深く聴き深く見つめるこれらの菩薩は、私たちの中にいます。人の苦しみを理解しようとして深く見つめる実践をするとき、文殊菩薩が私たちの中で生きています。この能力は、瞑想の実践が育てるのです。人の苦しみ、心の痛みを理解するために思いやりをもって聴くとき、観音菩薩が私たちの中にいます。神の存在を信じるかどうか、という問題ではありません。私たちが見たり聞いたりするとき、慈悲のエネルギーに触れそれを実践できるか、ということなのです。

大いなる行動

大いなる行動の菩薩、普賢菩薩も私たちの中にいます。この菩薩の象徴は手です。慈悲の心に突き動かされ行動を起こそうとするとき、両目を文殊菩薩のように使い、両耳を観音菩薩のように、両手を普賢菩薩のように使うことができます。慈しみと思いやりはいつでも、よく見、聴き、深く行動することを通じて表現されます。

お寺では、千の腕をもった観音菩薩像がしばしば見られます。どうしてそんなにたくさんの腕が、と思うでしょうか？ それは、多くの存在を一度に救い上げる、偉大な慈しみと思いやりのエネルギーをあらわしているのです。

多くの人たちが、ふたつの腕以上のものをもっています。私たちがしたいことは山ほどあります。環境問題に働きかける、ホームレスの人たちを苦しみから解放する、第三世界の人びとを飢餓から救う。深く見つめれば、菩薩たちがあらゆる場所にいることがわかります。その存在は目立たなくても、実際どこにでもいるのです。彼らは、さまざまな計画や行動を多様な方法で助けつつ、人びとの苦しみを軽くする働きをしています。千手観音はたんなる像ではなく、実在するのです。

私の知り合いに、オランダに住む女性がいます。第二次世界大戦中、彼女は何万人ものユダヤ人を大虐殺から救い出す働きをしました。あなたが通りで彼女とすれ違ったとしても、きっと菩薩だとは気がつかないでしょう。とくに見た目が違っているわけではありませんから。個人的におつきあいすれば、初めて彼女が菩薩だとわかります。

菩薩には目がふたつしかないように見えても、頭のうしろにも目がついているのかもしれません。その目は多くの物事をとらえ、その視線は非常に遠くまで見通します。実際、慈悲の菩薩には一千以上の腕があり、一つひとつの手に目がついています。慈悲をもって行動するなら、理解と深く見つめる目が必要です。心に理解がなければ、真の行動もできません。

人の力になろうとする強い気持ちが起こっても、状況が読めないことがしばしばあります。そんなときの行動は、有害無益なものになります。だれかを幸せにしたいと願いながら、その人が自分を苦しめるようなことを押しつけてしまうのです。たとえば、それが息子の幸せを思う気持ちから出ている場合もあります。親は自分のすることが、彼の幸せにつながると考え、自分の行動によって幸せにしてやれるのだと信じます。しかし深く見つめれば、息子を理解せずに苦しめているという事実がわかるでしょう。自らの愛情の本質を省みる必要があります。

真実の愛は理解から生まれる、ブッダはそう言っています。それには、手のひらに目をもつことです。何かを行動に移す前に、自分の手のひらを見て、そこに目があるかどうかをたしかめてください。目がついているなら、あなたがするすべてのことは、人を幸せにするでしょう。目がなければ、まだ行動に移すべきではありません。相手を苦しめることになるからです。

ヴェトナムには、大変高価なドリアンという果物があります。私はその臭いにはとても耐えられません。あるとき、お寺の仏壇にそのドリアンがありました。私は法華経を唱えていましたが、その臭いがたまらず集中できません。お経をなかば唱えたところで私はいったん止め、仏壇に行き、鐘をかぶせてドリアンを閉じこめました。それから読経を続け、そのあと鐘を取りのけてもとに戻しました。

「タイは気の毒だ、あんなに修行ばかりして。ドリアンを差し上げよう」、だれかがそう思い、私に食べるよう勧めるつもりだったのかもしれません。でも、それによって私は辛くなるだけでした。大切な相手が何を必要としているかわからなければ（相手の問題や願いを知らなければ）、愛することはできません。理解にもとづく愛ではないからです。理解するためには、文殊菩薩の目を使って深く見つめなければなりません。

大切な人に聞いてみましょう。「私はあなたを理解していますか？　どうか理解できるよう助けてください。でないと、あなたを苦しめてしまいそうです。あなたの痛み、苦しみ、困難なことを心から理解したいのです。あなたのほんとうの願いを教えてください。あなたを愛し、幸せにしたいから」。こうして聞いてみたことがありますか？　これは相手を思いやり、愛する者の言葉なのです。

ふたりが自分たちの目と耳と言葉で助け合い、理解し合う方法を知っていれば、コミュニケーションは回復し幸福になることができます。私たちが毎朝その名を唱えている三人の菩薩は、空のどこかに鎮座する神々ではありません。菩薩は私たちのハートの中に生きているのです。慈しみの心で見つめ、耳を傾け、話せるように、内なる菩薩たちの存在を育てていきましょう。

真の愛は理解（プラジュニャー：般若）からつくられます。深く見つめ、深く聴く実践をしなければ、般若は実現しません。それができて初めて両手を使えます。そしてあなたの行動が、大切な人に安らぎと幸せを運ぶでしょう。内なる菩薩にいのちを吹きこんでください。深く聴き、深く見つめ、大いなる行動を起こす菩薩になれば、大切な人にとって真実の存在になることができるでしょう。

四無量心――真の愛の実践

ブッダの愛についての教えは、四無量心――真の愛の四つの要素に反映しています。これらの要素を生かして、私たちは愛の質を高めていくことができます。自分の愛はどんな愛なのか、これら四つがそこにあるかどうか、たしかめてみてください。

一番目は、マイトリー（慈）です。前に申し上げたように、サンスクリット語のマイトリーとは「慈しみ」のことです。マイトリーは「ミトラ」、つまり友人という言葉が語源です。愛の対象は友人です。あなた自身を愛するときには、あなた自身があなたの友人になります。友とは、いつでもお互いがいるだけで幸せになれる間柄のことです。マイトリーは喜びと幸せを与える能力です。これは現実の実践であり、たんなる気持ちではありません。息を吸いながら体を静めるのは、あなたが安らぎと安定を体にあげるということです。これが友情、マイトリーです。あなたがすてきなほほえみを浮かべるのもマイトリーです。

愛そうとする気持ちだけでは愛ではありません。あふれるばかりの善意があっても、相手を理解しそれを生かす手段をもたなければ、傷つけてしまう場合もあるのです。あなたの手のひらにはまだ「目」がついていません。だから、マイトリーが、愛する人に喜びと幸せを与える力になるのです。理解だけが、それを可能にします。

あなたの愛をよく見つめてください。それは大切な人を理解し、日々喜びを届ける愛でしょうか。問いかけが大切です。「私はあなたを十分理解しているでしょうか？　理解できるよう助けてください」。あなたの痛み、悲しみ、苦しみを打ち明けてください」。繰り返しこうたずねてみてください。愛と理解の言葉を使って。

真の愛の二番目の要素は、カルナー（悲）です。これもすでに触れましたが、カルナーは「思いやり」のことです。思いやりとは、苦しみの分かち合いです。思いやり（compassion）は、com（一緒に）とpassion（苦しむ）を合わせた言葉です。しかしこれは、カルナーの訳語としてはまだ不十分です。カルナーは、相手の痛みを取り去り変容させる能力なのです。

自分を外科医だと思ってください。患者の苦しみを取り去るためには、その体の仕組みをよく知ることです。相手のどこが具合が悪いのか、よく見つめ、深く聴かなければなりません。患者の状態を理解するには、あなた自身がしっかりとそこに存在する必要があります。

人を愛するときも同じです。愛するなら、相手に対してしっかりと存在し、よく見つめ深く聴きながら、大切な人の心の痛みを見つけ出してください。相手の痛みの本質が理解できたとき、それを軽くするためにすべきこととすべきでないことがわかり、日々相手の苦しみを減らしていくことができます。これが本物の愛の実践です。あなたの愛はどんな愛か、深く見つめてくださ い。その中にカルナーはありますか。あってもわずかではないでしょうか。愛する方法は学ばなければわかりません。愛を学ぶのは、いつも変わらず慈しみと思いやりを育てつづけるということです。

真の愛の三番目の要素は、ムディター（喜）、喜びです。ふたりが、暮らしの中で惨めさと苦しみばかりつくり出していたなら、それはほんとうの愛ではありません。その惨めさを根本から変えなければなりません。あなたの愛が喜びを生む愛かどうか、よく見つめてください。ムディターが存在しなければ、本物ではないのです。

真の愛の四番目の要素は、ウペクシャー（捨）、つまり平静、無差別、解放、または自由なスペースです。だれかを愛するとき、あなたは自分の考えを押しつけたり、自由を奪ったりはしません。相手の内にも外にもスペースを許します。愛が牢獄になることもあります。相手を閉じこめ、その人らしさを奪うのです。これは支配であり、そこには自由のかけらもありません。

相手に聞いてください。「私はあなたの自由を奪ってはいませんか？　あなたは自分らしさを感じられていますか？　心やまわりに十分自由なスペースがありますか？　その自由を私は取り上げていませんか？」真摯に問いかければ、相手は答えてくれるでしょう。そのとき相手が自由を感じていれば、あなたの愛にはウペクシャーがあるのです。

ウペクシャーには、平静さという意味もあります。あなたの愛が必要な相手を無条件に愛することです。条件を付ければ真の愛ではなくなります。親は自分の子どもを無条件に愛するでしょう。私の子でいたければこれをしろ、あれをしろ、などとはけっして言いません。真の愛は、深く見つめて、相手の苦しみ、問題、願いをくみとり、気づいたことを行動に移します。大切な人の苦しみがやわらぎ、楽になり喜べるように働きかけるのです。

生け花で一つひとつの花が美しさを発揮するためには、あいだにスペースが必要です。私たち一人ひとりも花です。美しさと幸福を発揮するには、心の中にも周囲にもスペースが必要なのです。ウペクシャーは、スペースを与えるということなのです。

つねにこれら真の愛の四つの部分を育てつづければ、苦しみはやわらぎ、喜びと幸せが育っていくでしょう。

――鐘を招く

ここでみなさんの認知に関係した、四つのエクササイズの実践をご紹介します。マインドフルな呼吸の十三番目は、「無常を見つめながら、息を吸う。無常を見つめながら、息を吐く」です。「無常」は、リアリティの扉を開く鍵です。私たちの苦しみのほとんどは、誤った認知からつくられます。この四つのエクササイズをよく理解していないと、他のエクササイズも理解できません。それほど重要なエクササイズです。認知の歪みを正せなければ、心の解放も起こりません。

一番初めが無常の洞察です。私たちは、すべてが無常だと頭ではわかっていても、現実は変わらないという前提で行動しています。愛する人を亡くすのは苦しいことです。生前父親と、あまり一緒にすごせなかったと悔やんだりもします。無常の洞察が功を奏して、その苦しみを防ぐことができるかもしれません。それは、今ここに幸せをもたらしてくれます。

ここに、大切な人に対して怒ったときにできるエクササイズがあります。たとえば、辛辣な言葉で傷つけ合う寸前のふたりがいます。怒りがつのれば、その緊張から逃れたくなります。そこで、相手を苦しめれば気がすむと考えるのです。まるで子どもと変わりません。相手が苦しめば自分も苦しむ、ということはわかるでしょう。幸福はあなた個人の問題ではありません。お互いに傷つけ合えば、怒りと苦しみは増長します。個人でも、グループや国家でも同じことが起こっているのです。

ではエクササイズです。目を閉じて深呼吸をし、あなたと愛する人の三百年後の姿を思い浮かべます。何かのひらめきが生まれたら目を開けてください。怒りと無智が消えているのに気づくでしょう。大切なことはただひとつ、両腕を広げて相手を抱きしめ、お互いに今生きていることを実感する以外にはないと知るのです。これは無常の洞察です。あなたは、自分も愛する人も永遠に生きると思っているかもしれません。しかし、事実ははっきりしています。五十年もたてば、すべてはすっかり変わっているでしょう。

あなたが無常の神髄に触れたなら、愛する人を幸せにするために何でもするようになるでしょう。そんなふうに生きれば、何の後悔もありません。後悔しないためには今ここに生きること、それだけです。今日、その人のためにできることがあれば、すぐにしてください。伝えることがあれば、言ってください。今ほほえむことができるなら待ってはいけません。このように生きれば親しい人と楽しくすごすことができ、友情が花開くでしょう。

ふだんから瞑想しているあるイギリス人が、自分の娘に無常について悲観的な感じで話したそうです。彼は自分の考えや概念を言ったのです。娘さんは、「お父さん、どうして無常が良くないと言うの？　現実が無常でなければ、私も成長できないじゃない？」と言い返しました。これは知性のある問いかけです。

私たちが変化し、成長できるのは、無常のおかげです。大地に種蒔きをする人は、種が芽吹くようにと無常を願うのです。

――鐘を招く

私たちは知性と洞察によって、生命に無常が欠かせないと知ります。無常によって私たちは、より良い方向へ変わっていくことができるのです。無常が存在しなければ、独裁政治や病気は永遠に続くかもしれません。無常は、リアリティという音楽の中で悲観的な音を発する音符ではありません。それどころか、生命が存在するために欠かせない要素なのです。無常を悪く言うよりも、「無常よ永遠なれ」と讃えるべきかもしれませんね。

無常は、頭でこしらえた概念ではありません。私たちのする瞑想は、日常の一瞬一瞬の中で無常の洞察を培います。その洞察こそがきっかけであり、ありのままのリアリティに入っていく最初の扉になります。無常の本質に触れる方法がわかれば、相互存在、無我、涅槃といった数多くの洞察が与えられ、私たちはリアリティの中心へといざなわれます。

ブッダは、三つのダルマのしるし（三法印《さんぼういん》）という教えを残しています。どんな教えでも、無常、無我、涅槃という三つのしるしがなければ、それは真のブッダの教えではありません。この三つの洞察は、リアリティの扉を開くすばらしい鍵です。リアリティに触れることができれば、誤った認知はことごとく消え去ります。歪んだ認知が真の理解（正智）に置き換われば、苦しみは消え去るでしょう。

——鐘を招く

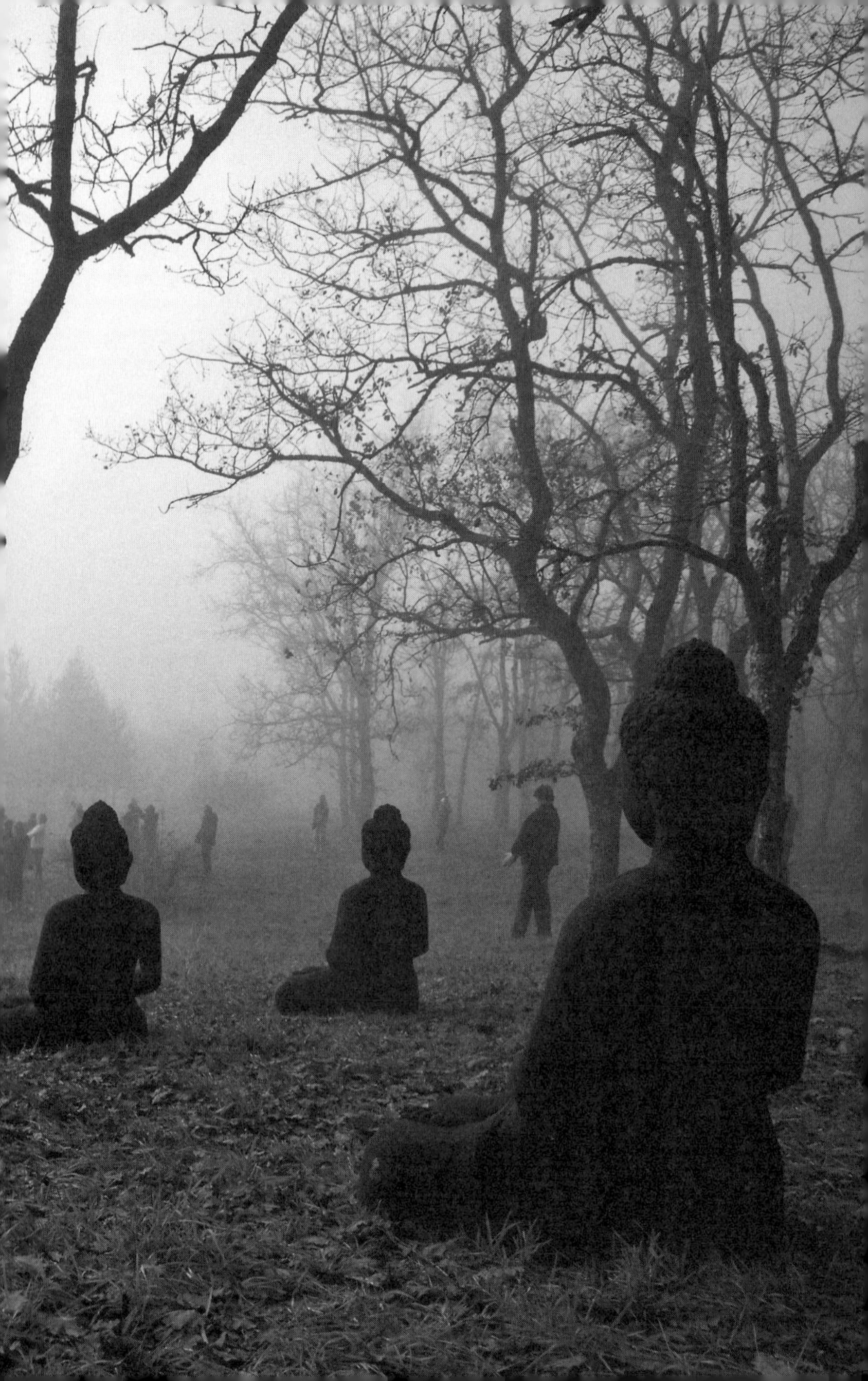

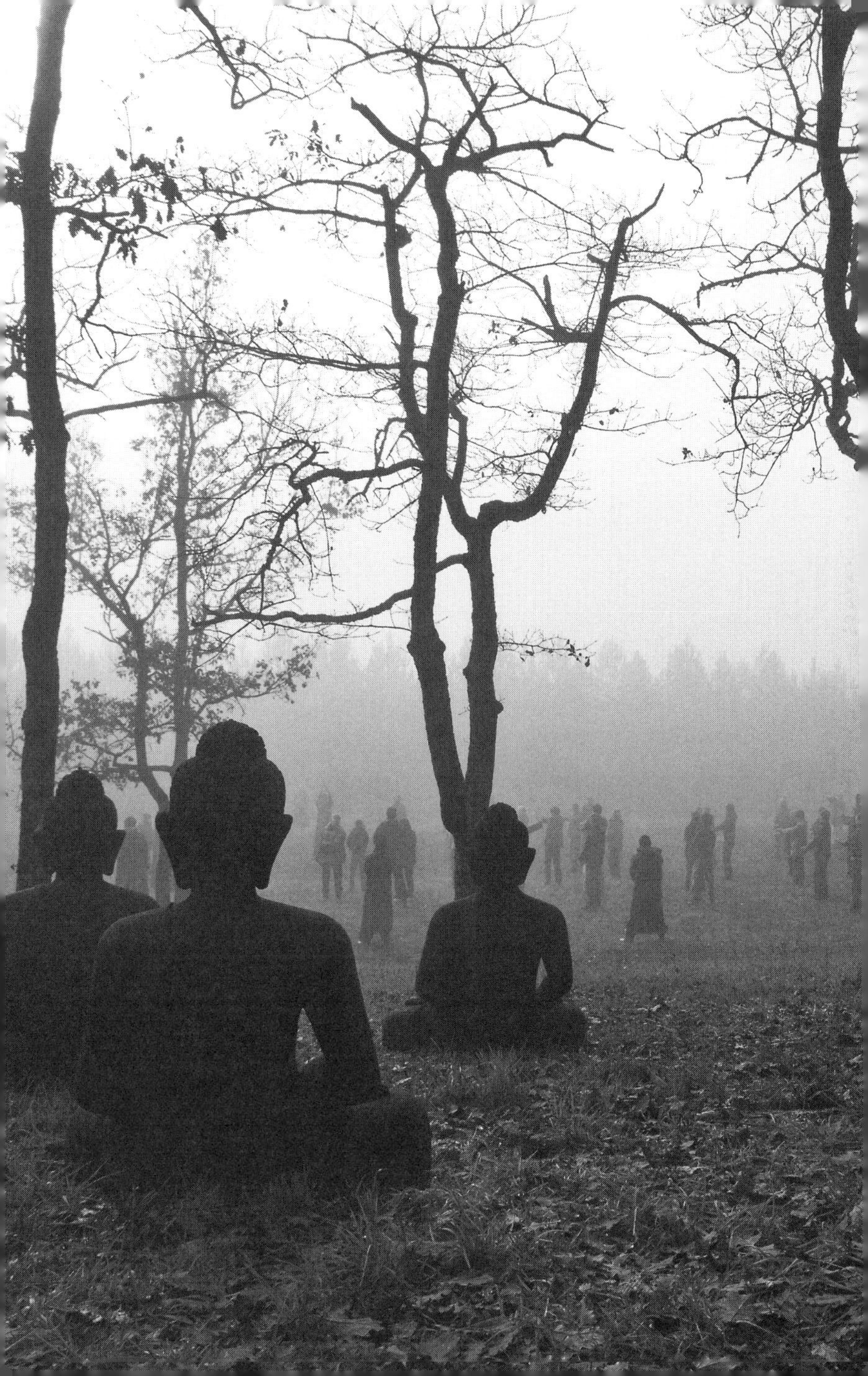

11 三法印を実践する

サンガのみなさん、今日は一九九八年六月五日、二十一日間のリトリートの二週目です。

断食

断食と休息についての質問をたくさんいただきました。断食は、休息と癒しの良いチャンスですし、あらゆるスピリチュアルな伝統に見られます。それは体と意識をまったく新しくしてくれる有益な方法です。断食を学ぶには、何年か経験を重ねた知り合いに相談する必要があるでしょう。

ドイツには、医師の指導のもとに断食が行えるクリニックがいくつかあります。健康であれば、十日から十五日間、水だけを飲み食を断つことは何でもありません。しかし体が弱っていて排毒作用もはかばかしくないなら、大量の毒素排泄のため、断食中には医師の指導が必要です。断食中、こうした毒素のために疲労を覚えたり、消耗し切ったり、麻痺が生じることもあります。とりわけ三日目から五日目に覚える疲労感は、食物の欠如からではなく（人体には二週間から三週間分の蓄えがあります）、毒素が血中に流れこむことからきます。

断食中には、少なくとも一日あたり三リットルのぬるま湯を飲んで、体を浄化する必要があります。代わりにハーブティーでもいいのですが、種類はいくつも用意してください。完全なくつろぎの瞑想を行い、体を動かし、マッサージを受けたりすることで、筋肉中の毒素が血流の中へ溶けこみやすくなります。断食中に水だけを飲むのは、消化管のさまざまな部位にとどまる大量の毒素を分解させるためです。そのうちのいくらかは排出されますが、大部分は血中に移動するので、その毒素が体外に出やすいようにする必要があるのです。

断食中に、各内臓は排毒のために非常に激しく働きます。この排毒のプロセスで内臓を助けるための、補助的な薬剤もあります。腎臓が弱っていると断食中に調子を崩すかもしれません。ですから、断食に入る前に腎臓の検査を受け、その機能が正常できちんと毒素を排出できるか確認するほうがいいでしょう。肺によっても排毒が行われるので、深呼吸は大切です。また、毒素は気体となって皮膚や腸からも排出されます。ですから、毎日シャワーを浴び、水分を補給することがいいのです。

二週間から三週間すれば、消化器官をはじめ体のさまざまな部分から多量の毒素が排出され、あなたは生まれ変わったようになるでしょう。私自身はふつう、二週間から三週間断食をします。その間は、いつもと同じ活動を続けています。†

心の中の導き手

――鐘を招く

昨日は、大切な人を理解する能力についてお話ししました。「私はあなたを深く理解できているでしょうか？　今より良く理解できるよう、助けてください。あなたをほんとうに愛しているから、幸せになってもらいたいのです。私のせいで不幸になってほしくありません。もしそうなら、それは私が気づかずに無智からしてしまったことです」

ほんとうに愛し合っているなら、ふたりは信頼の言葉で話せます。愛する人がそばにいなければ、手紙でも電話でもかまいません。一緒にいるなら、じかに聞いてください。心の中で問いかけることもできます。相手は心の中にもいるからです。こうして話しかけ、この問いかけをすれば、あなたの気持ちも楽になるでしょう。

私は、ブッダの教えの実践を学びに来る人たちに、つねに愛と感謝を抱いています。そのみなさんが教えをよく聴き理解して、実践していることにも感謝しています。これは、教師と生徒との絆です。私たちには、つながりと深い愛があるのです。

プラムヴィレッジで結婚することになったカップルから、聞かれたことがあります。「タイ、結婚式まであと二十四時間です。準備のために、何をすればいいでしょうか？」私は、もし怒りを抱いている相手がいるなら、その人となんらかの和解をしたほうがいいですね、と告げました。ふたりが私の言葉を実行しようと最善を尽くすのを見て、私の彼らへの愛と信頼は深まりました。良き教師は、教え子の心に内なる教師をつくる手助けをする、私はそう思います。自由と、尊敬と、無執着があれば、あなたと師の関係は成長しつづけるでしょう。その関係は深まり、本物になり、改善し、まわりの多くの人たちを助けるものになります。

自分の外に存在する教師に、いつも頼ってばかりではいけません。あなたの内にも師はいます。

†――妊娠していたり、特定の疾患（心臓、肝臓、腎臓の疾患、糖尿病や摂食障害など）がある場合には、断食を始める前にかかりつけの医師や専門家に必ず相談してください。断食中に、なんらかの異常や気がかりな症状が認められたときには、すぐに医師に報告してください。医師の指導を受け入れ、断食を行うか、するならその日数などについて、あなたの知識や経験にもとづく判断を行いましょう。

最終的に頼るべきは、内にあって進歩し成長していくその師です。これは理論や意見ではなく、私からの現実的な提案です。みなさんの日常生活に生かしていただければと思います。

——鐘を招く

無常についての省察

このリトリートには、教師やセラピストのかたが大勢参加していますが、その働きは愛と思いやりで人の苦しみをやわらげることです。自分を癒し変容させる能力次第で、あなたの仕事や行動の質は変わります。だからこそ、教えは日常の中で生かさなければなりません。苦しみや試練をマインドフルに認めて受け入れ、マインドフルな呼吸、歩く瞑想、座る瞑想、深く聴き心をこめて話す実践を通して、それらを変容させます。

私はダルマ・ティーチャーたちに、まずあなた自身を幸せにし、苦しみをやわらげ変容させなさい、そうすれば人の役に立てると話しています。自分が幸せでないときには人を指導しないように言います。そんな場合は、人に与えるものがほとんどないからです。家にとどまって瞑想するべきです。

まず、教えを自分の生活に生かしてください。自分の心の痛みや悲しみを抱きしめ、苦しみをやわらげ、自分を変えていく実践をします。あなた自身が自由になって、心が安定しゆるがず、出かけて行って人を助けられるようになるまでです。学校の先生もセラピストも同じです。私自身もこのルールに従っています。みなさんにお伝えすることは、すべて私の体験からきています。

このリトリートは、現実に行動できる場です。参加者の中には、大きな苦しみを抱えた人もいます。苦しむ人に出会うために、わざわざ病院まで行く必要はありません。ここにいるのですから。瞑想する仲間の苦しみをやわらげるために、力を尽くしてください。マインドフルにしっかりと踏みしめるあなたの一歩が、人の苦しみをやわらげる力になります。理解と、つながりと、慈悲のほほえみは、大きな癒しをもたらすのです。

自分自身を大切にしてください。あなたのエネルギー、時間、心をすべて実践に注ぎこんでください。手をとり合って、マインドフルネスと、受容と、癒しの集合エネルギーをつくり出せば、その結果は私たち全員に返ってきます。

このリトリートのはじめに私は、この精神によって、すべての歩み、すべての言葉と呼吸を行うことを約束しました。サンガとして行動しましょう。やるべきことは、今このリトリートの中にあります。自分を根本から変える実践によって、ダルマで結ばれた兄弟姉妹の苦しみを変容させることができるのです。

昨日は、無常の洞察についてお話ししました。古代ギリシャや中国などでは、ヘラクレイトスや孔子をはじめ多くの先師たちが、すべては移り変わるという教えを説いてきました。仏教では、無常という言葉で現実を説明するだけではなく、それを真の理解に結びつけます。無常がわかるためには、縁起と空の教えを理解する必要があります。昨日私は、無常はリアリティの扉を開くための第一の鍵だとお話しししました。

無常はまた、集中のかたちである三昧（サマーディ）とも言えます。この世は無常であると頭ではわかっていても、私たちは現実が変わらないかのように振る舞います。日常のどんな瞬間にも、無常の洞察を続ける訓練をしてください。それによって、いつでも智慧と幸福が保てるようになります。

だれもが不安を感じています。この先どうなるのか、未来はまったくわかりません。事故が起こるかもしれない。愛する人が、突如として不治の病に襲われ、逝ってしまうかもしれません。自分が明日生きているかどうかさえ、たしかではないのです。これらすべてが無常と言えます。その不安感が苦しみになるのです。これをどうすればいいのでしょうか？

フランスの詩人ヴィクトル・ユーゴーは、愛娘レオポルディーヌを亡くし、大変苦しみました。そして神に言います。「なぜ、私にこんな悲しい思いをさせるのですか？」彼は苦しみの海に浸ったまま、そこから何週間も出てこられませんでした。

後日彼は詩編「ヴェルキエにて」を書き、その中で言っています。「神よ、我は粉々になったハートをあなたに差し出す。あなたが砕いたこのハート。あなたは娘を連れ去った。人間は、風が吹くたび震える葦の茎。変わらぬものなど何もない。あまりにももろいこの我ら。真実のありようなど見抜けるわけもない。目に映るのはわずかにその一端。もういっぽうの端は、恐ろしい神秘の闇に飲まれている。神よ、あなたのみが知る。我ら人間には知るべくもない。苦しむとき、我らはその訳さえ知らない。できることは、ただあなたの腕にこの身をゆだねること。知るのはあなたのみゆえに」

こんな感情に、どうすれば向かい合えるでしょうか？ 瞑想とは何でしょうか？ 人生も現実もつねに変わっていく、だから不安になるのです。この不安感に向き合うために、今ここに深く生きる教えを学び、実践するのだと思います。この瞬間に起こっていることを受け止める力が必要です。

未来に後悔することがないよう、今この瞬間を深く生きましょう。自分と目の前の相手が、ともに生きていることに気づきます。この瞬間を大切にし、意義深い人生のためにできるかぎりのことをして、今ここにいるその人を幸せにするのです。

昨日私は、お互いどうしの怒りが収まらないときの、抱き合う瞑想を提案しました。「目を閉じて深い呼吸をし、自分とその人の三百年後の姿を思い浮かべます。大切なことはただひとつ、両腕を広げて相手を抱きしめることです」と。

しかしまだ、そのやりかたを説明していません。息を吸い、息を吐きながら、すべては無常であるという気づきを働かせます。「息を吸いながら、この瞬間にあるいのちの尊さを知る。息を吐きながら、このいのちの瞬間を大切にする」。目の前の相手にほほえみかけ、両腕で抱きしめようとする気持ちを伝えます。これは瞑想であり、儀式です。体と心をひとつに合わせ、あなたの存在のすべてをその場にあらわし、いのちに満たされるとき、それを儀式と言うのです。

私はコップ一杯の水を飲むときにも、飲むことに百パーセント自分を投じます。日常のどんな一瞬もそのように生きるために、自分を訓練してください。抱き合う瞑想は、奥の深い実践です。きちんと行うためには、あなたのすべてが今ここに存在しなければなりません。両腕を広げて相手を抱き、マインドフルに三回呼吸をします。「息を吸いながら、腕の中でこの人が生きていることに気づく。息を吐きながら、私は深い幸福を感じる」

その瞬間に、人生はリアルになります。建築家は、抱き合う瞑想ができるようなスペースを、空港や電車の駅につくるべきです。この瞑想をつぎのように応用することもできます。最初の呼吸で、あなたと相手がともに生きていると気づきます。二回目の呼吸で、今から三百年後にふたりがどこに存在するかをイメージします。三回目の呼吸では、ふたりとも今生きているという気づきに戻ります。そうして深く抱き合えば、幸福感も深まるのです。

幸福と苦しみの関係

幸福は苦しみと切れては存在しません。幸福は、苦しみの背景があって初めてくっきりと強く感じられます。飢えることを知らなければ、食べるものがある幸せがほんとうにはわかりません。第三世界で生まれた私のような人間は、飢えという現実を知っています。昼食が二時間も遅れたというようなのは、たんなる食欲です。飢えとはそんなものではありません。

あなたが苦しんでいるときには、幸福の条件もそこにあります。苦しみをまったく経験したことがないなら、幸福などあり得ません。この心づもりで無常の瞑想を行ってください。今この瞬間にあなたのすべてを注いで瞑想するとき、無常と苦しみという背景から幸福が生まれてきます。

プラムヴィレッジのある若い尼僧は、入門して最初の一年で、幸福と不幸とが絡み合っているようすを理解したといいます。それは私の法話の引き写しではなく、彼女自身の真の洞察でした。彼女は若いながらも苦しみ、幸せに出会えたのはつい最近のことでした。そして、過去の苦しみがなければ、今感じている幸福もありえないとわかったのです。

幸福の条件は全部満たされているのに、幸せが実感できないという人もいます。みなさんの多くにあてはまるでしょう。人がうらやむほどの境遇にありながら、そう感じられない。それは、幸と不幸の対比に目を向けないからです。

幸福と不幸はお互いに補い合っています。不幸があるとき初めて幸福は存在でき、その逆もまた真なりです。それはバラと生ごみの関係と同じことです。生ごみがなければバラは存在しません。バラがなければ生ごみもありません。この両者の「相互存在の本質」に注目してください。その方法がわかれば、生ごみをバラに変えることができます。そうでないと、バラはすぐに生ごみになってしまいます。それはあなたの技量次第です。技量は、マインドフルネスと切り離せません。マインドフルに話す、聴く、伝える、よく見る、そしてマインドフルに行動することを通して、「マインドフルな生きかた」を練り上げていくのです。

意図が良くても技量がすぐれていなければ、苦しみを生み出すことになります。私たちが物事を見るときに必要なのは、良いか悪いか、正しいか間違っているかではなく、その取り組みかたや、技量の巧拙への視点です。プラムヴィレッジでは、怒りや貪りを未熟な心の状態と呼んでいます。私があなたを苦しめてしまったら、それは私が悪人だとか間違っているからではなく、未熟だからです。許してください、そして教えてください。そうすればこのつぎは、もっと上手にできますから。

こうして見られるようになれば、人を裁いたり、傷つけ非難しようとすることはなくなります。だれだって苦しめたり、苦しめられたりするのはいやです。「ほんとうに私を愛しているなら、私がもっとうまく愛せるように助けてください。そうすればあなたをひどく苦しめるようなことをしませんから」
——鐘を招く

相互存在（縁起）について

昨日は三法印についてお話ししました。三法印とは、無常、無我、涅槃です。涅槃とは、ブッダが説いたマインドフルな呼吸の十五番目で扱われている瞑想のテーマです。「涅槃を見つめながら、息を吸う。涅槃を見つめながら、息を吐く」

涅槃を見つめるとは何か、わかっている人はあまりいません。それは無常と同じくとてもシンプルな瞑想です。無常を深く瞑想すれば、涅槃にも触れられます。時間という観点からリアリティをあらわせば、無常になると言えるでしょう。物質から感覚、思いまで、すべては無常です。息を吸いながら無常に触れるとき、私たちは宇宙の無常の本質に触れています。ひとつを通して、すべてに触れているのです。

「体を経験しながら、息を吸う」。体もまた無常です。体の中では、あらゆる瞬間に誕生と死が起こりつづけています。ひとつとして永続する細胞はありません。体と心のすべての構造をくまなく調べれば、どこもかしこも無常であり、とりわけ「自分自身」というものが無常だとわかるでしょう。私たちはそれを知っていても、自分が永遠でなければ無になってしまうと恐れ、「自分はある」という考えにしがみつきます。私たちは、自分がただ物質、感覚、心の形成物、意識だけでできていることに満足できません。それ以上を求めます。永遠に生きたいからなのです。

科学的に見ても、永遠なものは何ひとつとしてありません。あらゆるものは変わりつづけています。どこにも永遠なる存在はありません。今の私の体は、一瞬前の体とはもう違っています。すべては変わりゆく——この事実をまっすぐに見つめてください。

大きな痛み、悲しみ、無意識の奥深くに隠れた絶望でさえも、きっと変わります。取り組みかたさえわかれば、あなた自身に根本的な変化が起こるでしょう。痛みを変えるふたつのやりかたを、これまで見てきました。ひとつは、痛みを受け入れその本質を深く見つめること。もうひとつは、苦しみとは反対の性質のある種に水を注ぎ、それによって意識の根本からの変化を知ることです。

仏教経典には、もっとも小さな時間単位として「クシャナ（刹那）」があります。一秒を千分の一に分け、さらに千分の一に、それ以上分けられないところまで分割すると、刹那になります。無常とは時間という角度から見たリアリティのあらわれです。

時間は、それ自身では存在できません。時間は、空間、意識など、ほかの要素と関わり合っています。アインシュタインは、空間がなければ時間もないことを証明しました。時間は空間です。

物理学でいう波と粒子の関係と同じです。リアリティはときに波としてあらわれ、粒子としてもあらわれます。また、時間として、空間としてあらわれることもあるのです。これらはふたつに分かれているようで、分かれてはいません。かといって同じものでもないのです。ひとつやふたつという概念自体、リアリティには当てはまりません。

リアリティを空間的な面から考えてみましょう。空間的に見ると、無常は無我と呼ばれます。無我は無常です。一瞬からつぎの一瞬に変わるとき、変わらないものはありません。永遠のものがないので、「独立した個」はないのです。個とは、永遠の変わらない存在をさします。すべてが無常であるとわかれば、変わらないものはない、個はないのだという認識に至るはずです。個がないとは、存在しないということではありません。観音菩薩は、あらゆるものは空であると説きました。どういうことでしょうか？

空であるとは、分かれた個というものがないという意味です。花をもう一度例にとりましょう。花はリアリティのあらわれです。花を見つめ、深く触れれば、太陽光、雲、大地、時間、空間——宇宙に存在するすべてのものに触れられます。花はあらゆる存在に満ちている、宇宙に満ちているといえるでしょう。

どうしてそれを「空」と呼ぶのでしょうか？　花は、分かれた存在、分かれた個というものを除いて、すべてを含んでいます。つまり花は単独では存在できません。花は、雲、太陽光、大地と存在し合っています。雲、太陽光、大地を取り除けば、花は崩壊するでしょう。私たちのほんとうの姿は、相互存在（インタービーイング）です。これは何より重要な言葉です。辞書にすぐにでも載せてもらえるといいのですが。

相互存在は何にでもあてはまります。体をよく見てみましょう。体は単独では存在できません。それは、木々、大地、両親、先祖と相互存在しています。この宇宙の中にあるもののうち、あなたの体に見いだせないものはひとつとしてありません。体に深く触れれば、宇宙のすべてに触れられます。そして先祖だけではなく、すでに体に存在している未来のあらゆる世代にも触れることができるのです。

体も花と同じです。たくさんの雲がこの体には存在します。雲を取り除けば、私は分解してしまいます。雲と私は、そうして相互存在しているのです。前世私が雲であったというだけではなく、どの瞬間をとっても私は雲です。私から雲だけを切り離すことはできません。私は雲、太陽光、森とも相互存在しています。

息を吸い、息を吐くときに、私は幸せを感じます。吸う息と吐く息に深くつながると、息ができるのは自然界の植物のおかげだとわかります。以前触れましたが、山や植物は体の外にある肺です。体内にふたつの肺、外にはたくさんの肺を私たちはもっています。ニューヨークに住む人にとっては、セントラルパークが外の肺の一部です。大切にしてください。外の肺なしには生きていけないのですから。

私たちの体には心臓がありますが、それが止まれば生きていけません。太陽を深く見れば、太陽は第二の心臓だとわかります。それが壊れれば、私たちのいのちはありません。心臓はひとつだけではないのです。この洞察から私の著書『太陽こそわが心臓』が生まれました。

これは深く見つめた成果です。一本の木を見つめながら「吸う、吐く」という呼吸の実践をすれば、あなたが木と相互存在していると実感できます。

ブッダは繰り返し言いました。「あれがあるから、これがある」。とてもシンプルな原理です。仏教の創世記、つまり世界誕生のいきさつについて聞かれたら、シンプルなこのフレーズだけで答えは十分です。簡単に聞こえますが、非常に深い言葉です。これが相互存在なのです。

私がこれに加えるとすれば、「あれがあのようだから、これがこのようなのだ」です。大切な人が苦しむなら、あなたにも原因の一端があります。あなたは、その人の幸・不幸に、共同の責任があるのです。つまり、「あれがあるから、これがある。あれがないから、これがない。あれがあのようだから、これがこのようなのだ」

私たちは、すべてを分かち合っています。何かを取り去って無にすることはできません。わずかな塵でも無にすることができれば、宇宙さえ丸ごと消すことができるでしょう。存在は消し去ることができる、人間でさえ殺せば消える、無に帰すことができると思う人たちもいます。彼らは、ジョン・F・ケネディやキング牧師、マハトマ・ガンディーなど、多くの人を永遠に無き者にするため殺しました。しかし殺せば、その相手はもっと強くなります。深く見つめれば、「生もなく、死もない」という真理がわかるでしょう。

最初に、無常の本質に深く触れます。それを続けていけば、相互存在の本質に触れられるでしょう。相互存在は無我の別名です。無我とは、あなたはあなた以外の要素でできているという意味です。

もう一度私たちの体を振り返ってみましょう。この体は先祖から受け継いだものです。その伝達は、空です。深く見つめれば、先祖はこの体を私たちに手渡すときに、彼らのすべてを与えたことがわかります。ここで、渡す人と受け取る人のあいだに区別はありません。

私たちの体の細胞のどれひとつを見つめても、そこには先祖を知ることのできるすべての情報があります。ですから、渡す人と受け取る人のどちらにも「個」はなく、空なのです。私たちはこのとき受け取る側ですが、渡す人と分離してはいません。私たちは受け取る者であり、渡される内容であり、渡し手でもあるのです。

自分の体と意識に触れれば、先祖のあらゆる世代がもっていた体と意識に触れることができます。この洞察が、無我と相互存在のリアリティにつながります。それは言葉や概念を超えています。この洞察によって生きるなら、あなた自身とまわりの人びとを苦しめることはなくなります。だからこそ相互存在と無常は、思想や理屈や主義ではなく、「生きた洞察」にならなければいけないのです。

深く見つめリアリティに深く触れる実践によって、空や無我の真の意味が理解されます。これらの言葉が恐いものではなくなります。私たちに長年付きまとっていた「個」という分離、不変で永遠の現実という幻想を手放すことができるのです。生きた洞察が身についたとき、ブッダの智慧が自分の中に生きていることがわかるでしょう。この智慧にもとづいて話し、聴き、行動するなら、苦しみと誤解はやみ、ただ幸せとお互いへの共感だけが生まれるに違いありません。

一歩一歩の歩み、一息一息の呼吸が、その洞察を養います。それをたんなる考えにせず、本物のいのちを通わせるために、深く集中した生きかたをしてください。私は法話を聴いているみなさんを、自分自身と思って見ています。そして私が自分に与えている豊かさをお伝えしようとしています。ここで聴き手と話し手の違いは消え去ります。

一瞬ごとに相互存在の本質に触れられるように、毎日をすごしましょう。そうすれば、過ちから苦しみをつくるのを避けられます。これが、「息を吸いながら、無常を経験する。息を吐きながら、相互存在を経験する」、がもつ意味です。これはとても深い瞑想であり、ブッダの教えの神髄なのです。

涅槃に触れる

昨日私は、無常、無我、涅槃が「三法印」の要素であるとお話ししました。なぜ「しるし」なのでしょう？　この三つがブッダの真の教えである証拠だからです。無常、無我、涅槃というしるしを含まないどんな教えも、本物のブッダの教えではありません。

このコインを、三法印と思ってください。表と裏は無常と無我です。この金属そのものが涅槃です。無常と無我から涅槃だけを取り出すことはできません。無常は無我です。ふたつは同じリアリティの両面なのです。無常に深く触れるとき、あなたは無我、相互存在、空にも触れていま す。これらの言葉は、みな同じことをさしているのです。

空とは、「分かれたものはない」ということです。相互存在とは、人は単独で存在するのではなく、他のものと関わってこそ存在できるということです。これが無我です。リアリティのある面に深く触れれば、その裏面にも触れられます。無常の意味は、無我や相互存在がわかって初めて理解できるのです。

では涅槃とは何なのか、という問いが起こるでしょう。無常と無我のリアリティに触れるとき、あなたは涅槃にも触れています。なぜでしょう？　すでにたくさんの波が重なる海のたとえを使ってお伝えしました。ある波は小さく、ある波は大きく、波はさまざまです。ある波はほかのどの波よりも美しい、という言いかたもできます。波の描写のしかたもいろいろあります。波にはどれも始まりと終わりがあります。ただ、波に触れるとき、あなたは他の何かにも触れているのです。それは、水です。

波には、自分が水だという自覚はないかもしれません。それが波の苦しみの原因のすべてです。私たちは、自分の存在の基盤を知りません。神の王国が自分の内にあることも知りません。自分の中の涅槃に触れることができないから、こんなにも苦しいのです。涅槃に触れることが一番の心の解放です。たんなる想像ではありません。今ここでできることなのです。

波に深く触れるとき、あなたは水にも触れています。雲に、花に、自分の体に触れることもできるでしょうが、それらに深く触れることを通して存在の基盤にまで触れることはあまりありません。深く触れるときに、マインドフルネス、集中、洞察があれば、存在の基盤に触れられるでしょう。

リトリートの初日に紹介した偈の最後の一行について、まだ説明していませんでした。「ここに着いた、私の家に。ここに、この瞬間に。ゆるぎなく、解き放たれて。本来の家に、私はとどまる」

この最後のフレーズは、自分の存在基盤に触れることができなければ、理解できません。リアリティにはふたつの次元があります。歴史的（この世の）次元と究極的（絶対的）次元です。私たちはふだん歴史的次元に生きています。そこでは誕生と死があり、始まりと終わりが、存在と非存在が、高い低い、成功と失敗があります。私たちはこの次元になじんでいます。

しかしこれまで、歴史的次元に深く触れて究極の次元に存在するチャンスがありませんでした。じつはふたつの次元は、お互いに切っても切れない関係にあります。究極の次元から歴史的次元だけを切り離すことはできず、その逆もできません。それは波と水の関係と同じです。水から波だけを取り出すことはできず、その逆も不可能なのです。

涅槃を手に入れようとして、無常や無我を捨てないでください。無常・無我を捨てれば、涅槃も消えます。水を捨てれば波はなくなり、波を残らず捨ててしまうと一滴の水も残らないのと同じです。ですから、あなたが歴史的次元に深く触れるとき、涅槃にも触れているのです。

これは深遠な仏教の教えです。私たちの解放は、絶望、恐れ、悲しみを受け入れることで起こりますが、もっとも根本的な解放は、涅槃に触れることからくるのです。

波と水

——鐘を招く

想像してみましょう。あなたは海に浮かぶ波です。自分自身の根本、つまり「水」をまだ知らないあなたは、恐れ、ねたみ、絶望、怒りなどに飲みこまれています。無常と我、存在と非存在、始まりと終わり、美と醜、高低のような概念にとらわれ、ほかの波と自分との違いにこだわっています。

波は生まれ、変化を始め、少し頭をもたげて、しばらくその高さを保ったのち、崩れ落ちます。私たちは、時がくれば自分にも終わりがくるということは知っています。しかし、自分がほかの波と影響し合い、存在の基盤をともにしていることは見えていません。

分離した自分という考えに縛られたあなたには、自分がここにあるのは、ほかの波が一緒に存在しているからだという事実が見えません。自分というかたちがあるのも、ほかの波のおかげなのです。身をかがめて存在の根本（つまり水）に触れる方法を知っていれば、すべての恐れ、偏見、苦しみは消えてしまうでしょう。あなたとほかの波たちとの相互存在の本質が見えたからです。

私たちの波に対する思いこみは、水に対しては通用しません。波のいのちは水のいのちと一体です。波の生きかたにしがみつき、水のいのちを生きることができなければ、私たちは苦しみます。波にとっては、自分の中の水に触れることがとても大切なのです。水に触れたとき、自分は誕生と死、存在と非存在などには影響されないとわかります。恐れが消えたからです。

継続ということ

自分の存在の基盤に触れるといっても、現象の世界を捨てなくてもいいのです。私たちはかえって、現象界に深く触れるべきです。この一枚の紙は、歴史的次元に属しています。紙にはかつてつくられたとき、いつか存在を終えるときがある、私たちはそう思いこんでいます。それは、存在する、しないという条件づけの意識です。

では、この紙を深く見つめる実践をしてみましょう。私たちはこの紙の根本——究極の次元に触れることができるでしょうか。もし触れることができたなら、私たちは自分の存在の基盤にも触れられます。私たちはこの一枚の紙なのですから。

この紙を深く見つめれば、そこに雲が浮かんでいるのが見えてきます。詩人でなくても、見ることができます。もしここで紙から雲だけ取り出せば、紙は分解してしまいます。雲がなければ、雨は降らず、木は育ちません。そして、紙も存在しないのです。

紙の本質は相互存在です。この紙は、太陽光、鉱物、大地、製紙工場、そこで働く人びと、そして彼らが毎日食べる食物と、相互存在しています。この紙に深く触れれば、宇宙にあるすべてのものに触れられるのです。

製造される前には、この紙はなかったと思いますか？　生まれるというのは何もなかったところに突然出現すること、無から人が存在しはじめること、出生証明書に記された日からあなたという存在が始まった、そう考えますか？　この紙はつくられる以前にも存在したのか、それとも無からできたのか？　いいえ、物事が無からできることはありません。

人も、無から存在しはじめることはあり得ません。あなたは無から生まれたのでしょうか？いいえ、じつはだれにとっても出生は「継続の瞬間」なのです。なぜなら、それ以前にも母親のおなかの中に何カ月も存在したのですから。出生証明書の日付は正確ではありません。受胎の瞬間、あなたのほんとうの存在の開始である九カ月前に、遡らなければならないのです。

けれど、まだ問いは続きます。「そのときより前には、自分は無だったのか、存在しなかったのか？」いいえ、それ以前にもあなたは、父親と母親の中に違ったかたちで存在していました。受胎の瞬間でさえ、継続の瞬間なのです。一枚の紙と同じように、すでにあなたは違った姿でずっとここにいたのです。

工場でつくられる前に、紙は太陽の光や一本の木でした。私たちは一度も生まれたことがない、というのが真実です。どんな瞬間を取り出しても、それは継続のときです。私たちは新しい姿で続いていくのです。

それでは、この紙を無に帰すことができるかどうか、やってみましょうか？　だれかマッチを持っていますか？

雲が雨になろうとするとき、雲は恐れません。雲として空に浮かぶのもいいけれど、雨になって草原や、海原や、植物の上に降り注ぐこともすばらしいと知っているからです。雲が雨になる瞬間、それは死ではなく、継続の瞬間なのです。

ですから友人たちには、「誕生日おめでとう」ではなく「継続おめでとう」と歌ったらどうですか、と勧めています。私たちが亡くなる日、命日もじつは継続の日なのです。毎日が継続の日です。毎日、あらゆる瞬間に、みんなで継続をお祝いしましょう。

――鐘を招く

12

苦しみを変容させる

——三回、鐘を招く

今日は一九九八年六月七日です。今日は、二十一日間のリトリートの三週間目の幕開けになります。すでに、「吸っている、吐いている。深く、ゆっくり」と、「ここに着いた、私の家に」の偈はご存知ですね。今日は、「私自身の島になる」というすばらしい偈を覚えましょう。

私自身の島になる

私自身の島になる

私自身が島になる
ブッダこそ私のマインドフルネス
近く　そして遠く輝いている
ダルマは私の呼吸
体と心を守ってくれる
私は自由

私自身の島になる
私自身が島になる
サンガこそ存在の五つの流れ（五蘊）
調和のうちに働いてくれる
私自身というよりどころ
私自身に帰ってくる
私は自由

この実践は、私たちを本来の家に連れ帰ってくれます。ブッダは、私たち一人ひとりの中に「島」があり、自分の家に帰るのは、その安全な島に住むことだと言いました。そこで私たちは、ブッダのエネルギーに触れます。その光によってくまなく照らし出され、近いものも遠いものも見えるようになり、何をすべきかがわかるのです。マインドフルな呼吸の実践は、私たちをその島にある生きたダルマに触れさせます。生きたダルマとは、マインドフルな呼吸とマインドフルネスの実践です。そこから生まれるエネルギーが、私たちの身心を守ってくれるのです。

内なるサンガのエネルギーに触れるには、あなたの五蘊《ごうん》（存在の五つの流れ）——体、感覚、認知、心の形成、意識に触れることです。マインドフルな呼吸によってこの五つの要素は集まり、調和をもって働き出します。辛さ、悲しみ、恐れ、葛藤も、調和へと変わっていきます。ブッダ、ダルマ、サンガのエネルギーに触れたとき、私たちは守られ、混乱、絶望、動揺などのネガティブなエネルギーに飲みこまれることはなくなります。自分の島に帰り、マインドフルな呼吸を実践することには、これほど大きな恵みがあるのです。

私自身、大きな困難に直面するたびにこの偈を実践しました。たとえば飛行機に乗っていて墜落しそうだと覚悟したなら、私は吸う息、吐く息の実践をするでしょう。それ以上の手だてはありません。この実践を大切にしてください。これは多くのいのちを救ってきた、ダルマの宝なのです。

この偈を憶えて、運転中や、朝食の準備中に、昼食をとりながら使ってください。自分自身の島にとどまり、この偈を心で唱えながら、ひと口ひと口よく噛みしめましょう。島に帰り着き、本来の家、浄土に住む瞑想を実践しましょう。あなたはサンガに守られ、そのエネルギーを受け取っている気持ちになります。あなたもまたエネルギーを生み出し、それをサンガに捧げているのです。

中国を訪ねたとき、私はこの偈を中国語に翻訳しました。台湾では、子どもたちにこの偈を歌にして教えました。日本では子どもたちに「おまじないの言葉（マントラ）」を伝えました。中国の子どもたちは、中国語でこのマントラを書き出して壁に貼りました。

それは、「私はあなたのためにここにいます」、「あなたがいてくれて、とてもうれしい」、「あなたは苦しんでいます。だから私はあなたのためにここにいます」、「私も苦しんでいます。どうか助けてください」の四つです。このマントラをきれいに書いて、扉に貼っておくといいでしょう。これを使って毎日瞑想することを思い出せますから。

これまで、無常、相互存在、涅槃について学んできました。涅槃に触れるということは、あいまいな抽象的概念ではありません。それは今ここで実現できることです。ほかならぬこの体によって涅槃に触れる、ブッダはそう言いました。私たちはだれでも、息を吸うだけで無常を体験できます。それと同じく、息を吸いながら涅槃のリアリティにも触れられます。無常の体験と同じくやさしいことなのです。

それは、水や波に触れることと変わりはありません。私があなたに、息を吸いながら波に触れてと言えば、すぐにできる気がするでしょう。けれど、同じようにして水に触れることは、難しいと感じるかもしれません。水と波はひとつです。無常と涅槃もひとつです。あらゆるものの本質は無常であり、相互存在であり、無我でもあります。現象界に深く触れるとき、私たちは存在の根源にも触れているのです。

大乗仏典の多くが、あらゆるものはつねに涅槃の状態にあると説いています。私たちは、涅槃にとどまっているのです。私たちにはほんとうのところ、生もなく死もなく、存在も非存在もありません。涅槃とは、あらゆる考え、先入観が消え去った状態だからです。

この生死を超えた本質は、万物に備わっています。生も死も認知によって生まれるもので、真のリアリティではないからです。何事も無からできあがることはなく、無から人が生まれることもありません。何かが無に帰すことはありませんし、存在が非存在になることもないのです。以前言いましたが、ほんとうに問題なのは「存在するか、しないか」ではなく、「相互存在の本質」に触れられるかどうかです。生と死から、存在と非存在から、自由になれるかどうかなのです。

また、私たちには、「来る・去る」という概念もあります。私はどこから来てどこへ去るのか、難しい問題です。涅槃の教えは、どこからも来ず、どこへも去らずと言います。ある条件が整えば私たちは姿をあらわし、条件が欠ければ私たちの存在は認知できなくなります。これを、もう存在しなくなったと考えることもできます。

ブッダは多くの場面で、あるものは条件が整ったとき初めてあらわれる、と説いています。私たちはこれを、「存在する、そこにある」ということだと思っています。条件のひとつでも欠けて、物事が知覚でとらえられなくなると、私たちは錯覚から、それは存在しないとか存在が無いと言います。

この瞑想ホールは、じつは信号でいっぱいです。テレビ番組の色彩や画像や音声などです。手もとにその信号をとらえる装置がないので、私たちはここには何もない、と考えます。しかしテレビがあれば、色も、形も、音声もとらえられるはずです。今ここで見えないからといって、信号が存在しないとか、ここにはないとは言えません。知覚とはそういうものです。存在する・しない、生きる・死ぬなどの表現は概念にすぎません。それらは現実に比すべくもないのです。

両極をあらわす概念にはほかにも、ひとつとたくさん、単数と複数などがあります。ひとつでありと同時にたくさんでもあるリアリティは、これらの概念から自由です。意識もまた個人的であると同時に集合的です。集合意識は個人の意識とは別だと思われるかもしれませんが、ふたつは絡み合っています。個人の意識と集合意識が一体で切り離せないとなれば、「根本的な変容」というとき、それが個人の変容なのか、集合的変容なのかあいまいになるでしょう。

不二の視点

左・右という概念について、もう一度考えてみましょう。私たちには、右が同時に左でもあるとはどうしても思えません。右は左の反対でなければならないからです。「極右」や「極左」という表現があるくらいです。左派に属する政治家は、右派が消え去ることを望みます。しかし右がなければ、左もありません。ケーキにナイフを入れた瞬間、その切れ目から即座に左と右が出現します。ほんとうの右とは、左とはどこなのでしょうか？　左と右を分ける直線がありますか？　その両方ともじつはいつも一体なのです。

深く見つめてみましょう。そんな直線などなく、それを右か左へずっと寄せていけば、左右はどこか一点でまとまるはずです。その直線上のすべての点を観察し、左右とも両方が含まれていると見るほうが現実的です。ほんとうは、左も右もありません。右側を深く見つめて、そこに左側が見えるのがほんとうです。左は右でできているのですから。

ボストンとニューヨークをつなぐ道のどの一点にも、ボストンとニューヨークの両方が含まれています。ボストンの方向を見て立つと、その場所はボストンを含んでいます。振り返ってニューヨークを向けば、その場所にはニューヨークが含まれます。

生と死もこれと同じです。死を深く見つめれば、生が見えます。両者はお互いの存在を可能にしているのです。リアリティをいつも両極に分ける心は、誤解を生み、行動を誤らせます。この両極を超える、もうひとつの見方を手に入れなければなりません。それが不二の視点です。智慧に満ちたこの視点が、リアリティを見せてくれるのです。

サンガの目

ここで、今までにいただいた重要な実践に生かせる質問をご紹介します。サンガの役割とは何か考えるのに役立つでしょう。

一　日常生活での、ウペクシャー（捨：放棄・平静さ）の役割とは何でしょうか。スピリチュアルなレベルでは、愛は無条件であるべきでしょう。しかし、正しい行動（正業）を基準にするとき、人との関係に終止符を打たねばならない場合もあるのでしょうか？　有害な関係性には、愛をもって終止符を打てと、ダルマ（真理の教え）は導くのでしょうか？　ふたりの関係が有害なものなら、離婚してもいいのですか？　離婚はダルマに反しないのでしょうか？

二　パートナーから何度も暴力を振るわれつづけた人は、相手を恐れるようになり、いのちの危険に怯えるようになります。パートナーは問題があることを認めず、そのことに関心をもちません。虐待を受けたら別れるべきでしょうか？

三　息子はいい年になっても働こうとしません。ドラッグに溺れ、人の助けも求めません。うちには幼い子たちもいます。うちから出て行くように言うのがいいのでしょうか？

四　小さな会社のある従業員ですが、まったく仕事ができないのです。彼の仕事のしくじりは、会社の大きな損失になり得ます。考えられるかぎりの対策はすべてとったのですが、効果がありませんでした。この場合解雇していいものでしょうか？

＊　＊　＊

サンガとともに実践してきた、私自身の経験からお答えします。こういった問題については、サンガが決めるほうがいいと思います。仏教の伝統では、どんな問題もサンガによって解決すべきことなのです。

サンガは大家族と同じです。現代の核家族は小さく、自分の考えで物事を決めます。問題があっても、ひとりきりで解決しようとします。家族は「介入」しません。家族からの洞察も支援もないのです。かつては、結婚するのはふたりでも、結婚式は両方の家族によって執り行われました。結婚は、若いカップルだけの問題ではありませんでした。大きな拡大家族が、彼らを支えていました。私たちに必要なのはこんな支え、サンガの支えなのです。

ブッダの在世時に、熟練した馬の調教師が法話を聞きに訪ねてきました。彼に会ったブッダは、馬はどのように調教しているのかと尋ねました。やさしいしつけが功を奏する馬、鞭などを使い厳しくしつけたほうがいい馬、またその両方を組み合わせる必要がある馬もいる、彼はそう答えました。

ブッダはさらに聞きました。「その三つとも効果がないときには、どうするのか?」

「世尊よ、そのときには馬を殺すしかありません。ほうっておいたなら、一緒にいるほかの馬が調教できなくなりますから」。そう言って、調教師はブッダに問い返しました。「世尊は、お弟子さんにどのようになさっているのですか?　どう対処されているのでしょうか」

ブッダは、客人にほほえみ答えました。「私の場合も、あなたのしかたと似ている」。そうしてブッダは、やさしい接しかたが功を奏する弟子と、厳しく接したほうがいい弟子、またその両方を組み合わせる必要がある弟子もいる、と説明しました。

調教師は「その三つとも効果がないときには、どうなさいますか?」と聞きます。

ブッダは、「あなたが馬にするのと似た接しかたをするだろう」

「といいますと、お弟子さんを殺すのですか?」

「その通り」

「しかし世尊、あなたは非暴力を説く師ではありませんか。お弟子さんを殺めるとは、またどうして」

ブッダはこれに答えて言いました。「ひとりが仲間のあいだで問題を起こし、サンガ全体の修行を続けるのを妨げたとき、サンガはその人物が仲間に加わっていられるかどうかを決める。サンガが彼がとどまるのを拒めば、それは本人にとって死に等しい。仲間に加わる機会を失い、その支えも導きも得られないことは、精神生活が決定的に損なわれることなのだ」

みなが修行を続けていくため、ときにサンガはこうした対処をします。ブッダの時代、ある比丘がサンガにとどまれないという決定を下されました。彼はサンガの修行を妨げ、若い比丘たちに悪い見本を示したからです。サンガにとどまれないとはいえ、完全に排除され無慈悲に扱われるということではありません。

サンガはその比丘にこう説明しました。「申し訳ないが、あなたが戒を守らず私たちとマインドフルネスの修行をともにできないならば、ここにいても意味がない。私たちがここにいるのは、戒を守りマインドフルな生活の修行をして、目覚めと心の変容を成し遂げるためだ。それを実践しないあなたは、あなた自身を追い出している。戒と集中とマインドフルネス、マインドフルな生活の修行を受け入れる気持ちになったら、いつでも歓迎しよう。あなたがその気なら、ここではいつでも迎え入れる用意ができているから」

ブッダの法話の中に、還俗を願い出て受け入れられた比丘のことが出てきます。半年後彼はサンガに戻りたいと希望し、ブッダは受け入れました。同じことが七回繰り返されましたが、戻りたいという彼の願いはそのたびに叶えられました。これからもわかるように、ブッダと彼のサンガには大きな慈悲がありました。もし真剣な気持ちがあるなら、何度でもやり直しが許されるのです。

サンガの目は、ひとりの目よりはるかによく見えます。プラムヴィレッジに永住を望んだり、出家を志願する場合には、決定するのは師ではなくサンガです。師はサンガをよりどころとし、その洞察に信頼します。あなたがサンガをもち、その仲間の洞察に信頼できるなら、怒りや排除ではなく、慈悲にもとづいた決定ができるでしょう。

プラムヴィレッジでは、サンガが立ち合い証人となる結婚式も行われます。サンガの集合エネルギーが、新婚のふたりを支えます。ふたりは「五つの気づき*」を実践することを誓い、毎月の満月のたびにそれを読み上げることを約束します。それによって、ふたりの実践と生活は自分たちの幸せだけではなく、家族や社会、先祖、未来の世代などを含む大きな共同体のためなのだと、心に刻むのです。彼らが困難に直面したときには、サンガが手を差し伸べます。ふたりが自分たちのためだけに物事を決めることはないのです。

サンガという視点から、いただいた質問を見てみましょう。働かず、ドラックに浸り、幼い子たちの悪い見本になっている若者の問題です。叔父や叔母や祖父母に囲まれた大家族の中なら、問題に取り組むのはかなり楽です。愛には忍耐と洞察が必要です。理屈や原則は脇に置いて、その若者をさまざまな手段で助けるべきです。慈しみと、愛の言葉によって、彼がドラックをやめられるよう導き、仕事を見つけて、年下の兄弟たちの良き見本となれるよう助けるのです。そのためには何でもしなければなりません。

さまざまな努力を重ねた上で、家族全体またはサンガの集合的な洞察によって、最終的な決断を下すべきです。もしも家族にとどまれない結果が出たときには、家族の一人ひとりと同じように生活する気になれば、いつでも戻ってきていいことを告げましょう。洞察と、慈悲と、受け入れる心があれば、こうした問題も解決できるのです。

のけ者にしたり排除することは、まったく解決になりません。相手を殺せばこの世から消し去ることができると思う人はたくさんいますが、ガンジーやキング牧師は、かえって力を増して帰ってきています。排除という考えは、役に立ちません。それではヒトラーはどうなのでしょう？　彼を殺すべきだったのかどうか？　これにも同じことが言えると私は思います。ヒトラーのような人間を殺しても、彼らは姿を変えてあらわれます。ドイツでは、ネオナチに追従する若者たちがたくさんいます。

私たちがしている、受け入れと慈悲の瞑想は重要です。洞察や慈悲が欠けているために破壊や危害の原因をつくる人たちには、できるかぎりの手助けをしなければなりません。彼らを刑務所に収容しなければならなくても、処罰や排除は解決にはならないのです。

人を閉じこめるには、ふたつのやりかたがあります。ひとつは恐れと怒り、処罰する気持ちから、もうひとつは慈悲から出たものです。罰するだけでは、だれも変えることはできません。慈悲がなければ何にもならないのです。一般の快適に暮らす人たちにくらべて、刑に服す人たちは、もっと大切にされ愛される必要があります。

プラムヴィレッジは、こうした収容者にコンタクトし、その苦しみをやわらげ、苦しみから脱出する道を伝える試みをしています。私たちはこれまで、マインドフルネス実践の本をたくさん刑務所に届けました。瞑想を始めた多くの受刑者は、刑務所でも安らいだ心で暮らすことができることを発見しています。その経験を書いて発表している人もいます。慈悲を示せば、変容は起こるのです。

看守たちも、処罰だけでは意味がないことを知っています。受刑者は、出所後すぐに返ってきてしまうことが多いのです。処罰という方策は、今もこれからももっと刑務所が必要になることを意味しています。私たちは、慈しみと思いやり、相手を受容する心で、進んで受刑者を助けるべきなのです。

ヒトラーも例外ではありません。彼を収容するとしても、慈悲の心で、手を差し伸べる目的でしなければなりません。彼を消し去ろうと行動しても、ヒトラーはさまざまな姿で生まれ変わるでしょう。

受け入れる心

受け入れる心はとても大切です。人とのあいだに問題が起こると、相手さえいなければすべてはうまくいくのにと考えたくなります。離婚すれば何とかなるという気持ちにもなります。しかし問題は、離婚するかどうかではありません。変容だけが鍵なのです。多くの人が離婚後も苦しみつづけるのは、この変容が起こらなかったからです。実際に心の習慣のエネルギーは、新しい人と一緒になってもその人を苦しめるでしょう。

一時的に距離を置くのはいいかもしれません。そのあいだお互いに慈悲と受容の心で自分に取り組み、やり直すことができるように。相手が頑固でも、困難な条件が立ちはだかっても、受け入れましょう。その姿勢と実践することだけが関係性を改善するからです。

できれば決定はサンガが行うのが理想的です。サンガなしには人は弱いものです。自分が仏教徒だと思っても思わなくても、サンガは必要です。だから、サンガづくりが大切なのです。あなたのサンガを生かしてください。サンガの目を用いて、受け入れる心を実践し、ハートを開きましょう。

あるときブッダは、若い沙弥だったラーフラ*に、あらゆる物事を受け取り、包みこみ、変容させる大地の力について教えました。大地には、土、水、火、風という四つの偉大な要素（四大元素）があります。この四つの要素にはすべて、受け取り、包みこみ、変容させる性質があります。

ブッダは言いました。「ラーフラよ、大地のようになれる修行をしなさい。人間がミルクやかぐわしい液体を注ぎ、花や宝石をのせても、尿や大便や唾を捨てても、大地は区別せずに受け入れる」

なぜでしょうか？ 大地には、受け取り、包みこみ、変容させる力があるからです。大地は偉大なので、排泄物さえ受け入れることができます。そして、それらを花や草や木に変えるのです。ハートが豊かに大きくなれば、あなたは大地のように悠々とし、どんな相手や物事をも苦もなく受け入れられるようになります。

塩をひと掴みし、ボールの水に投げ入れかき混ぜれば、塩辛すぎて水は飲めなくなります。その水を注ぎこんでも、河はとても大きいゆえに何の変化もありません。ハートがこの河のようになれば、小さな問題で苦しむことはなくなります。私たちが苦しむのは、ハートが小さすぎて受け入れられないからです。私たちのハートは、締め出したり排除することが多いのです。

四つの無制限なる心（四無量心）（二四〇頁参照）は、真の愛をかたちづくる真の要素です。四無量心は、すべてを受け入れ、包みこみ、変容させる力をもっています。ブッダの教えを、沙弥ラーフラがどれだけ飲みこめたかはわかりません。しかしラーフラの背後に立っていた年長のシャーリプートラ尊者は、その教えに歓喜し実行に移しました。彼はすばらしい僧に成長し、サンガの若い僧たちを助けました。

第一の祈願

プラムヴィレッジの三つの祈願は、このような受け入れる実践を進めるためにつくられました。この三つを深く実践すれば、あなたはすぐにでも癒されるでしょう。身体の不具合も、心の苦しみも、消え去ります。あなたのハートは地球大に広がり、すべてを包み、受け入れ、変容させるでしょう。この三つの祈願は、三法印の理解も助けてくれます。コインの話を憶えていますか？表は無常を、裏は無我をあらわし、素材は涅槃です。三つの祈願もこの三つと一致しています。最初の祈願は、時間の次元、無常をあらわします。今ここにとどまり、マインドフルに呼吸しましょう。あなたの両親、祖父母、そして先祖を思い浮かべます。その人たちがみな、自分の中に生きていることに気づきます。そこから漏れる人はひとりもいません。子どもや孫がまだいなくても、あなたは彼らとともにいます。

もしもあなたが父親を憎み、関係を切ろうとしても、彼はあなたの中で生きています。申し上げたように、あなたは父の継続であり、あなたは父なのです。この事実を知り受け入れたとき、悲しみ、怒り、恨み、苦しみは根本から変容します。苦しみの原因は、つながりの喪失——自らの存在基盤とのつながりが断たれていることです。存在基盤から切れると、人は本来の家と呼べる場所をもたない「餓鬼」となります。

最初の祈願を、垂直線であらわしてみましょう。最初の祈願で、私たちは先祖から続いているいのちの流れに再び合流します。

ひれ伏します。智慧と洞察の象徴である額を、両手につけます。知性と智慧のすべてを、この実践に集中してください。両手のひらで、自分のハートに触れます。全身全霊でこの大地に触れる実践をしましょう。血縁も精神的なつながりも含めた、先祖すべてが自分の中にいるのを観ます。

なかには怒りを感じたり、避けたくなる人もいるかもしれません。それでも精神と血で結ばれた先祖には違いないのです。その人たちをあなたから切り離すことはできません。ある先祖は完璧に近いけれど、それとはまったく逆の人もいます。それでも、ひとり残らず先祖です。大切なのはすべてを受け入れることなのです。

つぎに、血縁の人びとを見つめましょう。父親、母親、兄弟姉妹、先祖の中でもっとも近い世代です。完璧に近い人もいればそうでない人もいますが、すべてが先祖であることは変わりません。私たちの中にも完璧に近い部分と、それには程遠い部分とがあります。先祖を受け入れなければ、私たちは自分でいられるでしょうか?

深く見つめてください。先祖のだれかに苦しめられたことで、意図的にその人を心から締め出していませんか？　その人は完璧ではなかったのです。それが理由で私たちは、自らの存在基盤から切れてしまったと感じるのです。いのちの流れからはじき出されて、私たちはさ迷い、餓鬼となって、信じるに足る何かを探し求めています。マインドフルネスを生きることで、完璧に近い先祖や不完全そのものの先祖、すべてが自分の内に存在するのを悟ってください。

今度はあなたの子どもです。私の場合には、それは弟子たちです。あなたには深く愛する子どもがいます。ある子は完璧に近く、逆に大きな苦しみの種になる子もいるでしょう。しかしどうであれ、自分の子どもには違いがありません。子どもらをそのまま受け入れなかったら、親といえるでしょうか？　こうして実践することによって、私たちはすべての先祖、すべての子どもたちを受け入れられるようになるでしょう。

あなたのすべての知性、洞察、気持ちをひとつにして、かがみこみ、大地に触れます。悲しみ、苦しさ、絶望を残らず大地に注いでしまいましょう。大地は何でも受け止めてくれます。触れるときには大地とひとつになり、ハートも開くのです。私たちも、すべてを受け入れ、含み、包みこんで、変容を起こすことができるようになります。

初めてかがんで大地に触れたとき、泣きたくなるかもしれません。あなたは、これまでそうして泣けなかったのでしょう。ずっとひとりぼっちで、先祖や子どもたちに触れ、抱きしめることができなかったのです。そして避けつづけてきたのです。

今こそあなたの本来の家に戻るときです。そしてすべてを認め、受け入れるときです。大地に触れるときには、体も意識も完全にそこにゆだねます。一切の抵抗を手放しいのちの流れとひとつになるのです。すると癒しが始まります。一時間ほど実践しただけで、ずいぶん苦しみがやわらいだという人たちを知っています。悲しみ、孤独、辛さがたっぷりと大地に注がれ、変容が起こったのです。

悲しみ、辛さ、絶望が、残らず大地に吸い取られるまで、満足のゆくまで大地に触れていてください。あなたが内なる先祖や子どもたちとつながり、許し、理解することができれば、彼らはほほえんでくれるでしょう。

私たちはみな人間です。間違いを犯し、ときには未熟なこともします。そうしてお互いに苦しめ合います。深く呼吸し、集中し、リアリティに触れる方法がわかれば、そこで理解が生まれます。この理解こそが、私たちを解放するのです。あなたの両目からは、幸せと許しの涙が流れるでしょう。体の調子も良くなります。完治は無理と思いこんでいた病気も、心の苦しみが原因だったのかもしれません。しかし全身を大地に伏し、先祖とつながり、精神と意識を開いて受け入れられるようになれば、病気も消えていくのです。

第二の祈願

第二の祈願は、空間の次元をあらわします。マインドフルに息を吸い、吐きながら、自分自身を深く見つめます。そして生きとし生けるものたちとの、相互存在の本質に気づくのです。そして、周囲に生きている菩薩たちともひとつになります。この世における彼らの存在は、活力にあふれ心強いものです。菩薩が座り、歩き、ほほえむのを見るとき、私たちは安定と、新鮮さと、愛や理解を感じるのです。

極楽まで行かなくても、菩薩に会うことはできます。彼らはここに、私たちの世界にいます。彼らは、あるときは医師、あるときは南アフリカのソーシャル・ワーカー、または第三世界で活動する名もなきマザー・テレサかもしれません。菩薩は抽象的な存在ではありません。彼らが私たちと一緒に生きているということを知れば、大きな心の支えになります。

息を吸い、吐きながら、菩薩がここにいて、そのエネルギーを受け取れることに気づきます。意気消沈したときには、マインドフルな呼吸をしながら菩薩の存在に触れましょう。彼らはこの世界を美しく変え、慈しみ、マインドフルネス、安定、喜びを生み出します。あなたもその一員になる決意をしてください。

菩薩のエネルギーに心を開けないのは、残念なことです。悲しみや絶望に縛りつけられていると、そのエネルギーは受け取れません。だからこそ、第二の祈願を実践するのです。この祈願は、「今、ここ」における水平の広がりであらわされます。この場所で大地に触れるとき、今この瞬間、私たちとともに生きるすべての存在に触れているのです。

第二の祈願では、マインドフルな呼吸をしながら菩薩たちの存在を感じて、彼らとひとつになります。私たちは、菩薩と相互存在しているのです。

裏庭の一本の木もまた菩薩です。それは冬のあいだじゅう、しっかりとそこに立っていました。寒さと生きることの厳しさに耐えるその力は強大です。生き延びる力を保存するために、木は冬にすっかり葉を落とします。そして春が来れば、美しさをいかんなく発揮するのです。木を見れば、そこにほんとうの菩薩が見えます。木はあなたを支えているのです。

人の姿や人間以外のかたちで、どれほど多くの菩薩が身のまわりにいるかわかりますか？　あなたはなぜ、悲観的になり絶望に押しつぶされるのでしょうか？　菩薩を迎えてともに生きれば、大きなエネルギーを受け取ることができます。抑圧され、貧困や病気に苦しみ、この世の地獄に住み、不正に苦しみながらもそれを告発できない人びとにも、あなたは菩薩からもらった力で手を差し伸べることができるのです。

人間の世界や、動物や植物の世界にも多くの苦しみがあります。苦しんでいるのはだれでしょう？　それは私たちです。私たちはすべてと相互存在しているからです。私たちは、途上国に売る武器を製造する人間です。私たちは、骨と皮ばかりのルワンダの子どもです。私たちは、海の上で海賊にレイプされる幼い女の子です。*

菩薩の力と強さを受け取らなければ、この事実に耐えられるでしょうか。今この瞬間深く苦しむこれらの存在を、救うことなどできるでしょうか？　この世の大いなる存在とひとつになるいっぽうで、極限の苦しみにある人たちともひとつになってください。

かがみこみ、大地に触れ、大地とひとつになったと感じるまで、そこにとどまります。大地と一体になり、受け入れ癒す大地の力を体験したとき、初めて私たちは世界を変えていく働きに取りかかれるのです。第三の祈願については、明日お話ししましょう。

――鐘を招く

13 誤った見方を手放す

サンガのみなさん、今日は一九九八年六月九日です。二十一日間のリトリートの第三週目に入りました。私たちはこれまで、エクササイズの十三番目を学んできました。「無常を経験しながら、息を吸い、息を吐く」です。それから十五番目の「涅槃を経験しながら、息を吸い、息を吐く」

今日は十六番目を学びましょう。「放棄を経験しながら、息を吸い、息を吐く」です。十四番目については、明日見ることにします。

誤ったものの見方を手放す実践は、とても大切です。ブッダが説いたエクササイズの十三、十五、十六を現実の中で実践するために、私たちは、「三法印」と「三つの祈願」を学んだのです。

先祖に触れる

第一の祈願では、いわゆる分離した自己を手放し、いのちの流れを受け入れます。そして、先祖、子どもたち、未来の世代に触れ、そのすべてとひとつになります。二番目の祈願では、今ここに存在する、すべてのいのちあるものとつながります。まず、大いなる存在とつながります。その安定、自由、喜びと慈悲を受け取り、十分な力をそこからいただいて、この世界と自分自身の苦しみを包みこみます。ふたつは、お互いに映し合っているのです。

第一の祈願を実践するときには、あなたの体の伝達が「空」であったことを忘れないでください。自分の体を深く見つめていくと、先祖にたどりつきます。先祖は自分たちをあなたに手渡しました。あなたは先祖の継続であり、彼らとひとつです。前にも申し上げたように、この伝達の受け手は、渡されるものや渡す人とひとつです。伝達が空であるとは、渡す人、渡されるもの、受ける人という三つの要素は個々に分離してはおらず、その三つは一体であるという意味です。

僧や尼僧が托鉢をするときには、布施の空を行じています。与える人、与えられるもの、それを受け取る人はひとつです。行は完璧な平静さをもって実践されますが、それこそがもののやり取りにおける最上の道なのです。愛についてもこれと同じ実践をしてください。そのとき、愛する人は愛される人とひとつになります。

息子や娘を愛する父親は、「お前にはすべてをやった。それなのに何も返さないとは、人の道に外れているぞ」などと言ってはいけません。それは平静さではありません。平静な心で与えるなら、もっとも尊いものを相手にあげることができます。ウペクシャー——平静な心で愛すること、それは至上の愛です。見返りに愛を期待することはありません。それは本物の愛とは違います。私たちには、愛しかたがまだよくわからないし、まだまだ未熟です。だから、愛が苦しみを生むことにもなるのです。

三つの祈願を実践するときには、あなたの内なる傷ついた五歳の少年や少女のことを忘れないでください。それは、あなたの父や母の中の傷ついた子だったのかもしれません。その傷は癒されないままにあなたに渡されたので、今度はあなたがその子たちを慈しむ番なのです。ダルマを知ったあなたは、内なる子どもをどう世話すればいいかがわかるはずです。それは自分だけでなく、先祖すべてのためになります。すでに言いましたが、多くの先祖は、自分の内なる傷ついた子どもの世話のしかたを知らずに、そのままあなたにあずけました。毎日その子に話しかけ、ほほえみ、抱きしめることがあなたの役割です。

もしもあなたが自分や人を責めてばかりいるなら、深く見つめ、先祖に触れる実践をしてください。その手厳しさの種はあなただけのものではなく、何世代もの先祖たちからやってきています。あなたが未熟で苦しみをつくり出してしまうなら、その責任はあなただけではなく、先祖も負わなくてはなりません。未熟さもまた伝達の対象です。未熟な振る舞いが大勢の共同責任だとわかれば、自分だけにきつく当たることはなくなるでしょう。

「これは私と先祖が一緒にしたことだ。しかしダルマを知り、受け入れること癒すことを知った今は、この習慣のエネルギーを変容し、私たちすべてを解放するために力をつくそう」、そう言えるはずです。あなたは、これからはきっとより良い生きかたをすると誓います。マインドフルな呼吸、歩み、ほほえみ、そして受け入れる実践によって、自分とすべての先祖のために習慣のエネルギーを変容させていきましょう。

失敗をしても、心、考えかた、意識によって、それを変容させることができます。すべては心から起こります。心は、世界のあらゆる物事を描く画家です。華厳経には、このブッダの教えが書かれています。

最初の祈願では、「伝達の空」への洞察を用いてください。あなたに病気があるときには、強健な肉体で長生きをした先祖とつながり、助けを求めてください。「どうか助けてください。あなたには健康な細胞があります」。息を吸って吐きながら、あなたの細胞が強くされ、弱った細胞がケアされるのを感じます。大地に長いこと伏したまま、強い細胞が弱った細胞を癒すにまかせてください。

あなたが先祖や未来の世代の流れと合流したことが感じられれば、実践はうまくいっています。孤独感や断絶した気持ちもすぐに消え去るでしょう。ひとつになったとき、大地がそれを吸い取ってくれたのです。だれもがみな大地の子どもです。一体になったときに、大地の力は私たちのものなのです。

第二の祈願で大地に触れるときには、相互存在の本質を深く見つめ、自分と裏庭の木、空に浮かぶ雲やリンゴに染み透る太陽の光がひとつであり、私たちが先祖や、今ここに存在する偉大な菩薩たちとつながっていることを知ります。このとき大切なのは、自分の内や外の健やかで安定した要素に触れることです。

絶望に打ちひしがれている人が、あまりにも多くいます。絶望は自殺にもつながります。あなた自身の希望、力、愛の種に触れてください。そうすれば強くなれます。周囲の菩薩たちとつながるようにし、苦しみの種ばかりに影響されないようにしましょう。以前お話ししましたが、庭の木が何本か枯れそうでも、それが庭のすべてではないのです。健康で生命力にあふれた美しい木は、まだたくさんあります。それらに毎日触れてください。

ドラッグ、セックス、暴力に浸り、苦しみの海に溺れる人もたくさんいます。そのいっぽうで、健全で、愛があり、実直な人たちも存在し、手を差し伸べる機会を待っています。安定した穏やかな一歩を踏み出すたびに、マインドフルな呼吸をするたびに、私たちは、物事を良い方向に導いているのです。

——鐘を招く

目覚め

三十年前、南フランスの山間部で、友和会*による科学者どうしの小さな集まりが開催されました。生物学者でもあるシスター・チャンコンも参加しました。参加者は歩く瞑想や座る瞑想を実践し、環境問題について話し合いました。まだだれも生態系のことを話題にしない時代のことです。

我々が置かれた危機的状況への意識を高めるため、参加者たちは、世界中の多くの科学者に向け環境問題に関する宣言を発しました。数カ月後、彼らは返ってきた四千を超える署名を集めて、国連の事務総長に提出しました。国連と友和会は、ダイ・ドゥング（大いなる連帯）という名の組織を立ち上げ、環境への意識向上の取り組みを開始しました。さらに二年後ストックホルムで、国連による初めての国際環境会議が開かれたのです。

三十年前には、飛行機の機内禁煙の実現をだれが想像できたでしょうか。私自身、たばこを吸う人のあいだに座るのは大変でした。しかし、目覚めは起こりました。旅客機の禁煙を切望する人がとても多かったので、それが実現したのです。実行を決意すれば、目覚めは起こります。自らと人の目覚めのために実践すること、それだけが困難な状況を乗り越える道なのです。

現代では、口にする食べものに対する意識が非常に高まっています。たばこの箱には、健康への警告が記されています。これも目覚めの成果です。個人個人にとどまらず、国全体の目覚めが必要です。たとえば、武器やセックスと暴力に満ちた映像など、有害なものから自分を守るための法律制定のために働くことも必要でしょう。

サンスクリット語で、目覚めのことをボディ（菩提）といいます。ブッダとは目覚めた人のことです。私たちだれもが、目覚め、洞察、思いやりと慈しみの種をもっています。第二の祈願では、そうした良き要素とつながります。いったんつながれば、まわりの人びとにも自信を与えることができるのです。

私たちはサンガとして、助け合って実践しましょう。マインドフルに生きている人たちに出会えば、未来が信じられます。若い世代の希望を奪うことはできません。そこですべてが止まってしまいます。未来に希望をつなげられるような日常を生きましょう。

毎日何時間もテレビを観ることで、暴力、恐れ、貪欲、怒り、絶望に接する子どもたちがいるという事実を、前にもお話ししました。彼らが自分の心や環境に存在する健やかな癒しの要素に触れるための環境づくりが、教育者の役割です。ここには教職にあるかたがたくさん来ています。みなさんは、知性と創造力を生かし、この仕事に取りかかってください。これも第二の祈願の道のひとつです。国会議員を誘って一緒に実践し、私たちと子どもたちを守るのに必要な法を制定するよう働きかけましょう。

ひとりで瞑想する時代は終わりました。仲間と集まり、地方ごとに、そして国全体で瞑想するときです。人類全体の気づきは一人ひとりの気づきから生まれ、個人の気づきは集合的な気づきから生まれます。ひとりと仲間、どちらでの瞑想も必要です。それによって、すべきこととすべきでないことが、個人、家族、そして国家レベルでわかってくるでしょう。

マインドフルネスは私たちの味方です。マインドフルネスがなければ、世界のあらゆる場所で悲惨なことが続くでしょう。何をやめ何を推進すべきか見分けるときにも、気づきが助けになります。第一と第二の祈願の実践を通じて、私たちは社会全体とひとつになり、切り離された個人ではなくなるのです。これで三番目の祈願に自然に移れます。

三番目は、涅槃に触れる実践です。一番目と二番目がよく実践できていれば、あなたはすでに涅槃に触れています。それらがうまくいかなければ、三番目の実践にも取りかかれません。分離した自己を手放し、存在の流れとひとつになったとき、あなたは涅槃に触れています。これはエクササイズ十六の、放棄を見つめる実践にもつながります。「放棄」とは、誤ったものの見方を捨て、二度とそれに執着しないという意味です。

十三世紀前半に生きたヴェトナムの瞑想の師タン・ホイ*は、誤った考えを捨て去れば、肉体だけが残ると言いました。私たちは深く見つめる機会を通して、自分が肉体よりもはるかに大きな存在だと知っています。空に浮かぶ雲でさえあることがわかったのです。

シャーリプートラ尊者がアナータピンディカ（給孤独長者）に授けた、「死にゆく者のための教え」**を憶えているでしょうか？「アナータピンディカよ、ともに瞑想しよう。息を吸いながら、この体は私ではないと気づく。息を吐きながら、私はこの肉体を超えた存在だと気づく。この体こそ私だという考えにはとらわれない。私は限りのないいのちだ。生まれたことはなく、死ぬこともない」

この実践によって、涅槃に触れることができます。生も死もない、自分の本質が見えてきます。体も他のすべての現象と同じです。一定の条件が整えばあらわれて知覚の対象となり、私たちはそれが存在すると信じます。もしある条件が欠けてあらわれなければ、それは存在しないと考えます。真のリアリティは、存在する・しない、ある・ない、などの両極の概念には縛られません。現実をよく検証し、無常、相互存在、無我というその本質に触れるなら、あなたは完全に解放されます。雲や木を見るときには、あなたとそれらはけっして切れることがないという理解をもたらす意識で見てください。あなたはそれらとひとつなのです。これこそブッダが説いた、「これがあるから、あれがある」ということです。すべてを見つめて、この真実を理解しましょう。

私が今立っているのは、アメリカ合衆国の土の上です。バーモントの土でもあり、北アメリカの土でもあります。ここから動かなくても、北米、中米、南米がつながったこの大陸全体の上に立っていることがわかります。立っているこの一点から、私がこの地球全体の上に立っていることが感じとれるのです。見方が変わると、認識が変わります。

ナショナリズムや排他主義に凝り固まっていると、現実のほんの一部しか認識できません。イスラエル人とパレスチナ人はお互いに、ある範囲の土地が自分たちのものだと信じています。土地は万人のものです。この洞察は、平和と、和解と、理解と愛を、より豊かにもたらしてくれます。

人を排除するなら涅槃には触れられません。受け入れることだけが、涅槃への道です。深く見つめれば、すべてのものが他のすべてと相互存在していることがわかります。イスラエル人の中からパレスチナ人だけを取り去ることはできず、その逆も同じです。相互存在の洞察は、私たちの幸福のために欠かせません。この視点なくして、真の平和は実現しないのです。

涅槃は私たちの存在基盤であり、一体であることの基盤です。キリスト教には三位一体――父なる神、子である神、聖霊である神があります。この三つは、実際にはひとつです。三位一体は空なのです。ひとつは他のふたつなしには存在できません。イエスは神の子であり、人の子でもあります。

私たちは、すべてのものの中に空の本質を深く認めることができます。相互存在の本質、つまり真の涅槃につながらなければ、ほんとうの安らぎ、理解、愛は手に入りません。涅槃とは何でしょうか？　それは、相互存在、無常、無我という本質のことです。それは「我」という概念を含む、すべての概念の死滅であると定義できます。

我という言葉を用いるときには、我は無我だけでできているという洞察がともなわねばなりません。発展は非発展に、第三世界は第一世界によってできている、というのも同じです。私たちはみな存在し合っているのです。単独で存在するものはありません。このトレーニングの第一歩は、この体こそ自分であるという考えを捨てることです。

世界（ローカダートゥ）と法界（ダルマダートゥ）

すでに申し上げましたが、幸福はあなた個人だけの問題ではありません。愛する人が幸せでなければ、あなたも幸せではありません。すべては集合的要素と個人的要素とでできています。ローカダートゥとダルマダートゥは、リアリティを説明する言葉です。ローカダートゥは、分離と限界、違いの存在する領域をさします。いっぽうダルマダートゥは、究極のリアリティ、あるがままの真実（真如）、統合、相互存在の領域です。

私たちが区別にとらわれているときには、ローカダートゥが立ちあらわれます。そこでは、すべてはお互いの外側に別々に存在しています。雲は花の外にあり、あなたは私の外にいます。私たちが無智なときには、そんな世界に生きています。リアリティをこま切れにし、そのうちのひとつだけを自分の世界にしているのです。ローカダートゥには、無智の暗がりが大きく広がっています。

私たちが苦しむのは、物事を区別し、ふたつの極という考えに執着しているからです。存在する・しない、生と死、我と無我、黒と白、イスラム教徒とヒンドゥー教徒などのようにです。

核物理学者デヴィッド・ボーム*は、ローカダートゥとダルマダートゥにそっくりなふたつの言葉を思いつき、それによって電子の相互存在の本質を説明しようとしました。彼は、存在にはふたつのありかたがあると指摘しています。そのうちのひとつは、「開かれた秩序（明在系）」であり、一つひとつの電子が他の電子と別に存在する世界、もうひとつは「内蔵秩序（暗在系）」で、各電子が他の電子すべてを含んでいるという世界です。

最近ある科学者のグループが、素粒子のニュートリノに質量があることを発見しました。長年ニュートリノには、電荷もなければ質量もないと信じられてきました。しかし実験結果は、ニュートリノは変化することでエネルギーを放出し、ゆえに質量があることを示したのです。科学者たちは、この発見に沸き立ちました。

私には、こうした洞察が早晩起こることは予想できました。もしもひとつがすべてを含むということを知っていれば、ニュートリノが質量や他の電子を含まないはずがありません。仏教のマハブータ（元素）の理論*によれば、おもな要素である火、水、大気、土、空間、そして意識のそれぞれは、他の要素のすべてを含んでいるのです。

相互存在と無我の洞察があれば、光と愛と智慧に満ちたダルマダートゥの世界があらわれます。それは神の王国と同じです。ダルマダートゥは、その中のすべてのものが他のすべてを含む世界です。花は太陽の光を含み、太陽の光は花を含む。父は息子を含み、息子は父を含んでいます。これは曇りのない洞察であり、その世界は光にあふれているのです。

ダルマダートゥを瞑想しながら歩くとき、その一歩一歩からは喜びが生まれます。この体こそ自分であるとか、ほかの人たちは敵であるという考えは手放されています。相互存在を見抜く洞察があれば、私たちは今すぐダルマダートゥの世界を歩けます。一人ひとりの中の相互存在の本質に触れれば、苦しみは消えていき、孤独感はなくなるでしょう。

この真実は、深く見つめることで見えてきます。それぞれが分離したローカダートゥに閉じこもり、ダルマダートゥに生きられないとすれば残念なことです。

ウペクシャー（捨）

――鐘を招く

私自身の手を見つめます。私の右手は、これまで何百もの詩を書いてきました。それから、書をしたため、鐘を招くこともできます。それなのに、手は自慢もしません。右手が左手に、「君は役立たずだなぁ、詩を書かず、書もたしなまないなんて」とはけっして言いません。なぜかと言えば、私の右手にはウペクシャー（平静さ）の智慧があるからです。右手は自分が左手でもあることを知り、その智慧によって働いています。

あるとき私は、左手で釘を固定し右手で金づちをかまえたのですが、打ち損じて指を叩いてしまいました。右手がしくじって痛みが起こったとき、右手は金づちを置いて左手の介抱を始めました。「ごめんなさい」と言わなくても、その行動は完璧でした。

右手は自分が左手とひとつであることを知っています。「私は右手、君の面倒を見てあげるからその恩を忘れるなよ」、そんな区別などしません。私の右手は、愛が空であることを完璧に実践しました。私たちの体と意識も、この無分別の智慧をもっています。サンスクリット語ではこれをニルヴィカルパ・ジュニャーナと呼びます。

この智慧を育てて、私たちは日常生活の指針にすることができます。お互いを右手と左手の関係と同じように考えてみてください。仲間である兄弟姉妹、パートナー、両親、子どもたちをです。ヒンドゥー教徒とイスラム教徒、白人と黒人、イスラエル人とパレスチナ人も、お互いにこのように接するべきです。無分別の智慧だけが、真の平和と愛をもたらし、恐れを取り去ることができるのです。

右手と左手は、お互いに相手を恐れてはいません。無分別の智慧によって、お互いに依存し、包み合っていると知っているからです。右手に起こることは左手にも起こります。マインドフルであることと深く見つめることだけが、相互依存の本質に触れる唯一の方法です。そこから無分別の智慧が生まれるのです。無分別の心を行動に移すなら、幸福と健やかな人生をつくっていくことができるでしょう。

十五年前ですが、タサハラ禅センター*で私は初めてピーナッツバター・クッキーを食べました。

それがほんとうにおいしかったので作りかたを覚えました。クッキーをオーブンに入れ観察していると、互いに敵対するように相手を押しのけはじめます。「ぼくが真ん中だ、君がそこにいるなんて認めないぞ」、まるでそう言っているかのようです。

ほんとうはみんなひとつだということを、クッキーは知らないのです。私たちもお互いに同じ態度でいます。自分の存在基盤にどう触れればいいのかわからず、無分別の智慧をなくしているのです。

すでに触れましたが、真の愛には四つの要素があります。まずマイトリー（慈）は、喜びと幸せを与える力です。カルナー（悲）は、痛みや悲しみを取り去り変える力です。ムディター（喜）は喜びです。真の愛とは喜びを与えるものです。もし四六時中泣いてばかりいたら、真の愛ではありません。最後のウペクシャー（捨）は、平静さと無分別の智慧をあらわします。

ほんとうに人を愛する人は、自分と相手の区別はしません。ふたりはひとつだからです。平静さの智慧があってこそ愛は完成し、苦しみや差別を洗い流せるのです。自分の愛の奥深くを見つめてそこに平静さが見つからなければ、瞑想の実践をしてください。私と相手、内と外などの考えが絡んだ愛は、まだ十分成熟していません。

生もなく死もない――自分という思いを手放す

この教えは、セラピストのかたには大きな学びになるでしょう。心理療法の目的は、健全な自己を取り戻すことです。しかし表面的に健全な自己があっても、自分という考えにとらわれていたら、苦しみは続きます。この自分という概念から解放されなければ、真の安心はないのです。

自分という考えを強くもったまま人と関わるとどうなるかは、はっきりしています。自分と自分との衝突です。自分を手放し愛する人とひとつになるのは「無我」の実践です。そのときあなたの幸福、理解、愛は何千倍にもなるでしょう。深く見つめて相互存在の本質を悟り、自分（我）は自分以外（無我）の要素でできていることを知ります。この洞察が私たちの癒しの質を大きく高めるのです。

タン・ホイ師は、二番目の概念である寿命という考えを手放しなさいと言いました。私たちは自分の存在が、あるときに始まりある時点で終わると思いこんでいます。人生は七十か八十年で終わる、または医者からあと二年と言われたのだから、そのあとは無になり自分はいない、そんな考えを捨てるのです。無や無人から物事や人は生まれ、ある時点で無や無人に返る、そうした概念です。こうした概念はリアリティとは相容れません。

みなさんはすでに、一枚の紙を深く見る瞑想をしました。そして紙が無から生じたのではないことがわかりました。紙は紙になる前に、木であり、太陽の光、雲、さまざまなものでした。紙を燃やせば何もなくなるだろうという憶測は、見事にはずれました。紙は一瞬にして数種類のものへと変化したのです。煙が立ち、熱は空間へと発散し、そして灰は、明日にも草のあいだの小さな花になるかもしれません。

ある・ない、生・死という考えは、たんなる概念です。手放してください。それはリアリティにはそぐわないのです。タン・ホイ師は、あなたが生まれたことはなく、死ぬこともないと言いました。ただあらわれることと継続があるだけなのです。

熱と水分が雲をかたちづくります。雲は無から生まれるわけではありません。空を楽しそうに行く雲を深く見つめれば、その前世が見えてきます。冷たい空気が雲に触れると、雲は雨に姿を変えて生きつづけます。雲は死んだわけではなく、変容しつづけているのです。姿が変わった雲の美しさは、以前とくらべてけっして劣りません。それは取り乱すどころか、雨に変化していきながら大きな声で歌っています。雲として空に浮かぶのもすてきですが、雨となって大地に落ち、川に溶けこんだり田んぼに染みこんだりするのもすばらしいことです。

無からつくられるものはなく、消滅するものもありません。誕生も死もありません。私たちは般若心経でこれを唱えています。そこでは創造と消滅という言葉は放棄されているのです。この表現を用いたのは、観音菩薩だけではありません。科学者も同じことを言っています。フランス人の科学者ラヴォアジエ*は、物質とエネルギーについて「生まれるものはなく、死ぬものもない」と言いました。これは般若心経の言葉と同じです。あるのはただ変容だけなのです。転成や再誕という表現もありますが、変容という言葉がもっともふさわしいでしょう。

私たちは生死から自由です。人間の本質には、生も死もないのです。深く見つめ、リアリティの奥底に触れれば、自分の存在基盤がわかります。これ以外に恐れを消し去る方法はありません。私たちがこのことを深く洞察すれば、苦悩は消え、存在・非存在への恐れからも解放されます。

ブッダは、あらゆる恐れと貪欲は無智から生まれると言いました。智慧と洞察が解放をもたらします。深く見つめる実践なしには、洞察は得られません。深く見つめることは、いったん止まり、リアリティの本質をしっかり見つめる瞑想の実践です。日常が忙しいあまりに、マインドフルな集中によって、深くリアリティに触れることができないとしたらあまりにも残念なことです。

「投げ捨てよ」、タン・ホイ師はそう言いました。自分はこの肉体にすぎない、という考えを投げ捨てるのです。人生はたった五十年、という考えを投げ捨てるのです。雲になりましょう。雨になりましょう。太陽の光になり、あなたの不死、生も死もないという真実に触れてください。知性を用いて、日常の中で、サンガとともに、深く見つめる実践をしてください。喜びにあふれ、智慧を保ち、静かに自分の死を見つめながら去っていった人たちを私は知っています。

私が沙弥としてヴェトナムにいたころ、バナナの葉の瞑想をしていて、とてもおもしろいことを発見しました。できれば、三枚の葉をつけたバナナの苗を思い浮かべてみてください。私は最初の一枚を深く見つめ、そこに私自身を認めました。二枚目の葉は開きかけたばかりで、まだ開き切ってはいません。三枚目はほかの二枚の葉の妹です。一番年上の姉の葉は、光や雨をたっぷり浴びて、葉として生きることを楽しんでいます。

彼女は、自分が開くときにとても大切な行いをしました。小さな妹の成長を助けたのです。姉である自分と妹はひとつだと知っていたからです。彼女たちは、一本のバナナの木という同じリアリティに生きていました。もう一枚の葉も同じことをしました。彼女も開き、光と雨を楽しみました。風が吹くたび歌いました。彼女も、一番下の妹の成長を助けました。一枚目と二枚目の葉は、無分別の智慧によって三枚目の葉の中に自分たちを見たのです。一枚目の葉がしおれて乾いていくとき、彼女は泣きはしませんでした。三枚目の葉の中にすでに生きているからです。彼女は土に帰り、バナナの木やほかの葉たちの栄養となったのです。

それぞれの人生には意味があります。私たちは、何かをするためにここにいるのです。私は一枚の葉としての生を楽しみ、弟子であるシスターに、豊かさと、喜び、希望を捧げ、できるかぎりのことをします。彼女は、私が三枚目の葉であるブラザーたちを助ける力になってくれます。無分別の智慧のおかげで、私たちは争いません。私たちは自分という考えにとらわれず、お互いに調和を保って暮らしています。

シスターに瞑想法を教えるとき、私は自分を「先生」とも彼女を「生徒」とも呼びません。私が人に何かを伝えることができるとすれば、それは平静さと伝達の空を実践しているからです。渡す者、受け取る者はいません。受け渡しが自然にできるのは、それが平静さ（ウペクシャー）、つまり無分別の智慧によって行われるからなのです。

前に触れたように、体の細胞にはどれでも、宇宙全体を理解するのに必要なすべての情報が含まれています。さらにその一つひとつに、人間、人間以外を問わず、すべての先祖と未来の世代の情報があります。ひとつはすべてを含みます（一即一切）。一と多数、という考えを捨ててください。

これが、ブッダの教えた十六番目のマインドフルな呼吸のエクササイズです。自らの思いや考えや見方を捨てるのは、リアリティが自ずからあらわれてくるためです。もうご存知のように、涅槃とはすべての概念が消滅したことだと言えます。誤ったものの見方からは、多くの苦しみが生まれます。怒りや絶望を感じるのは、自分自身の無智が原因なのです。私たちには、自分のことも人のこともわかりません。分け隔てしているからです。

知覚の河のほとりに座り見つめること、それが瞑想の方法のひとつです。知覚の正体がわかれば、そこから解放されます。それらを捨て去ることができれば、リアリティのほうからすべてを見せてくれるでしょう。

十四番目の瞑想に進みましょう。「心の無欲を経験する」、です。これはとても大切な実践です。欲の対象の正体を知れば、それに対する執着はやみ、自由と幸福が訪れます。

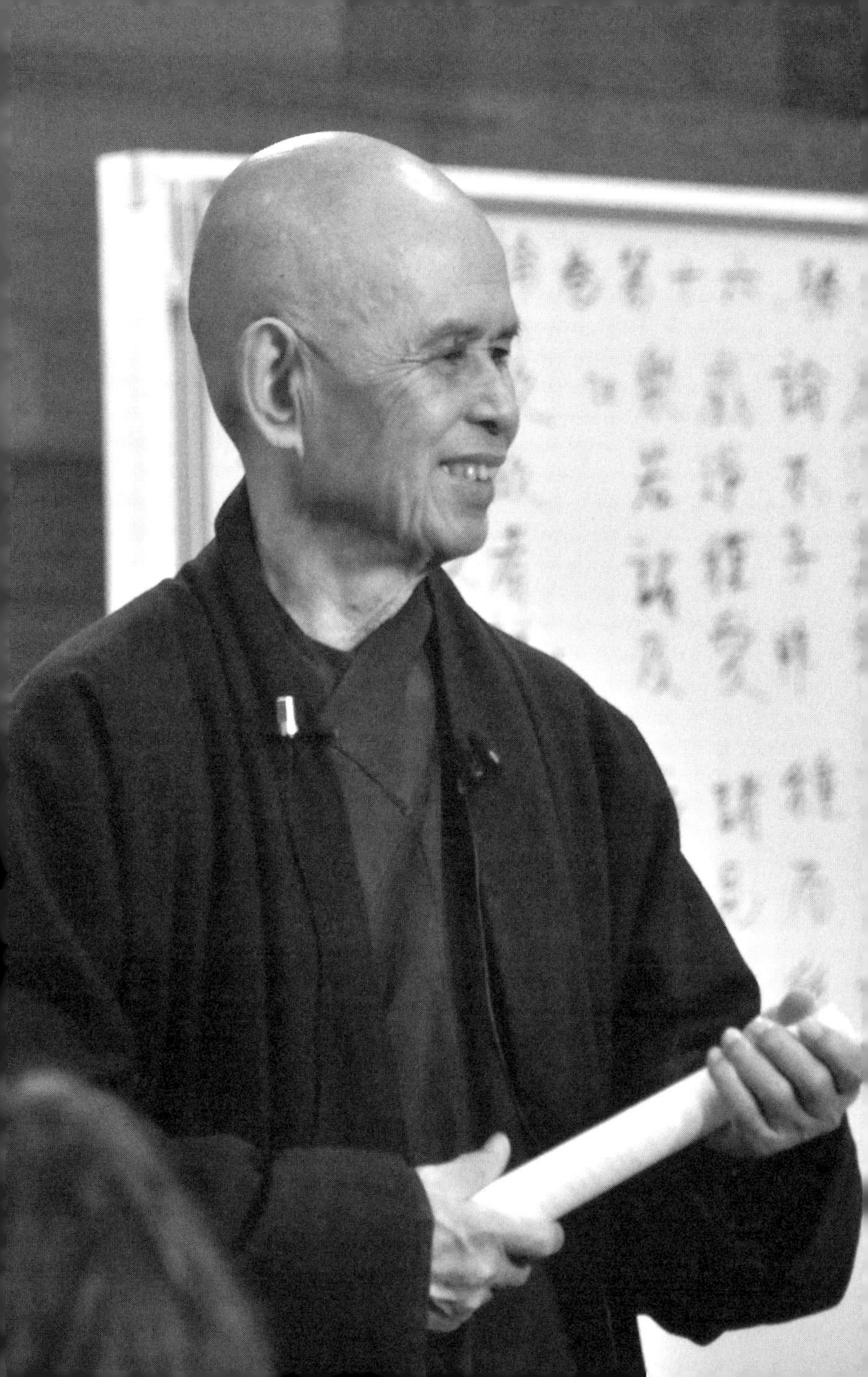

Q&A 14 その3

サンガのみなさん、今日は一九九八年六月十日です。質疑応答の時間です。

質問者……タイ、長患いのガンに苦しみ、ひどい痛みがあるなら、自ら死ぬこともかまわないでしょうか。すでにこのテーマはファミリー*やサンガで話し合われたとは思いますが。そうした行為は、どのような結果をもたらしますか？

タイ……これは非常に難しい問題です。ブッダの時代にも、病気に苦しむ僧たちがいました。ブッダは、人生の終末における瞑想の実践について、たくさんの法話を残しています。そうした法話を読むと、苦しむ人、死んでいく人をどう助けられるか、学ぶことができます。私たち自身がいのちを落としかねない病気になったときにも、その法話を自分がどう生かせるか学べるでしょう。前にも触れましたが、ブッダは肉体的な痛みをやわらげる瞑想を教えています。肉体的な痛みを減じる方法はいくつもあります。肉体に生じる痛みを認識しても、恐れや落胆によってそれを強調しないことです。

ブッダは、矢が当たったときの苦しみのたとえを用いています。同じ個所にふたたび矢が当たったとすれば、そのとき痛みは、二倍どころか十倍、二十倍、三十倍にもなるでしょう。この話は、肉体的な痛みを、恐れや怒りや想像によって強めることとそっくりです。だからこそ、息を吸い吐きながら、痛みをあるがままに感じ、実際以上に強調しないことが大切なのです。

医者や友人などで痛みに詳しい人がいたら、それはたんなる肉体の痛みだと言ってもらいましょう。人に痛みの正体を指摘してもらえば、恐れ、怒り、落胆などの強い感情によってそれを強めることはなくなるでしょう。

痛みへの取り組みかたはほかにもあります。心の中のバランスをとれば、痛みはしのげるようになります。内なる良き種に水やりをすれば、苦しみはやわらぎ、どうにかやっていけそうな気がしてきます。苦しみが大きいと、自分ひとりでは乗り切れないと思うかもしれません。そんなとき友が手を握ってくれれば、痛みに負けずやっていけそうだと思え、心に強さと幸福が湧いてきます。心の中の良き要素に触れるのも同様で、それらがやってきてバランスを取り戻すのを助けてくれるのです。肉体的な痛みは、これらの方法でずっと楽に受け止められるでしょう。

シスター・チャンコンの姉妹のひとりが、アメリカの病院で死を迎えたときのことを、私は憶えています。移植手術を受けた肝臓が、三、四年後に崩壊しはじめたのです。死が間近に迫り、彼女はとても苦しみました。夫や子どもたち、医者さえも、彼女の苦しみをどう減らしてやれるかわかりませんでした。彼女は身をよじり、呻き、叫びつづけました。

そのとき、シスター・チャンコンが到着しました。彼女は、姉妹の意識障害がとてもひどく、話をしても通じないとわかっていました。そこで、プラムヴィレッジの僧と尼僧がヴェトナム語で歌う「観音菩薩」のテープをかけたのです。シスターは耳にイヤホンを差しこみ、ヴォリュームをかなり大きくしました。すると、たったの三十秒で奇跡が起こったのです。姉妹はすっかりおとなしくなり、そのときから亡くなるまで叫んだり身をよじったりしなくなったのです。

シスター・チャンコンの姉妹には、すでに瞑想の種があったことはおわかりでしょう。彼女は以前その歌を聴いたことがあり、それがヴェトナムの伝統的な節まわしだと知っていました。だれも彼女が内なる健やかな種に触れる手助けができずにいたとき、それは彼女の人生のおしまいの何カ月かの中で、心の安らぎと健やかさの源泉になったのです。

彼女の中の良き種は縮こまり、痛みと絶望に打ちのめされていました。観音菩薩の歌は彼女を包みこみ、その霊的エネルギーの源に届きました。するとたんに彼女は、その源とつながることができたのです。そのエネルギーが彼女に十分な力を与え、必要だったバランスを取り戻させました。彼女が死に至るまで穏やかに横たわっていられたのは、そういうわけだったのです。

あなたが肉体的な痛みに襲われているときにも、安定、健康、信頼といった、たくさんの要素が控えていることを忘れないでください。心のバランスを取り戻すためには、そうした種に触れる必要があります。ブッダの教えを実践しているなら、死に直面する人びと、苦しんでいる人びとのためにその場で何をすべきかがわかるでしょう。心のバランスを失っている人にすべきことがわかるはずです。

みなさんはチャンティングブック*の中の「死にゆく人のための教え」を聴きましたね。その中には、死にゆく人や私たち自身を大変な状況の中で助けてくれる、たくさんの実践が紹介されています。

ブッダや長老格の弟子たちが死の床にある人を訪ねるときには、その人が心のバランスを取り戻し、苦しみから解放される方法をつねに理解していました。相手の心の中の幸福と健康の種に水やりをするその実践は、どんなときにも効果を発揮しました。私自身も数回その経験がありますが、そのたびに効果があります。生きるのが耐えられなくなったときに自ら死を選ぶことについてのご質問ですが、何よりもまず助けを求めることでしょう。

あるとき、死の床にある人を看たあと、ブッダは山中に帰ってきました。しかしあとで知ったのは、手助けをしたその男が、ブッダが訪ねた翌日刃物で自らのいのちを絶ったという事実でした。実際に、ブッダの訪問とその言葉による瞑想の実践によって、彼の苦しみはやわらいだのです。ブッダのような人がそばにいることで、たしかに彼はとても心強く感じ、バランスをいくらか取り戻すことができました。しかしブッダが去るとその気持ちを保つことができずに、自ら死を選んだのです。

ブッダは、知らせを受けたときも、その男を責めたり非難はしませんでした。弟子を遣わせて、あとの始末を手伝わせたのです。今のところ、これが私のお話しできるすべてです。ブッダのされたことは、その男の生前も死後も一貫して慈悲にあふれていました。

質問者………親愛なるタイ。あなたはこのリトリートで、許しについてのすばらしいお話をしてくださいました。その教えによって私は非常に助けられ、感謝しています。じっに多くの場合、もっとも許すのが難しい相手は自分自身だと感じています。自分を許すにはどうすればいいか、とくにこれが有効だというアドバイスをいただければ、ありがたいです。

タイ…………ほとんどの人——おそらくここにいる全員が、今まで生きてきて、愛する人やほかのだれかを、うっかりと傷つけたり苦しめたりしたことがあると思います。また自分を憎んだり、許せなかったりという経験もあるでしょう。しかし、自分が自分を傷つけてきたということには気づかず、忘れています。実際私たちは、だれよりも自分をひどく傷つけているのです。

振り返って、深く見つめてみましょう。あなたをいちばん苦しめる人はほかでもない、あなた自身だとわかりますか。私たちは、この事実をはっきりと見ていません。私たちは、自分の無智、怒り、憎しみ、分別心、未熟さなどから、数々の過ちを犯してきました。心の習慣のエネルギーが、その原因だということははっきりしています。たまには、自分の言葉や行動が苦しみの原因かもしれないと、直感的に気づくこともあります。それでも習慣のエネルギーに圧倒されて、振り返って悔やむような言動に走ってしまうのです。今度こそ同じことを繰り返さないぞと心に誓っても、またやってしまいます。そのエネルギーは、たしかに自分自身よりも強力なのです。

ブッダは、この習慣のエネルギーの存在に気づき、コントロールして、その力を弱めるように教えています。前にも触れましたが、マインドフルネスを保ちそれを育てる方法を知っていれば、習慣のエネルギーを見逃すことはありません。「私の習慣のエネルギー、そこに居るのは知っているよ。今度は逃がさないからね」

これこそマインドフルネスであり、ブッダであり、聖霊なのです。私たちは守られています。この意識を働かせるたびに、習慣のエネルギーはその力を弱めていきます。私たちが取り組みつづければ、それによって害のある言動に走ることもなくなるでしょう。

習慣のエネルギーは、先祖代々手渡されてきたのかもしれません。ですから自分を責めないでください。私たちは、その被害者でもあるのです。しかし、習慣のエネルギーに気づき、変容させる手立てを知らないままでいたら、ずっと被害者のままでいるしかありません。そして、同じエネルギーを自分の子どもやその子ども、未来の多くの世代に手渡すことになります。私たちだけに責任があるわけではなく、このエネルギーはすべての人の集合的な問題なのです。習慣のエネルギーが親や先祖から伝達されたとわかれば、自分だけがやましく感じることはなくなります。

ダルマに出会い、マインドフルネスの実践方法を学んでいくと、それが習慣のエネルギーを変容させる道具であることがわかってきます。その変容は、あなただけではなく、先祖や子どもたちのための恩恵になるのです。罪悪感と自己嫌悪を取り去る方法は、これ以外にはありません。それによって、あなたの本質が相互存在であり、真の幸福であることを悟るからです。

幸福と喜びのエネルギーは、心の変容に取り組むのに十分な力を与えてくれます。あなたの自己嫌悪のエネルギーは、父母や祖父母から受け取りました。そのエネルギーが彼らの中にもあったことに思い当たったなら、言いましょう。「おばあちゃん、そこにいたんだね」。これが、あなたとおばあさんをともに救います。あなたの変容への取り組みは、関わるすべての人のためなのです。

質問者………親愛なるタイ。すべての先祖のために大地に触れるとき、私はいのちの流れに合流することができます。けれど、同じように義理の母のために試みても、それほど長く効果が持続しません。私にいいアドバイスをいただけますか?

タイ…………はい、もちろん。その難しさは、おそらく義理のお母さんを自分の兄弟と同じには見られないということからきています。あなた自身の直接の家族より、彼女を受け入れるのはずっと難しいのです。けれど彼女があなたの奥さんの母親だ、という事実が何より大切です。奥さんは彼女の一部であり、その一族の流れの中にいます。あなたは奥さんと、すべての苦しみも幸せもともにすると誓いましたね。義理のお母さんもそれに含まれています。彼女はあなたと奥さんにとって、幸せと悲しみのどちらの原因にもなりうるのです。

だからこそ、彼女を受け入れる実践が大切です。奥さんの幸せは、あなたにとっての「義理の親戚」全体の幸せによって決まるのですから。パートナーが幸せでなければ、あなたも幸せにはなれません。義理の親戚を大切にすることは、あなた自身、あなたのパートナーを大切にすることです。

仏教徒が仏教徒以外の、たとえばクリスチャンと友人になるとしたら、キリストのことを学び、その友人の師を尊重しなければなりません。友情はみなさんの幸福に大切で欠かせないもの、いつまでも守りたいものです。友人の持ち物すべては、私たちのものでもあります。これはほんとうのことです。

夫婦にとって、お互いへの愛と関わる気持ちはとても大切です。相手につながるものは何であれ、尊重するよう努めなければなりません。あなたにとって、相手の健康や幸福は大きな関心事のはずですから。だから視野を広げて、奥さんにつながるすべての物事や人びとを心にとめてください。彼女の真の幸せにはそれが必要です。あなたの幸せは、奥さんの幸せにかかっているのですから。何より、謙虚であることです。奥さんの家族の家を訪ねるときには、ていねいに挨拶してください。あなたの妻の両親なのですから。義理のお母さんが感じがいいかどうかは別にして、あなたの態度と、お母さんを尊重し、受け入れ、助ける能力が、あなたと奥さんの幸福にじかに影響するのです。

ですから、さらに深く見つめればお互いの壁は崩れ、あなたは義理のお母さんを、あなたの奥さんの大切な先祖として受け入れることができるでしょう。成功をお祈りします。

質問者………私の質問は、第一のマインドフルネス・トレーニングについてです。その中でもとくに殺生について、とりわけ研究所で人間の利益のために動物のいのちをとることについてです。

私はずっと前から動物に憐れみを感じて、十八歳のときにベジタリアンになりました。皮革製品は買いませんし、日常的にも動物への共感をあらわすためにできるかぎりのことをしています。ところが私は、研究を専門とする科学者になりました。ハンセン氏病や結核などに取り組むことで、人の助けになりたいと思ったからです。これらの病気は薬剤会社の儲けにはなりません。それで私は、国の機関所属の科学者として、年に三百万人のいのちを奪う結核の新薬発見のための、最大の企画を指揮する立場になりました。しかし新薬の研究がある程度進んだ時点で、人間に使用する際の安全性確認のために、動物に試験投薬しなければなりません。

これは、シスター・ヴァルが第一週目に話してくださった、化粧品やシャンプーの実験によって、動物たちがなくてもいい苦しみを与えられるケースとは違うと思います。結核の薬は人間に使われる前提があります。私が最初に試してみることもできますが、ひとりだけのサンプルでは、十分な情報は得られません。ある種の薬品については、人間に処方しても安全だと推察できる程度の実験は行いましたが、さらに質の高いデータを得て人間への投与が安全であるとの確証を得るためには、動物への投与実験がどうしても必要になってきます。

私自身にとって、これは動物への慈悲と人間への慈悲との葛藤です。だれもがいかなる生物も殺したくはないという前提はあるものの、この問題を違った視点から、ほかの見方ができるかどうか、お聞きしたいのです。

タイ……………私からの助言は、まずあなたの今の仕事を続けること、しかもマインドフルネスの実践によって、ということです。そのうちに何らかの洞察が必ず訪れます。それによって、動物たちにも役に立つような方向であなたの仕事は向上するでしょう。

十五年前、プラムヴィレッジにある人が訪れました。その人は、自分は原子爆弾の設計責任者で、そうした破壊的で物騒な仕事に携わっているので、落ち着いたやましさのない心がもてなくなったと言うのです。そしてさらに、もし自分がこの仕事を辞めたとしても解決にはならない、ほかのだれかが引き継いで同じことを続けるだろうからと話しました。

私はだいぶ間を置いてから答えました。「続けてください、ただしマインドフルに」。何事もマインドフルに行うことが肝心です。そうすれば何らかの洞察が生まれるチャンスが訪れ、より良い方策を見つけることができるからです。惰性にまかせていたら、どれほど続けようが何の成果も得られないでしょう。

動物を殺すことも同じです。人間は有利な立場にあります。もし動物たちが抗議行動を起こすとすれば、そのひとつは動物実験に対するものでしょう。私たち人間は彼らより強い立場にあるので、動物たちを利用して自分たちの健康を向上させる方法を見つけようとします。これらすべてのことを自覚しながら、あなたの仕事を続けてください。

あなたが動物たちを研究対象にしているのは、人類のためです。すべての人間を代表して、私たちのために働いているのです。あなたの仕事の責任は、私たち全員にあります。私たちもこれに関わり、あなたと一緒に苦しんでいます。そして、動物や、植物、鉱物たちの苦しみを軽くするための道を、どうにかして探そうとしているのです。

もうひとつあなたにできることは、ほかの人たちに現実を伝えることです。多くの人たちは、ほとんど何も知りません。そういった問題を意識さえしません。動物たちがどれほど苦しんでいるかも知りません。あなたはまさに適役――ロウソクに灯った火なのです。あなたは私たちみなの代わりに苦しんでいます。私たちの目を開き、自分の体験を伝えてください。あなたがより深くマインドフルに取り組めるよう、私たちも手伝います。そして現実を深く見る実践に加わります。それによって、あなたの洞察もより早く訪れるでしょうし、動物たちの苦しみを大きく減らすことができると思います。

この答えは、私自身の苦しみと洞察から生まれました。「こうすべきだ、すべきでない」という解答はありません。ただ今あなたに言えるのは、マインドフルネスをもって働き、動物たちの苦しみの実態を伝えてほしいということです。そうすれば、私たちもともにその重みを背負っていこうと思えるからです。

私たちには、あなたが人類にとって真に必要な洞察を得るためのお手伝いができると思います。日常の細々した問題に心を奪われていると、慈悲の種は小さく縮こまるばかりです。慈悲なしに幸せな人生はありません。ですから、自分の慈悲に気づいてください。機械にならないでください。今のままの人間の姿で、慈悲を働かせるのです。あなた自身がマインドフルでいて、私たちのマインドフルネスにも手を貸してください。あなたの仕事は、私たちみんなのためです。私たちも、あなたのすることすべてに共同の責任を負っているのです。

質問者………親愛なるタイ。あなたのプライバシーを尊重する気持ちからお聞きするのですが、たくさんの人からじっと見られたり、動画や写真を撮られたり、フラッシュをたかれたりするのはいかがなのでしょうか？　あなたを崇める人もいます。それはどんなお気持ちでしょうか。窮屈に感じることはありませんか？　こういったことで、怒りや、嫌悪、孤独などを感じられることはおありでしょうか。人に知られているという状態に、瞑想でどう対処されているのでしょう。心の安定と静けさを保つために。もっとも親しいかたたちと、抱擁の瞑想をされたことはありますか？

タイ……　ありますよ！（声を立てて笑う）　あなたがもし出家するとしたら、はじめのうちは人の視線に抵抗を覚えるかもしれません。私の母国は仏教国ですから、一般人は日常的に、茶色の法衣の僧や尼僧を見かけることに慣れています。茶色の法衣を認めれば、人びとは仏教やブッダを連想し、つねに敬意をあらわそうとするのです。僧や尼僧の前では、進んでひれ伏します。

出家したてのうちは、抵抗があるかもしれません。しかし、「やめてください、まだ出家したてですから」とは言えません。その権利はないのです。あなたは微動だにせず座り、吸う息・吐く息に集中しなければなりません。そして、目の前の人があなたを通して、ブッダ、ダルマ、サンガに敬意をあらわしているのだと想い描くのです。出家したその日から、これを身につけなければなりません。実際に私は、出家直後の弟子たちにこの実践を教えています。

このお話は前にもしましたが、一般の人びとが三法に出会うときには、安らいだ幸せな気持ちを感じることが必要です。そのとき敬意をあらわすのはあなたの我ではなく、ブッダ、ダルマ、サンガに対してなのです。敬意の対象があなた個人であると思うのは間違いです。あなたが僧でも、尼僧でも、そうした妄念は修行生活を損ないます。

得度を受けたらすぐに、静かに落ち着いて座り、自分を通じて人びとが三法に触れられるよう、心をつくさねばなりません。それは国旗への拝礼と同じです。人は布に対してではなく、母国、国民、歴史などに対して礼をするのではないでしょうか？　ですから、茶色の法衣はシンボルにすぎません。それにこだわったら、自分を見失います。

私は、名声などに影響されないよう実践をしています。自分を見失うのは、まさにマインドフルネスが不在のときです。マインドフルネスがあれば自分を保つことができ、名声や富に影響されることはありません。すべての僧や尼僧がそうなれているわけではなく、その多くが名声や富につかまり溺れています。彼らはそれらの犠牲になり、堕落してしまったのです。

私自身は、そのような物事に影響されていません。私の幸福は、それらとは違う要素でできています。自由もそのひとつです。ある物事が私の「牛」になったとすると、私は間を置かずにすぐさま手放します。それは勝利だと思います。

たとえば、私が瞑想センターを建設するとしましょう。建設中にそれが自分の喜び、自由、健康などを損なうと思ったならば、その計画を中止するでしょう。私にはセンターは必要ありません。だれも、私が瞑想センターの建設に失敗したとは言えません。私にとって手放すことこそ勝利だからです。それによって僧がもっとも貴重なもの、自由を守ったのですから。

名声についても同じです。それに執着すれば自由も幸福も失うでしょう。出家かどうかにかかわらず、その人をよく見つめれば、自由であるかどうかを察するのは難しくありません。一瞬でわかります。あなたが億万長者でも、大企業の社長でも、高い地位にある政治家であっても、内面と外側の両方に自由がなければ幸せな人間でいることは不可能です。

自由と慈悲以外に、人を幸福にできるものはありません。十四番目のマインドフルな呼吸のエクササイズは、それを教えてくれます。「無欲を見つめながら、息を吸う。無欲を見つめながら、息を吐く」

私は歩くとき、一歩一歩を楽しみます。吸う息、吐く息を楽しみます。弟子たちとともに一杯のお茶を楽しみ、空や山を眺めることを楽しみます。私は自由であり、その自由を慈しむからそうするのです。私は自由でなくてはなりません。でないと、あなたがたの導き手にはなれません。もしも尊敬のまなざしや、名声や、富などに動かされていたら、みなさんの師として失格です。

これはこうして話すよりも、自分自身で深く見つめて見いだす真実です。みなさんすべてが、私と同じように実践できればと思います。自由を手にしないで、自分の牛や名声や富に縛られていたら、幸福はけっして手に入りません。これはサンガのだれにも当てはまることです。

質問者………これは、私たちのグループから出た質問です。今生で良き徳を積み悪いカルマを避けることが肝心、それが来世で良き果実を結ぶというようなお話は、ここでは耳にしません。私の歳になってからも、「今ここに存在する」方法を大急ぎで身につけて、今までの遅れを取り戻すような努力が必要なのでしょうか。

タイ……息を吸いながら自分自身を静め、ほほえむだけで多くの徳があります。あなたは幸せになり、心に自由、くつろぎ、健やかさがやってきます。特別な努力がなくても、それでまわりの人たちも幸福になります。そして、先祖や子どもや孫たちも幸せになるのです。この徳は日常のどんな瞬間にも得ることができます。転生は一瞬ごとに起こっています。私たちは、一瞬ごとに再生しています。あなたが自分を年寄りと思ったとしても、じつは変わらずにとても若いのです。生まれたてなのですから。

私自身振り返ってみても、死んだらどうなるだろうとか、どんな姿になるのかなどとは考えません。この瞬間に深く見つめれば、私はすでにさまざまな姿で生まれ変わっているからです。サンガで実践に励む僧や尼僧、一般の人びとをごらんなさい。みなさんの中に、すでに私は生まれ変わっています。あなたに私は含まれています。生まれ変わるために死ぬ必要はありません。焦って今すぐ徳を積む必要はないのです。

出家したての三年間がうまくいけば、生涯幸せな僧として生きられますよ、とある人に言われたことがあります。私にとっては、言われた通りでした。最高のかたちで徳を積むとは、それを目標に励むようなものではありません。深くマインドフルにすごし、慈悲を育てれば、瞑想も楽しくなります。

ブッダはこう言っています。「私の教えは、はじめが美しく、途中も美しく、終わりも美しい」。ある結果を見るために二十年も修行する必要はない、これはそういう意味です。あなたが静かに息を吸い、ほほえみながら息を吐き出すとき、その瞬間に実践の果実は実を結びます。時間をかけたかどうかではありません。徳を積もうなどと考えないから、多くの徳が積まれるのです。自分の転生を特定することは困難です。転生はあまりにも多く、さまざまな姿をとるものだからです。みなさんは、私がここにいると思っているでしょう。それは認知の錯覚です。この瞬間私は、いろいろなところにさまざまな姿で、少しずつ存在しているのです。それを理解するためには、深く見つめなければなりません。自分の認知の歪みにだまされないことです。

――鐘を招く

質問者………タイ、深く見つめるにはどうすればいいのでしょう？　決まった手順はありますか？　怒り、痛み、焦燥感などを深く見つめる手がかりがあれば、その例をお話しください。そうした感情の存在に気づいて受け入れたあと、どんなことをすればいいのでしょうか？

タイ………「深く見つめる」という表現を、私は好んで使います。そのために両目だけではなく、両耳も使えるということはおわかりですね。耳を使うときには、深く聴くとも言いますが。深く見つめることは、より深い理解と広い視野を与えてくれ、深く聴くことからは、より良い理解とひらめきが得られます。

目や耳があっても、マインドフルネスのエネルギーでそれらの能力を引き出さなければ、深く見ることも深く聴くこともできません。両目、両耳が閉じていても、深く見つづけることはできます。吸う息の本質を深く見つめるときには、目も耳もいりません。意識の中のマインドフルネスが深く見つめる働きをします。つまり深く見つめるというのは、集中する対象に深く気づいている、ということなのです。

対象を包んで意識を集中させるだけでも、相当のマインドフルネスのエネルギーが必要です。ときには目を使い、ときには耳を、そして心を使いますが、つねにマインドフルネスの力が必要であることには変わりがありません。マインドフルネスがなければ、集中の対象に長く意識をとどめることはできないのです。

ときには、思考を駆使することもできます〈初考〈尋〉と熟考〈伺〉〉*。思考はたいてい迷いを生み、行く先を見失わせるものです。それでも扱いかたを知れば、場合によって思考も深く見つめる実践を助けてくれるのです。

ブッダは深く見つめる実践の方法を、はっきりと教えています。そうして見つめれば、対象の無常なる本質に触れることができるというのです。「これは無常」という言葉だけでは、無常の根本に触れることはできません。頭で考えて「この花は無常なのだ」と言ってみても、本質を表面的になぞっただけです。たんなる概念としての無常の根本を超えるには、無常の本質に深く触れることが必要なのです。

真に無常の本質に触れたとき、あなたは相互存在と涅槃の本質にも触れています。何かを読んだだけでわかったつもりになり、思いこんだり勘違いをした経験がだれにもあるでしょう。そのとき、読み返したりあいまいな個所に戻ってみれば、ほんとうはよく吸収せず理解していなかったことに気づきます。

深く見つめることも同じです。この花の無常を見るのは簡単だと思いますか？　花の無常は受け入れても、生きかたまで変わってしまうことは稀です。私たちは存在の表面をなぞるだけで、その奥までは入りこんでいかないからです。そこまで深く入りこめば、無我の本質が見え、相互存在の本質も見え、生死を超えた本質に触れることができるのです。生死を超えたリアリティに達すれば、悲しみも恐れも消え去ります。悲しみ、恐れ、欲などがあるかぎり、私たちは本質的なあるがままの世界に触れたり、それを見抜くことはできていないのです。

十四番目のマインドフルな呼吸のエクササイズでは、欲や渇望の対象を深く見つめます。深く見ることができたとき、それが真の欲の対象ではないことが理解できます。幻想は大きな苦しみをもたらします。見つめる対象の本質を真に理解したなら、それはもはや欲の対象ではなくなり、私たちは解放されるのです。

この場合の対象は、名声や富やセックスかもしれません。その本質を深く見つめたとき、それらに溺れた結果がはっきりとわかります。私たちが歪んだ見方を手放さずに欲に執着するなら、そして、それなしでは幸せになれないと思うなら、自分も親しい人たちも苦しむことでしょう。それでは幸福はかないません。私たちにはまだ、自分の欲の対象の正体が見えていないのです。深く見つめる実践だけが、その本質を明らかにします。

ブッダは、無常、無我、空、相互存在、不生不死の教えを説き、これらの本質は真の欲の対象ではなく、執着の対象でもないと指摘しました。それは私たちが深く見つめられるようになるためです。無常、無我、空、相互存在、不生不死——これらの要素のリアリティを欲の対象にせずしっかりと見れば、あなたにふさわしい自由が得られるはずです。

あるときには思考を使い、あるときには瞑想の対象をただ包みこむ。方法はさまざまです。しかしいつでもその目的は、「ここにあるリアリティ」に向き合い、そこに深く入り、それとひとつになることです。これが深く見つめる、またはビパッサナー、洞察の実践などと呼ばれる、この瞑想の核心なのです。この実践を順調に進めるには、集中力とマインドフルネスを磨き、それによって物事の本質に深く入りこむ力をつけなければなりません。

——鐘を招く

質問者………タイ、愛し合っているどうしはお互いに一体になると言いますが、どういう意味なのですか？　なぜそれが重要なのでしょう？　また、パートナーのうち強いほうが弱いほうをくじいて支配することがないよう守るには、どうすればいいのでしょう？

タイ……「ひとつ」という概念が生まれたとたん、「ふたつ」という概念も生まれます。右・左の場合と同じです。リアリティとは、「ひとつ」と「ふたつ」という概念を超えたものです。あなたがこの教えを実践に移せば、自分で答えがわかります。あなたの質問は実践から出たものではなくて、考えからきていますね。この瞑想で肝心なのは、平静さと無分別の智慧の働きです。

先日私は、大変わかりやすい例をあげました。右手は左手に、君は役立たずだとはけっして言いません。右手は左手を差別せず、自慢することもありません。右手は左手と一体で、「分かれていない」ことを深く知っているからです。頼まれればいつでも左手を助けますし、「ぼくは右手、助けてあげるから、必ずぼくの愛に応えてね」などとは言いません。

親しい間柄でも、無分別の智慧をつねに生きつづければ、それは実を結ぶでしょう。そうしてお互いに一緒に生きるとき、強いや弱いの違いもなく、相手の弱点を突くこともなくなります。まだそうする癖が抜けないとすれば、無分別の智慧が育っていない証拠でしょう。

質問者……私は健康上の問題を抱えながら、リトリートに参加しています。医者に生活指導を受けたのですが、とてもその通りには生活できません。そこでさまざまな代替医療や自然療法を探していたのですが、不思議なことに、霊能力のある友人が、このリトリートの初日の五月二十四日までは、どんなことをしても治らないと予言したのです。彼女は、私がここに来ることをまったく知りませんでした。私はタイの教えに深く、深く感謝します。そして、お話のおかげで健康の問題も乗り切れる気がします。私のための癒しがここに用意されているのか、私のいのちを救い真の問題に出会わせる大切な知らせが存在するのかどうかわかりません。あと二週間と告げられた人が、文字通り生還したというような、感動的な話はたくさんあります。私も気づいていない多くの力強いメッセージが、ここからアメリカの人びとに届いているのでしょう。

タイは、健康の問題をテーマにした本をつくることを、お考えになったことはありますか？深刻な病気を抱えた人の助けになるような、本をお書きになる予定は？　たとえば、『呼吸がいのちに返らせてくれた』というようなタイトルで。

タイ……あなたが私のために、その本を書いてくだされば（笑）。みなさん一人ひとりが、生きた本です。だれもが自分の松明をもち、光をブッダからいただいています。その松明をそれぞれが家に持ち帰り、光をまわりの人たちのために使ってください。

ですから、たんなる言葉ではなく、あなた自身のいのちをこめてその本を書いてください。すでにあなたはたくさんの教えを吸収し、瞑想の大切さもわかっています。あなたがまわりの人たちの力になることを、楽しみにしています。

15

幸福はあなた個人の問題ではない

サンガのみなさん、今日は一九九八年六月十一日です。三番目の祈願についてお話しします。

相互存在

大地に触れるときには、自分の体を深く見つめ、それが牢獄ではないことを知ります。体はすばらしいもの、そこに宇宙が丸ごと含まれています。すでにおわかりのように、すべての先祖、子ども、そのまた子どもたちがこの体に存在しています。一つひとつの細胞の中に、彼らがいることが感じられるでしょう。彼らは体の中だけでなく、身のまわりにもいます。四大元素についても同じです。地、水、火、風は、体の内にも外にもあるのです。

私たち自身を海の波にたとえることもできます。ひとつの波は、ほかのすべての波によってできています。ひとつがすべてを含み、すべてがひとつの中にあります。これが相互存在です。波の上がり下がりに、私たちはまったく影響されません。肉体が滅んでも私たち自身は変わりません。つくられるものはなく、消えるものもないのです。体を意識するとき、この事実を見てください。そうすれば、この肉体が自分だという考えが捨てられます。人生はたった六、七十年という考えも、同じく捨てるべきものです。

いわゆる誕生以前にも、私たちは違うかたちで存在していました。また、死という出来事のあとにも、私たちは違ったかたちで続きます。永遠なのは、ブッダや菩薩の寿命だけではありません。一枚の葉っぱやロウソクのいのちもまた永遠です。

歩く瞑想をしているとき、一枚の葉を踏んだとしましょう。マインドフルネスがあれば、その葉の本質が深く見えてきます。葉のいのちが終わると、分解して土に帰っていくように見えますが、それはあくまで表面上です。葉の本質を深く見つめると、それが木と一体であることがわかります。その葉自身が、生まれそして死ぬように見える場合もあるでしょう。それはあくまで表面上のことです。物事の本質そのものに触れれば、その葉は生からも死からも自由です。姿があらわれたり消えたりしているだけなのです。

観念を捨てる

金剛般若経でブッダは、四つの観念を捨てることを説いています。それは、自分(我相)、人間(人相)、生き物(衆生相)、寿命(寿者相)です。これら四つの観念を手放すことができれば、私たちは涅槃の本質に深く触れ、恐れから解放されます。

金剛般若経の中には、数回にわたって繰り返されるパターンがあります。たとえば、健全な行い(正業)と呼ばれるものは、じつは健全な行いではない。だからこそ、それは健全な行いである、こんな表現です。「AはAでない、だからAは真にAでありうる」。これは、この経典の弁証法です。

花をよく見つめれば、それが花でない要素だけでできていることがわかります。その瞬間、あなたは真の花に触れています。AがAでないとわかったとき、Aのありのままの姿が見えます。私たちはふだん、「AはAでしかなく、Bではありえない」と思いこんでいます。アイデンティティという概念にとらわれているのです。しかし金剛般若経の弁証法では違います。Aを深く見ていけば、AはAでない要素だけでできていることがわかります。この見方こそが、リアリティの本質をあらわにしてくれるのです。

あなたがあなた自身を見るとき、これは自分だと思います。もしここでほんとうの見方ができれば、自分が自分以外の要素でできていることがわかるでしょう。両親、先祖、大気、大地、雲、熱、食べもの、教育などです。自分の中で触れられるすべてのものは、無我（自分でないもの）であるといえます。自分という概念から自由であれば、「自分」という言葉も恐れずに使えます。

ブッダは「私」、「あなた」、そして「自分」という言葉を使いました。彼は随身の弟子アーナンダ尊者に、「アーナンダよ、あなたと私と、一緒に山に登らないか？　私たちが一緒に行けば楽しいだろう」、こう話しかけました。ブッダは、「あなた」、「私」、「私たち」という言葉を使いつつも、自分という概念にはとらわれなかったのです。

「聴きなさい、聴きなさい。このすばらしい鐘の音が、私を本来の自分に連れ戻してくれる」

鐘に耳を傾けるこの偈《げ》を最初に紹介したとき、「自分」という言葉にひっかかって、瞑想に使うことをためらう人がたくさんいました。言葉や概念に対するこのような執着は二元的です。自分は自分以外の要素でできているという洞察を深めれば、恐れや執着から解放する無分別の智慧によって、「自分」、「私」、「あなた」という言葉に縛られずに、それらを使うことができます。金剛般若経の弁証法は、深く見つめる実践のための導き手です。

手放すべき最初の観念は「自分」だと経典は言っています。これを実践するには、経典と同じ見方をする必要があります。

自分を菩薩だと考える者は、真の菩薩ではありません。思考が分別の意識に彩られているからです。他の生き物を助けるときに、自分が助けていると思ったら、真に助けることにはなりません。あなたは自分を助けているのです。布施をするとき、自分が与える側で相手は受ける側だという考えで行うなら、それは完全な授与（布施波羅蜜《ふせはらみつ》）の心にもとづく真の布施ではありません。波羅蜜とは、「彼岸へと渡る」という意味です。与える実践（布施行）は、生死や苦しみの流れを渡り、向こう岸の幸福へと至るための六つの方法（六波羅蜜）のうちのひとつなのです。

布施は平静な心で行わねばなりません。これは与えることの空であり、与える者、与えられる物事、受け取る者のあいだに区別はありません。あなたは布施を受ける人とひとつです。受ける人もあなたとひとつですし、渡される物事ともひとつです。これは以前触れた、先祖からの体の伝達の空や、傷ついた左手を右手が助ける話と同じことです。

愛する者どうしのあいだで、幸せを与え、苦しみを取り除き、喜びを感じるのも、すべて平静さによって行われます。私もあなたもなく、ふたりはひとつのすばらしいリアリティの中に存在するのです。平静な心、つまり無分別の智慧をもって与えることができるなら、それが真の布施波羅蜜です。平静さと無分別は非常に強力な心なので、即座に私たちは「彼岸」へと渡ることができます。それは我や無我の概念をことごとく超えるのです。

心理療法は、対象者が健全な自我をもてるよう援助していきます。深く見つめれば、その方向性は瞑想と同じであることがわかるでしょう。どちらも、自分の目覚めへの援助だからです。自分の存在に目覚めるためには、ある程度の自己観察が必要です。あなたの存在を認められずに、相手の存在を認めることができるでしょうか？　自分が今ここに存在しないので、人の存在も認識できないという人もいます。自分の身体、感覚などについて気づきを働かせないからです。

心理療法のもうひとつの目的は、他者への共感に満ちた意識を深めることです。自分がここにいる認識が基盤になります。私たちが今ここに完全に存在するとき、初めてまわりの人たちの存在がわかってきます。これには相手が実際にそこにいるという認識だけではなく、共感に満ちた意識も含まれます。自分が悲しみも痛みもあるいのちであり、他のいのちもまた苦しんでいることに気づきます。自分について少しでも理解できれば、他者への理解も少しずつ始まるのです。

心理療法の三番目の目的は、思いやりに満ちた関係性を築くことです。人から取り上げたり相手を利用したりせず、戦いや破壊を止め、人に慈悲のエネルギーを注ぐことです。人間関係の基盤に慈悲があれば、あなたと相手の苦しみは減り、幸福が増えていくでしょう。セラピストならだれでも、この三つの目的に賛成するはずです。マインドフルネスの実践も、マインドフルに呼吸すること、マインドフルに歩くことを意識しながら、これら三つの目的を満たしていきます。ていねいに息を吸い・息を吐きながら、体、呼吸、感覚に意識を向けていくのです。

私たちは、苦しみ、痛み、希望などをもっています。それは自分への気づきです。この気づきは、マインドフルネスで自分に深く触れる能力が与えてくれます。気づきを働かせると、まわりの存在の悲しみ、恐れ、苦しみ、希望などが感じられるでしょう。これが他者に対する共感に満ちた意識です。この意識が慈悲を生むのです。

ブッダが説いた方法は、苦しみを取り去り幸福を育てます。幸福を心の健やかさと言い換えてもいいでしょう。自己評価が低いときには、心は健全ではありません。セラピストは、自己評価の低さを高めるような援助に努めます。しかしそのいっぽうで、高い自己評価には問題がないのでしょうか？（笑）それもじつは、心の病のひとつです。リアリティとのつながりを失うと、自分についての幻想を抱くのです。

人間は他の生き物を見下しています。人は、動物は食物として創造されたと考え、動物、植物、鉱物などに対してしたければ何をしてもいいと思っています。そんな考えはどう見ても健全ではありません。

物事の評価にはもう一種類あります。優越感でも劣等感でもなく、どんな生き物もまったく同じという考えです。ブッダは、それもまた「自分」という考えにもとづく病のひとつだと教えています。「私はあの人と変わらない、同じくらいの価値がある」、悪くはなさそうです。自分を低くも高くも見積もってはいませんが、自分という概念へのこだわりがまだ残っているのです。

ブッダの教えからすると、自分を人より上と見なすこと、下と見なすこと、または同じと見なすこと、すべてが誤った見方です。平等についての正しい見方は、平等の智（平等正智）と呼ばれます。この智慧によって見るとき、人はすべての存在と同じ基盤に立っているのです。もしだれかに仏性の種があれば、それはあなたにもあります。だれかが完全な悟りに至る能力をもつなら、あなたにもあります。だれかに愛し幸福になる力があれば、だれにでもそれはあるのです。みな同じ存在基盤に立っているのですから。

劣等感はもたないでください。深く見つめれば、自分はブッダであると悟れます。歴史的（この世の）次元ではそう思えなくても、究極の（絶対的）次元ではすでにブッダになっているのです。それは、「はじまりのないとき」からずっと、生も死もない世界に私たちは住んでいるからです。波は水でもある、と申し上げました。水から波だけを取り出すことはできず、その逆も不可能です。究極の次元では私たちの本質は涅槃です。涅槃は不生不死の本質であり、究極の悟りです。これが真の平等であり、その意味は無分別、そして究極の平等という本質なのです。これは、自分という考えにとらわれた固定概念上の平等とは異なります。まったくの逆なのです。自分という概念を手放して初めて、私たちのほんとうの存在基盤である本来の平等にたどり着きます。自分の概念がまだあり、執着があるなら、平等という基盤にまだ着いてはいないのです。

無分別ということ

ブッダの教えでは、病んだ心の症状をきれいに取り去るのは、自分と他の人びとをよく見つめ、平等の本質を見抜くことです。それは、自分は自分以外の要素のみでできている、幸福は自分だけの問題ではない、すべては他のすべてと相互存在している、という理解です。ここから、慈悲に満ちた関係が生まれます。

自分という考えが手放せないかぎり、慈悲をもつことはできません。自分の苦しみと幸福を理解すること、心の慈悲のエネルギーを蓄えること、それがあなたを自分という考えから徐々に解放します。そして、ほかのいのちとつながって、自分自身とあらゆる人の同一性の本質に触れられるようになるのです。心理療法でもこのアプローチは可能です。自分という考えを捨て、相互存在の気づきをもって他者と関わるとき、真の心の健康と幸福が得られるのです。私たちが探究すべきことはまだたくさん残っています。

金剛般若経が手放すよう勧めるふたつ目の観念は、「人間」という考え（人相）です。深く見つめると、人間が動物、植物、鉱物など、人間以外のものだけからできていることがわかります。これがわかると、そのとたんに歪んだものの見方がやみ、真の人間が見えてきます。人間ではない要素を見れば、そこに自分が見えます。動物、植物、鉱物の世界に自分自身が見えたとき、私たちはそれらを守るために力をつくし、やさしく接するようになるでしょう。人間以外の要素を守らずに、人間を守ることはできません。

金剛般若経は、もっとも古いエコロジーのテキストといえます。それはすべての種を守りなさいと教えています。人間は人間以外の要素なしには存在できないからです。「これがあるのは、あれがあるから。これがなければ、あれもない」。この洞察が、環境を守る必要に目を開かせてくれます。環境とは私たち自身だからです。人間が人間以外の要素でできていることを知ったとき、私たちはリアリティを正しく認識し、智慧を手にするのです。

金剛般若経が手放すよう勧める三つ目の観念は、「生き物」という考え（衆生相）です。生き物は、いわゆる無生物の要素からできています。動物は、植物と鉱物からできています。植物や鉱物を傷つければ、動物は生きていけません。この瞑想は、無分別の智慧を目覚めさせます。

一本の木の前に立ちマインドフルな呼吸をすれば、あなたは木と相互存在していることが実感できます。その木がなければ、自分もここにはいません。この智慧によって、すべての戦争と差別は終わります。どんな宗教を信じる人にも、この智慧が必要です。語るだけでは意味がありません。これこそ、日常のあらゆる瞬間に生かすべき智慧なのです。

深く見つめる実践によって、マインドフルに生きる技を磨くことで、一瞬ごとに無分別のリアリティに触れることができます。無分別のリアリティに触れれば、怒りも差別心も起こらず、関係性を損なう言動はなくなるでしょう。

教師やセラピストをはじめ多くの人たちがこのリアリティを深く見つめ、それぞれの生活に生かしていただきたいと思います。セラピストはこの探究による洞察を、心の病の予防に生かせるでしょう。相互存在の原理にもとづいて生きられるよう、若者たちを教育する必要もあります。

学校では学ぶことが多すぎて、ストレスになっています。たくさんの知識を詰めこんでも、一番大切なことは勉強しません。私たちが学校に望むのは、学生が自分に目覚め、自己観察の方法を学んで、苦しみ、希望、幸福などについて知るような勉強の機会を提供することです。そうすれば、いのちあるものたちの苦しみ、幸福、希望、絶望を理解できるでしょう。そうして、すべてのものとの慈愛に満ちた関係が生まれます。相互存在の智慧を育てることだけが、これを可能にします。

生き物は、いわゆる無生物からできています。岩、鉱物、植物などの本質を深く見ていくとわかるのは、それらはけっしていのちのない存在ではないということです。フランスの詩人ラマルティーヌ*はこう問いました。「無生物よ、おまえたちに心はあるのか?」私なら「ある」と答えます。電子の本質をよく見つめれば、そこには真にいのちが宿っていることがわかるでしょう。それはとても活発です。生きている、生きていないという概念は、誤った見方の産物です。こうした見方の誤りを超え、リアリティが自然にあらわれるような、無分別の智慧に至らなければなりません。

金剛般若経が手放すよう勧める四つ目の観念は、寿命という考え（寿者相）です。私たちはすでに、寿命は無限だということを学びました。人が誕生の瞬間から存在しはじめ、いわゆる死で終わるというのは真実ではありません。

一枚の葉っぱのいのちも同じです。葉の不生不死の本質に深く触れれば、自分の知覚だけに頼ることはできないとわかります。すべての存在が、永遠なるブッダのいのち、キリストのいのち、神のいのちにあずかっているのです。私たちの基盤は不生不死であり涅槃だからです。涅槃を探し求めたり涅槃に入る必要はありません。すでに私たちは、そこにいます。波は水です。波が水に入る必要はありません。波は波自身に深く触れ、智慧があらわれるのを待つだけでいいのです。

無欲・貪りのない心

無常、無我、涅槃の三法印については、すでに学んできました。そして三つの祈願が、無常、涅槃、放棄を深く見つめていくための具体的方法だとわかりました。ひとつだけ疑問が残っています。十四番目のエクササイズ、貪らない心を見つめることです。

無欲はリアリティの本質です。もののとらえかたが誤っているとリアリティはあらわれません。呼吸のエクササイズ十三から十六番目までは、とらえかたの誤りを捨て、リアリティをあらわにします。知覚はつねに何かの対象をもっています。ですから知覚の本質と、知覚の対象であるリアリティの本質を探究しなければなりません。

ブッダは、リアリティがはっきりとあらわれるために、欲の対象の本質を深く見つめることを説いています。そうすれば、誤った見方にとらわれません。欲や渇望の対象をもたない人はいません。私たちは欲しいものを手にしないと幸せにはなれないと信じ、その対象を追いかけます。ブッダは、対象をマインドフルネスと集中力を使ってよく見つめなさい、そうすればその正体があらわれてくると言いました。これが「無欲を経験しながら、息を吸う」というエクササイズの目的です。

人はお金が十分ないと幸福にはなれない、そう思いこみ富を求めます。しかし資産家は、富が人をどん底に落とすこともあると知っています。お金は幸福の条件ではありません。お金があると、自分に力があるように感じるかもしれませんが、その力は、我という概念、差別、妄想、無智などに結びつきやすく、大きな苦しみのもとになります。欲や貪りの対象を深く見つめれば、それが追いかけるに値しないものだとわかるでしょう。

アルコールに依存すると、それなしでは満足感が得られなくなります。アルコールの本質を深く見つめてください。その成り立ち、自分やまわりに及ぼす影響、お酒と、肝臓、心臓、気分や意識との関係などについてです。十分深く見ることができれば、これらの欲求の対象が幸福の源ではないとわかります。アルコールによって地獄の苦しみを味わい、いのちを落とすことさえあります。それでも私たちは長いこと飲みつづけてきたのです。

ブッダは、一杯の水を求める渇いた男のたとえをあげています。目の前の水は冷え切って、爽やかで、おいしそうに見えますが、じつは毒が混じっています。ある人がそれを飲むなと忠告します。「それを飲んだらいのちを落とすか、死ぬ目にあうぞ。言っておくが飲むんじゃない。飲むものならほかにもあるだろう。喉を潤すのなら何でもいいが、これだけはやめておけ」。しかしあまりに喉が渇いていた男は、水の魅力に負けて死を覚悟しました。男は水を飲み干し、「これで死ぬのは確実だ」と思い、じつに苦しんだのです。

富、名声、性欲、食欲もこの話と変わりません。たとえば、テーブルの上の食べものが欲しくてたまらないあなたは、食べなければけっして幸せになれないと思いこんでいます。だれかが、食べれば死ぬかひどく苦しむぞと忠告しても、無視するでしょう。ひどくお腹が空いて、食べなければ飢えは満たされないと思うからです。頭にあるのは、「食べるしかない、死んでもいい」という考えだけです。多くの人がこうして生きています。

数年前、五つのマインドフルネス・トレーニングを受けた女性の話です。そのあと学校で彼女はとある男性と出会い、恋に落ちました。「妻といても楽しくないんだ。君を見た瞬間に、ぼくが探していたのはまさに君だとわかった」、彼はそう言って泣きました。彼は既婚者で子どももいましたが、彼女と恋愛関係になりたかったのです。しかしそれ以上踏みこめば、彼女にも、自分自身や妻や子どもにも、大きな苦しみを与えることがわかっていませんでした。

その女性は第三のマインドフルネス・トレーニングを受け、実践していたので、「いいえ、あなたと恋人になることはできません」と答えましたが、彼との結びつきに強く惹かれていました。その後彼は卒業し、母国へと帰ってしまいました。寂しさのあまり、彼女はマインドフルネス・トレーニングを恨むようになりました。「このトレーニングのせいで、彼と深い仲になれなかった。ほんとうに私に必要な人だったのに。ふたりともやましいことはない。でも、第三のトレーニングは嫌い」

もし彼と深い仲になったなら、彼女が自分自身や彼や多くの人たちに、大変な苦しみを与えることになったのは確実です。その苦しみを味わわなかったので、第三のマインドフルネス・トレーニングを憎むことができたのです。あなたの渇望の対象を深く見つめ、それが生まれた経緯と、自分やまわりに与える影響を見なければなりません。その原因と結果をはっきりと見抜いたなら、それを求める気持ちは消えます。それがすべての人の大きな苦しみになると理解するからです。

意図、欲求、意欲、これらは私たちが学んできた三番目の栄養です。ブッダによる、ふたりの屈強な者たちにさらわれた男の逸話を、以前お話ししました。彼は生きたい、死にたくないと切望しました。しかしふたりの男は、無理やり力ずくで彼を連れ去り、火が燃え盛る穴に投げこもうとしました。男は叫びます、「やめろ、やめろ！　死ぬのはいやだ、生きていたい。火の中は勘弁してくれ」。けれど、男たちはそのまま彼を火に投げ入れてしまいました。

ブッダは、ふたりの屈強な男たちとは、欲望と意欲だと説明します。死にたくない、苦しみたくないのに、自分の欲のために苦しみへと引きずられていくのです。マインドフルネスと集中によって欲の対象の本質を見つめるとき、欲の正体がはっきりと見え、それ以上求めることはなくなります。

最近の釣りでは、生きた虫の代わりに、プラスチックの疑似餌が使われるようになりました。魚の目に疑似餌はとてもおいしそうに見えますが、嚙みついたとたん、隠された針が突き刺さります。

人間の行動もまったく同じです。自分の欲の対象を、私たちは歪んだ目で見ています。「それ」を手に入れないと人生は意味を失い、幸せにはなれないと信じています。幸せへの道は無数にあるのに、そこへ行く扉を開いて幸せを呼びこむすべを知りません。そして欲の対象を追い求めるばかりです。けれど追いかければ追いかけるほど苦しむ、これは多くの人が経験するリアリティでしょう。

おもしろい話があります。山のてっぺんから下るせせらぎを想像してください。その流れはまだ幼く、ただ走ることだけ考えています。目的地は海、一刻も早くそこへ着こうとします。広い平野に出ると、小川はゆったり速度を落とします。広々とした河になったのです。河ともなれば、焦って走るわけにはいきません。ゆったりと流れるその面には、雲や空が映っています。雲にはいろいろな形や色があります。河はすべての時間を費やして、それら一つひとつを追いかけました。それでも雲はじっと待ってはくれません。やってきては去っていきます。河は泣いてばかりいました。雲がひとつとして自分と一緒にいてくれなかったからです。すべては無常です。自分の気持ちと行動によって、河は苦しみました。

ある日、強風が雲をひとつ残らず吹き払い、空は容赦なく晴れ上がりました。一片の雲さえ残ってはいません。河は、もう生きていても仕方がないと思いました。青い空なんて、何がいいのかわかりません。それはただの空っぽで、生きることの無意味さを感じさせられます。そしてその夜には、死にたくなりました。でもどうして河にそんなことができるでしょう？

だれかが無になることはできず、何かが無になることもできません。夜のあいだずっと、河は泣いていました。それは岸に打ちつける波の音になりました。そのとき初めて、河は自分自身に戻ったのです。それまで自分から離れて流れるばかりだった河は、幸福は外にあり、自分の中にあるとは思いもしませんでした。初めて自分に帰り、流れる涙の音を聞いたとき、何かがひらめきました。

それまで河は、自分が河以外のものからできているという事実に気づきませんでした。雲のあとを追うばかりで、雲なしに幸せはないと思いこんでいたので、自分が雲でできていることがわからなかったのです。追い求めていたものは、すでに自分の中にありました。幸福とはまさにこういうものです。今ここに戻る方法を知り、幸福のすべての要素がそこにすでにあると気づけば、もう走る必要はありません。

とつぜん河は、河底に何かが映っているのに気づきました。青空です。それは何と平和で、ゆるがず、自由で美しい空だったでしょう。それまで気づきもしませんでした。幸せには、安定と、自由と、空間が必要なこともわかりました。河は初めて空を映すことを覚え、幸福な気持ちでいっぱいになりました。映すといえば雲ばかりで、空のことなど気にもとめませんでしたから。それは深い変容の夜でした。河の涙と苦しみは、ことごとく喜びと、落ち着きと、自由に変わったのです。

次ぐ朝、風はぴたりとやみ、雲が戻ってきました。今の河は、執着もなく平静な気持ちで雲を映すことができます。雲がやってくるたび、河は「こんにちは」と声をかけます。雲が去っても、もう悲しみません。河は自由を手に入れ、自由こそが幸せのもとだと理解したのです。河は「止まる」ことを知り、走ることはもうありませんでした。

その夜、すばらしい光景があらわれました。満月の姿が河に映ったのです。河は喜びにあふれて雲や月と手を取り合い、歩く瞑想で海に向かっていきました。雲や月とともに歩む一歩一歩は、深い幸せを連れてきてくれました。

私たち一人ひとりも河です。はじめは山のてっぺんから流れ下り、できるだけ速く走ろうとします。つぎに、少しだけ速度を落とすことを知り、自分の求めるものを追いはじめます。そして苦しみます。その苦しみの大きさに、自分の存在を消してしまいたいと思うほどに。

そのうち、自分に戻って深く振り返る機会が訪れ、欲の対象こそが絶望と苦しみのもとだと悟るのです。幸福の種はすべて今ここにあります。必要なものはすでにみんな手にしているのです。私たちはあるとき突然、それまでに体験したことのない自由を獲得し、日常の一瞬一瞬を深く生きることができるようになります。自分が幸せな河になれば、まわりのたくさんの河も幸せにすることができるのです。

ブッダは、欲の対象は私たちの幸福ではないと言っています。彼は、私たちが理解できるよう、たくさんのたとえを用いました。あるときは、欲の対象とは風上に向かって松明を掲げることであると言いました。その火は手を焼きます。欲の対象もこれと同じく、触れればあなたを焼くのです。

一本の骨のたとえもあります。骨にはひとかけらの肉も残っていませんが、犬はそれを欲しがります。一日中その骨を噛みつづけたところで何の養分も得られず、犬は満たされません。欲の対象はこの骨とも同じです。

また、それは火の燃える炉でもあります。ハンセン氏病にかかると、体中がかゆくてたまりません。病人たちは、村にとどまり村人と接触することを許されませんでした。森へ行き、仲間どうしで固まって暮らさねばならなかったのです。彼らは森に炉を切りました。そして来る日も来る日も、腕や脚を火であぶります。そうすれば楽になるからです。痒みが強いときほど、火は心地よく感じられます。それが幸福だ、と彼らは言いました。ブッダは、欲の対象を幸福だと思うのは病気である証拠だと言います。ハンセン氏病患者でなければ、腕や脚を炙ることは一種の拷問でしょう。病気を患う者だけが、体を火にかざして満足するのです。

それは、小鳥がひと切れの肉をくすね、空に飛び去ることにもたとえられます。大きな鳥がそれを見つけ、そのあとを追いかけます。小鳥が肉を譲ろうとしなければ、大きな鳥は殺してしまうでしょう。欲の対象もまた、私たちを殺しかねません。マインドフルな呼吸をしながら、欲の対象にまっすぐ意識を向け、深く見つめてください。うまくいけばそれから解放され、「今ここ」に、今までとは違う場所に幸福が見つかるでしょう。

どんな人もこれを学び実践すべきです。若者たちが学び実践できるよう、手を貸す必要もあります。ほんとうの幸福とは何でしょうか？　それは手に入るものなのでしょうか？　幸福の種や条件は、今すぐここで見つかるのでしょうか？　未来に求めなければ見つかりませんか？　どんな質問にも役に立ちます。

セラピスト、教育者、政治家、だれもがこれを学ぶべきです。例外なくだれもが幸せを求め、苦しみを減らしたいと望んでいるからです。集まり、深く見つめる実践を行い、そこで得た集合的洞察を地域や国に捧げましょう。苦しみに出口はあります。健やかさを築く道もあります。それには、苦しみの本質を深く見つめることです。苦しみをもたらした要因を見つけ出せば、その出口が見つかります。

16 六つの智慧を実践する

サンガのみなさん、今日は一九九八年六月十二日です。二十一日間のリトリートも今日で終わりです。だれも怒りの岸にとどまることは望みません。私は、健やかさと、怒りの不在と、喜びに満ちた向こう岸（彼岸）へと渡る方法をお話ししてきました。ねたみの世界を超え、平静さと愛の岸に住みたいとみんなが思っています。

与えること（布施）

向こう岸へと渡るための実践を日常生活の中で行うのが、六波羅蜜《はらみつ》（六つの智慧）です。方法はすでに学んだので、私たちはいつでも河を渡っていくことができます。この六波羅蜜を六つの花弁をもった花にたとえましょう。花の中心には、「マインドフルネス（念）」とすることにします。それぞれの花びらは、与えること（布施）、勤勉さ（精進）、マインドフルネス・トレーニング（持戒）、受け入れること（忍辱《にんにく》）、瞑想の実践（禅定）、洞察（般若）です。そしてすべての花びらをつくっている素材は、マインドフルネスです。

布施波羅蜜は与える実践です。与えたその瞬間に、あなたは向こう岸にいることを知ります。怒っているときには、原因になった相手にあなたは苦しめられます。布施を実践すると怒りは消え、とたんに自分が怒りのない、健やかな向こう岸にいることがわかるのです。

相手が今すぐ幸福になれるものをあげることを、想像してみてください。その実践があっけないほどやさしいことに驚くでしょう。あなたの心の奥底には、寛大さと人を幸福にする意思の種があることがわかります。その種はいつもそこにあったのです。怒っているときには、喜びや安らぎと正反対のものを人に与えています。ですから、自分に立ち返り、愛の種に触れてください。

知り合ったころのふたりは、お互いに愛する人を幸せにしようと真剣に努めます。今はその逆をしているかもしれません。初心に返って愛の種に触れ、自分がかつて誓った大切な人を幸せにするという言葉を実行に移しましょう。

相手への贈り物を買いに出かける必要はありません。今すぐにあげられるギフトは、ほほえみ、愛のこもったまなざしなど、たくさんあります。準備はできていますか？　あなたの喜び、落ち着き、解放を与えることができますか？　息を吸いながら、自分が生きていること、目の前の相手も生きていることに気づきます。この洞察によって、あなたにはすばらしいほほえみが浮かび、怒りは消えていきます。

そのほほえみ、喜び、自分と相手の存在を丸ごと抱きしめる能力は、すばらしいギフトです。それがあなたをすぐさま向こう岸へと渡します。実践の成果はすぐに訪れます。そのために十年かける必要はありません。マインドフルネスと心の安定を保ちながら息を吸って吐く実践を一度でもすれば、状況は根本的に変わります。あなたは、ただ愛する心の出現を待つだけでいいのです。これが布施波羅蜜の恵みです。それがあなたと愛する人を、幸福の岸へと運ぶのです。試してみてください。

自由も、あなたが与えられるもののひとつです。それは、怒りと悲しみと、気づきのない心からの解放、過去と未来からの解放です。あなたは今ここで、自由な人間になれるのです。これ以上の恵みがあるでしょうか。「私の自由をあなたに捧げます」、そう言ってみてください。相手に自由を与えることができれば、幸せがやってきます。

あなたが怒り、悩み、心配ごとにとらわれているかぎり自由はなく、幸福にはなれません。このリトリートでは、手放す方法、「牛を解き放つ」ことを学びました。自由を取り戻すための、たくさんの方法も見てきました。自分が自由であれば、相手に最高の贈り物をあげられます。相手はこの場合、パートナーかも、息子や娘、友人、または敵かもしれません。与える実践によって、敵さえも友に変えることができます。これは真に役立つ方法です。

怒りを消そうとあれこれ試みても怒りが収まらないときは、その相手に贈り物をしなさい、ブッダはそう言っています。私もこれをお勧めします。プレゼントは、あなたが怒っていないうちに用意しておきます。心をこめ慈悲をもってそれを包みます。心でこう呟きながら。「これはあの人へのプレゼント。私の心は今、愛に満ちている。私のどのしぐさも、愛と愛する人の幸せを願う気持ちから出ている。これから先、一、二週間のうちにも、愛する人に怒りを感じるかもしれない。そうしたらこのプレゼントを贈ろう」

しかし、あなたの愛もまた無常だと気づいてください。準備している贈り物が、今にふたりの愛を復活させるかもしれません。相手に怒りを感じたときには、郵便局へ行きそれを投函しましょう。とても安らいだ気持ちになります。してみたことがありますか？　ぜひお勧めします。

布施波羅蜜の実践法は、ほかにもいくつかあります。五つのマインドフルネス・トレーニングを受けいれて生活することによって、あなた自身もあなたの愛する人も守られます。この尊い恵みは、私たちを安全と幸福の岸へと渡すのです。与えるという非常に深い実践のために、裕福である必要はありません。あなたが考えるよりずっとあなたは豊かなのですから。

あなたが多くの人をこの上もなく幸福にできるのが、布施波羅蜜の実践です。そのためには自分に帰り、マインドフルな呼吸を行って、私には幸福という宝物とほかにも多くの人を幸せにする宝物がある、と気づきさえすればいいのです。自分の時間、エネルギー、ほほえみの生かしかたがわかれば、まわりの人たちも幸せになるでしょう。人を幸せにできるとき、あなた自身も幸せになります。

あなたがマインドフルネスの実践をし、人の実践にも力を貸せば、生きたダルマのエネルギーが生まれます。これが「法施《ほっせ》」です。不生不死の本質に触れたとき、あなたは恐れを超えます。人の心から恐れを取り除くことを「無畏施《むいせ》」といい、これはもっとも尊い贈り物です。

みなさんは、これまで「与えることの空」の教えを学んできました。それは、無分別の精神で、無条件に与えることでした。これが布施のもっとも尊いかたちです。菩薩行として布施を行うなら、そこから限りない実りが生まれ、大きな幸福となります。布施のことをもっと学んでください。与えれば与えるほど幸せは大きくなり、数え切れないほど多くの人たちを幸福にすることができます。布施の教えほどすばらしいものはありません。

勤勉さ（精進）

二番目の実践「精進」は、「選択的な水やり」を行い、向こう岸へと渡る方法です。前にお話ししましたが、良き種や苦しみの種など、意識の中にはさまざまな種があります。私たちには、自分に戻る時間とエネルギーが、そして日々喜びや安らぎ、愛、許しの種に水やりをすることが必要です。これがほんとうの勤勉さの実践です。

毎日の生活を工夫して、良き種に水をやる時間をつくりましょう。あなたの大切な人にも、同じ提案をしてください。「私を大切に思うなら、私の良き種に毎日水を注いでください。私には、愛や理解や許しの種はあっても、日常で実践するには、あなたの助けが必要です。私もあなたの良き種を見つけるよう努めます。そしてできるかぎり毎日それに水やりすることを約束します」。これは真の愛の言葉です。

その反対に、疑い、怒り、憎しみ、差別などの苦しみの種には水を注ぎたくはないものです。相手からも、自分の苦しみの種には、苦しみを増す水を注がれたくありません。自分が苦しめば、相手も苦しみます。この実践では、「私は苦しみの種に水を注ぎません。そして私の種に水が注がれないよう、マインドフルに消費します。大切な人の苦しみの種にも水を与えません。その種は水を受けると勢いよく芽を出し、大切な人を苦しめます。相手が苦しめば、私も苦しみます」、このように伝えます。注意深く、しっかり関わらねばなりません。これは知的な実践なのです。

家族と和平協定を結ぶこともできます。だれにでも、家族との関係が穏やかで、一緒にコーヒーを楽しめるようなときがあります。そんな機会を選んで、自分自身、そして子どもたち、友人、両親の幸福のために、この協定にサインしてみませんか。

勤勉とは、何よりも苦しみの種をほかから遠ざけ、それに水やりをしないということです。種が芽を吹いたなら、それを抱きしめ、そのあと種のかたちに戻るよういざないます。種が意識の奥底に眠ったままなら、そっとして刺激せず、水も注ぎません。そのうちのひとつかふたつが水を吸収して意識の表層へと浮かんできたなら、よく世話をしてもといた場所（蔵識）へすみやかに戻れるよううながします。心の居間（意識）に長いこと居させておくと、それは大きな苦しみを生み出します。

良き種もまた意識の底に沈んでいます。できるかぎり毎日その種に触れるよう努め、それが意識の表層へと顔を出すチャンスを与えましょう。種がいったん芽を出したら、心の居間に導き入れ、なるべく長くもてなします。良き種が意識にとどまる時間が長いほど、意識の底にあるその種の基盤も強化されます。

勤勉さとは抽象的な言葉ではなく、具体的な実践をさしています。これは両親や、子どもや、社会を相手にする実践です。こうして対象を選んで水やりすることで、私たちはすみやかに向こう岸へと渡れます。これもまた「根本的な変容」と呼ばれます。

ここで、今まで学んだことをそっくり振り返ってみましょう。この二十一日間のリトリートを通して、みなさんは自分の中のすばらしい種に水を注ぐ時間をもちました。私がこれまでお伝えしたことは、さまざまな種というかたちで、すでにみなさんの中にあったものです。サンガと私は、その水やりのお手伝いをしただけです。

ダルマの雨（法雨）は意識の土壌に深く染みこみ、心を開いて受け止めたみなさんの内なる良き種に届きました。そうして多くの参加者が、瞑想の実践を通して幸福と信頼の深まりを経験しました。そうした恵みを受け、支えられたのは、サンガのおかげです。

リトリートを開催するのは、ダルマの雨を待つ環境を整えることです。その雨は私たちすべてを潤します。何も求めなくてもいいのです。ダルマの雨とサンガのエネルギーがみなさんの内なる良き種に届き、それを潤すにまかせてください。すばらしい雨です。

そのとき、変容が起こり奇跡が見えます。だからこそ、期間にかかわらずなるべく多くのリトリートを開催するべきなのです。一日、いや半日でも、サンガのメンバーが集まり、一緒に歩き、座り、食べるマインドフルネスのリトリートをもつなら、それは大きな助けになります。

テレビの瞑想

テレビと賢く付き合うにはどうすればいいか、子どもたちと話しましょう。彼らの苦しみの種に水を注がぬようにするためです。暴力や貪り、恐怖などでいっぱいの番組を観た子どもたちは、画面に映される場面に一時的に興奮することがあっても、一時間もすれば疲れを覚えるはずです。

そのときこそ、話しかけるいい機会です。「話したいことがあるんだ。テレビのスイッチを切ろうよ」。そんな番組を観てやさしく楽しい気持ちになるかどうか聞いてみてください。子どもは本心を明かしてくれるでしょう。そうしたら、テレビという装置を賢く使うためにはどうすればいいか話し合います。なかには健全な番組もたくさんありますから。

ボストンに住む知り合いの家族は、テレビの上手な使いかたを心得ています。健全な番組を選び、家族で一緒に観るのです。テレビの前では映画館にでも行くかのようにめかしこんで、家族のひとりが選んだ番組をみんなで観ます。適当にスイッチを入れたりすることはありません。

パリで雑誌の編集者にインタビューを受けたときのことは、以前お話ししましたね。瞑想について何か実例をと言われて、私があげたのはテレビを観ている夫婦の話でした。

妻が、大切な話があるんだけれど、と夫に言います。夫はうなずき返すだけです。彼女はテレビを観ることを止めて、夫に向き直り改めて話しかけました。「ねぇ、私たちって幸せだと思う？　でなければ、どうして？　何が幸せの邪魔をしているのか、一緒に振り返ってみましょうよ。持ち物なら十分あるわ。でもどうして幸せを感じられないのかな？」

瞑想とは、相手とともに深く見つめ、幸福でない原因を見つけ出すことです。テレビのスイッチを切らなければそれはできません。

自分たちがどうして幸せでないか、何が邪魔しているのか、深く見つめて理解する賢明さがみなさんには十分あります。苦しみを正面から見つめ、その原因（不幸に養分を注いでいた要素）を見つけ出し、根を断つことです。そして、一緒に出直すための方策を話し合いましょう。新しく始めることはいつでもできます。昨日、ここでカップルが新しく出なおす儀式をしましたね。ふたりとも、まるで新婚に戻ったようでした。だれにでもこれはできます。

出会ったばかりのころは見つめ合うだけでうれしく、「あなたの顔はほんとうにきれいだ。あなたこそ私の愛が求めていた人だ」などと言うものです。そして、相手を長い時間かけてじっと見つめても飽きません。しかし、勤勉に努力することを忘れていると、私たちはお互いの苦しみの種に水を注ぎはじめるのです。心は変わります。そして、「以前より美しいとは思えなくなった」とか、「おまえを見るのが苦痛になってきた」などと言い出します。

そうなると、見つめ合っても楽しくありません。その苦しさを紛らわすために、テレビを観るのです。これが多くの家庭の悲劇です。自分の困難や惨めさを忘れよう、そこから気をそらそうとします。テレビは、そのための手段のひとつになっています。ですから、テレビを消してお互いに向き直り、ほんとうの問いを投げかけてください。

瞑想とは、現実を避けるための手段だと指摘する人もいます。超越的なことを追い求めて、現実を顧みないからだというのです。しかし実際の瞑想、マインドフルネスの実践は具体的です。リアリティから逃げずに、それに面と向かい合うのです。自分のほんとうの問題と置かれた現実に立ち返るのが、本来の瞑想なのです。

たばこのパッケージに書かれた注意書きがありますね。「注意、喫煙は健康を害する恐れがあります」。これと同じ警告をどのテレビにも貼っておくべきではないでしょうか。おびただしい数の人びとが、テレビ番組にどっぷりと浸りきっているからです。

マインドフルネスだけが、私たちや子どもたちを守ることができます。私は、この問題こそ政治の土俵で扱われるべきだと思います。国全体に害を及ぼすような消費のしかたから、国民を守る法の制定をうながさねばなりません。私たちや子どもたちの心の苦しみの種に水を注ぐことで、あまりにも多くの暴力、怒り、貪り、憎しみが生み出されています。勤勉さは、国家レベルで実践すべき問題です。政治家、著述家、ジャーナリスト、教師、セラピストなどは、その立場を生かして、私たちや新しい世代を守るための適切な方策が講じられるよう、人びとの意識を高めるべきです。

マインドフルネス・トレーニング（持戒）

私たちを向こう岸へと渡す三番目の実践は、マインドフルネス・トレーニングです。五つのマインドフルネス・トレーニングは、私たち自身、私たちの大切な人びと、地域や国家を守るための、具体的な実践法としてつくられたものです。

シスター・チャンコンは最近、クリントン米大統領に五つのマインドフルネス・トレーニングの本を贈り、国家レベルでこれらを実践する方法を考えてほしいと提案しています。このトレーニングに照らして国が運営されるなら、苦しみが減り調和と幸福が広がるような、根本的な変革が起こるでしょう。

トレーニングは、いかなる宗派とも宗教とも関係のない実践として提案できます。どんな伝統の中にもこの精神は見いだせるからです。このトレーニングを基準にして日々実践すれば、私たちはしっかりと守られます。私たちの人生にも社会にも、根本的な変化が起こるでしょう。これは大きな恵みです。五つのマインドフルネス・トレーニングを実践して、安定、喜び、慈悲と平静さを具体的にすれば、それは大切な人への最高の贈り物になるのです。

サンガと一緒にトレーニングをすれば、実践ははるかにやさしくなります。普段から家族みんなでこの実践をすれば、お互いを不幸にすることはなくなります。深く耳を傾け心をこめて話すことによって、家庭内の空気はたちまち変わるでしょう。家族が一緒に良く実践すれば、社会にも良い影響が広がっていきます。これは子どもにもできることです。

受け入れること（忍《にん》辱《にく》）

私たちを向こう岸へと渡す四番目の実践は、受け入れる、だれひとり排除しないことです。一人ひとりが受け入れる技術を磨けば、そのハートは日々強くなり、多くの人びとと彼らの困難を抱きとめることができるようになります。

大地と水のエピソードを思い出しましょう。大地は広大で、そこに何を投げ捨てようとも、受け止め、包みこみ、変えることができます。水のすばらしさは、受け止め、包みこみ、浄化する力です。たとえば塩をひとつかみして、ボールの水に投げこみます。ボールには水がわずかしかなく、飲めないほど塩辛くなります。しかし同量の塩を河に投げこんでも、河は受け止め、塩の性質をすっかり変えてしまいます。その水が十分飲めるようになるのです。

理解と慈悲があれば、何ごとも苦しみをともなわずに抱きとめられます。意地悪いことを言われてもされても、ハートが広々としているので苦痛にはなりません。だれも排除せずに、思うことを存分にできるのです。

忍辱波羅蜜には、まだほかの性質があります。耐えること、辛抱することです。しかし教えの本質を深く観ていくなら、受け入れるという解釈のほうがふさわしいでしょう。

瞑想の実践（禅定）

私たちを向こう岸へと渡す五番目の実践は、瞑想―マインドフルネスと集中の実践です。困難に直面しても、マインドフルな呼吸とほほえみに戻れば奇跡が起こります。心の安定と自由が戻ってきて、どんな困難な状況でも楽に乗り越えていけるのです。

今にも摑み合いになりそうなふたりの男がいます。そのうちどちらかがマインドフルな呼吸をしていれば、ケンカになればふたりそろって病院行きになることが推測できるでしょう。「ほんとうにケンカしようというのか？　ふたりとも怪我をするぞ」、そう言うこともできます。

こうした洞察が相手の目覚めを誘います。ケンカの代わりに、座って話し合うこともできるでしょう。たった数秒間が大きな分かれ目になるかもしれません。一瞬のひらめき、一回の呼吸が、根本的な変容を起こすきっかけになります。マインドフルな呼吸の技を磨いていけば、そんな奇跡が起こせるようになるでしょう。私たちは、平和と和解を取り戻すよう働く菩薩になるのです。

マインドフルネスの実践である瞑想は、私たちを今ここにしっかりと存在させ、いのちの美しさと不思議、みずみずしい癒しの要素に触れさせてくれます。こうしたポジティブな側面を十分に味わえば、ネガティブな部分をたやすく手放せるようになります。今ここにあるみずみずしい癒しの恵みを受け取るすべを知らずに、怒り、悲しみ、分別などの感情に押しつぶされるなら、それはとても残念なことです。

幸福の対岸まで渡るために、座って十年も瞑想修行する必要はありません。ほんの数秒で十分です。マインドフルに歩く、マインドフルに呼吸する実践から、奇跡は生まれます。どんな瞬間でも目覚められるのです。目覚めはパワフルです。青空を見上げ、深くひと呼吸します。そして、空の広さ、穏やかさ、自由に触れます。それだけで私たちは、深く癒されるでしょう。

――鐘を招く

洞察（般若）

洞察は、すべての目覚めた存在（ブッダ）の母であると言われます。インドで般若波羅蜜多は女性の姿であらわされました。向こう岸へと私たちを渡す洞察である般若波羅蜜多は、多くの目覚めた存在と菩薩を生んできました。私たちも残らずその母が生んだ子どもです。洞察によって、私たちはダルマの中に産み落とされ、瞑想を実践するよう導かれます。内なる洞察の種に触れれば、すべきこととすべきでないことが見分けられ、その瞬間に自分が、健やかで、恐れなく、慈しみに満ちた向こう岸にいることに気づくのです。

人と衝突しそうになったときには、「抱きあう瞑想」をするチャンスです。大切な相手への怒りには、無常と相互存在の洞察が必要です。方法はすでにお話ししましたが、両目を閉じて意識を集中し、こう問いかけます。「愛する人よ、三百年後にあなたはどこにいますか？　私はそのとき、どこにいるのでしょうか？」

こうして、蔵識の中にある無常の洞察の種に触れます。息を吸い、吐きながら、大切な人とあなたの三百年後を想い描ければ、目を開けたときにあなたはすっかり生まれ変わっているでしょう。怒りは消えうせ、意味があるのはたったひとつ——お互いに生きていることに深く気づきながら相手を抱きしめることだとわかるのです。

あなたの中の洞察の種に触れれば、いのちの奇跡に目が開きます。この洞察——ブッダになる種を得るために師は不要です。内なる洞察に触れる方法がわかれば、あなたの中のブッダは繰り返しあらわれるのですから。

ブッダの目、ブッダの耳、ブッダの手

ブッダの目——深く見つめることのできる両目についての教えは、すでにお話ししました。みなさんはすでに、ブッダの目の要素をもっています。マインドフルネスと集中によって見るときには、いつでもブッダの目で見ているのです。ブッダの目を使うことはすばらしく、すべての人に恵みをもたらします。深く観ることができれば、認知の誤りの罠にかからずにすみます。そして自分も相手も理解できるようになるでしょう。

自分がブッダの目で見ているのか、日常の目を使っているのか、自問してみてください。自分にはブッダの目なんてない、などと思わないでください。これはたんなる抽象概念ではありません。あなた自身にすでにあるものなのです。

ブッダの耳についての教えも、もうお話ししました。その両耳を使い、慈悲と理解の心で深く聴いてください。人の話をブッダの耳で聴くとき、相手はとてもうれしくなります。かつてそんなふうに聴いてくれる人はいなかったのでしょう。そんな耳などありませんよ、などと言わないでください。あなたにはあるのです。その耳を毎日使って、子どもたち、夫や妻、パートナーの言葉を聴いてください。マインドフルネスと、集中と、智慧のエネルギーで、その人たちを力づ

けてください。聴くだけで、苦しみをやわらげることはできるのです。

ブッダの両手の教えにも、すでに触れました。私はときにその手を使います。あまりよく眠れなかったので、今朝は少々目が疲れていました。私はブッダの指で両目に触れ、息を吸って吐きました。ブッダはいつでもここに来てくれる、私にはそれがわかります。マインドフルネスと集中が少しあれば、この両手がブッダの手になるのです。そこから奇跡が生まれます。

あなたの体、感情、ハートに、ブッダの手で触れる習慣をつけましょう。ブッダはどこか遠くではなく、あなたの細胞一つひとつの中にいます。ブッダは私たちの精神的な先祖です。触れる方法さえ知っていれば、ブッダは姿をあらわし、あなたのもとに来るのです。

あなたが幼かったころ、熱で寝こみ寂しくて仕方がなかったとき、お母さんは天使のように前触れもなくやって来てくれました。彼女が深い愛情と気遣いで額に手をのせたとき、あなたは心底ほっとしたでしょう。お母さんがもういなくても、どうつながるかわかれば、彼女はあなたの心の中で生き返ります。あなたのその両手は、母の両手でもあります。それは母の手の継続だからです。母親の手の感触を感じたければ、自分の額に触れてください。どうぞ、今すぐに。お母さんはあなたの中で生きているのです。

四十年前にアメリカに渡った、ヴェトナムのあるアーティストがしてくれた話です。彼の母親は読み書きができませんでした。彼がヴェトナムを発つ前、彼女はこう言いました。「息子よ、向こうに行ったら、お母さんや故郷が恋しくなるに違いない。私のことを思い出したら、両手をかかげてよく見てごらん。私はそこにいるよ」

すばらしい言葉ですね。長年彼は、自分の手を見つめる実践をしてきました。だから、寂しくはなかったのです。彼はまだアメリカに住んでいます。

マインドフルネスと集中の実践によって、私たちはブッダの目、ブッダの耳、ブッダの手を使えるようになり、今ここにある大いなる不思議に触れることができます。失われたものはなく、取り戻すものも何ひとつありません。すべては最初から、完璧なままでここにあるのです。どうすればそれに触れられるのか、必要なのはそれを知ることだけです。そうすれば誤りを防ぐことができ、まわりに安らぎと幸福を届けることができるでしょう。理解と愛とは、いつでも生み出せる真のエネルギーです。今ここにしっかりと存在し真に生きることから、奇跡は生まれるのです。

マインドフルに歩むのも奇跡のひとつです。有名な禅師臨済は、奇跡とは水の上や火の中を歩くことではなく地面を歩くことだ、と言いました。地球の上を生き生きと歩きながら一歩一歩を楽しむ、これが奇跡の実現です。あなたがそんなふうに歩くのを見れば、私も同じように歩きたいと思えます。そうして、あなたも愛する人も、いのちの世界を生きるようになるのです。

電話の瞑想

リトリートから戻ったあとは、現実への適応が難しく思えるかもしれません。日常生活は雑音でいっぱいで、すべてが駆け足です。今ここに心を置くことも難しいでしょう。それでも、ブッダの目、耳、手、それから足を使えば、日常の中で実践を続けることができます。

電話の瞑想をしてみてください。電話が鳴ったら、その場で止まって、呼吸に戻ります。「聴きなさい、聴きなさい。このすばらしい電話の音が、私を本来の家に連れ戻してくれる」。瞑想の鐘でできるなら、電話でもできるはずですね。

プラムヴィレッジでも電話瞑想をしています。電話が鳴るたび、一人ひとりが自分の本来の家に戻り、息を吸い、静まり、息を吐き、ほほえみます。電話の相手を待たせていることを心配しないでください。大切な要件なら、三回ベルが鳴る前に切ってしまうことはないでしょう。その場で動かず、呼吸を楽しんでください。電話のベルが鳴るたびに、私たちは少しいらだちます。そして思います。だれからだろう？　いい知らせ、それとも？　心の衝動に負けないように。三回ベルが鳴るあいだはそこにとどまって、心の安定と自由を養ってください。自分に帰るのです。

そのあと初めて、歩く瞑想で電話に向かいます。威厳をたたえて歩きましょう。あなたはあなた自身にほかなりません。受話器を取り上げるときには、あなたは新たな気持ちで、心穏やかに、ほほえんでいます。この実践の恵みは自分にとどまらず、電話の相手にも届きます。続く会話も、きっと素晴らしいものになるでしょう。

電話をかけるときに唱える短詩（偈《げ》）があります。

言葉は何千キロも超えていく
私の言葉が　ふたりの理解と愛を育て
宝石のように美しく
花のように愛らしくあるように

自分向けに偈をつくってもかまいません。電話をかけるたびに、受話器に触れ、息を吸って吐く実践をしてください。息を吸いながら最初の一行を唱えます。吐きながら二行目を読み、また吸いながら三行目を、吐きながら四行目を唱えるのです。さあ、これで心が静まり、電話をかける準備が整いました。三回目のベルが鳴り終わるまでは、向こう側の友人も受話器を取らないとわかっています。あちらでも電話の瞑想をしていますから。こう思ってください。「友が呼吸しほほえんでいる。さあ、私も」

瞑想の機会はいくらでも見つかります。みなさんは、せわしない毎日の中で、どうしてマインドフルネスの実践の時間などとれるだろうかと思うかもしれません。しかし混み合う都会でさえも、日々の瞑想はできるのです。都会の人たちがひとり残らず電話の瞑想をするなら、平和と幸福がどれだけ広がるか想像してみてください。あなたの知り合いに、ぜひこれを勧めましょう。私はだれでも使えるように、この電話瞑想を考えました。世界中でたくさんの人がこれを実践しています。

マインドフルな食事

ぜひ一日に一度は、家族全員で食事をするよう心がけてください。これがとても大切です。沈黙で食べる実践をしましょう。三回息を吸って、吐きます。お互いに顔を見合わせ、みんながいることをたしかめます。そして最初の二分間は話さずに食事します。このとき、「食前の五つの祈り」*を唱えてもいいでしょう。

この食べものは、宇宙全体、地球、空、数えきれないほどの生きものたち、多くの努力と愛ある働きによってもたらされた恵みです。

この食べものを受けるにふさわしいよう、マインドフルに感謝して食べ、生きることができますように。

貪りなどの不健全な心の働きを認め、変えていくことができますように。

いのちあるものの苦しみをやわらげ、気候の変動を促進せず、大切な地球を癒し守るような食べかたを実践し、慈悲の心を生かすことができますように。

健全なコミュニティをつくり、友情を深め、いのちあるものの役に立てるように、この食べものをいただきます。

実践は簡単です。食べものにふさわしい自分であるために、マインドフルに食べてください。ぼんやりしながら食べるのは、食べものにも、生産者にも、礼を欠いています。私自身は、節度ある食べかたを忘れないよう心がけています。食べものには健康に欠かせない役割があります。だからこそ、健康と幸福を維持する食べものだけをとりますと誓うのです。この偈は、大人も子どもも使うことができます。

一緒に食事をする時間は、家族の調和と愛を養うチャンスです。小さな子どもでもこの「食前の五つの祈り」を暗記して、家族のために唱えることができます。節をつけて、食べる前に歌うのもいいですね。瞑想は楽しく行いましょう。私はいつもそうお勧めします。あなたの個性と技を生かして、家族全員が楽しく瞑想できるよう工夫してください。

呼吸の部屋

あなたの自宅に、瞑想ホールと同じような「呼吸の部屋」（あるいは呼吸の場所）をつくりましょう。広くなくてもかまいません。部屋にはそれぞれの役割があります。ダイニング、客間、子ども部屋などです。

しかし、安らぎと心のバランスを取り戻すための部屋も、各家庭には必要ですね。そこには、小ぶりのテーブルと花だけあれば十分です。花は、私たちの心の中の最上のもの――理解と慈悲の象徴です。その部屋に備品類はたくさんいりません。ただクッションはいくつか置きましょう。自分にぴったりしたクッションを選ぶことが、何より重要です。私の場合、それが自分に合っていれば、二時間でも座っていられます。ふつうは三十分か四十分も座れば、姿勢を変える必要が出てきます。いろいろなクッションを試してみて、少なくとも二十分は安定して楽に座れるものを選んでください。

この小さな瞑想ホールで、いつも私たちは僧院にいるのとまったく同じように瞑想しています。ドアの取っ手を握って、息を吸う。ドアを開けて、息を吐く。部屋に入るときには、まるで神の王国、浄土に入るかのように歩きます。子どもたちに見本を示してください。あなたと同じく実践するよう教えましょう。その場を平和の地とするのです。イライラしたり、怒りで心が不安定になったり行き詰まったときには、呼吸の部屋に入り、鐘を招いて耳を傾けます。息を吸い、息を吐きながら、怒りや沈んだ気持ちを世話してください。これは平和のための教育です。私たち自身が見本にならなければ、子どもたちは学ぶことができません。

あなたが学校の先生なら、学生たちにこれを勧めましょう。学生は、怒りや恐れや辛いことに巻きこまれやすいからです。彼らを自分の子どものように思って、慈悲の心で包んでください。あなたが学校で慈悲をたたえながら歩き、座り、ほほえむなら、それが彼らの目に入ります。あなたの慈悲で包まれて、学生たちの苦しみはやわらぎ、彼らは親との絆を取り戻せるのです。

そのあとで親たちと、彼らの子どもを助けるために対話することができるかもしれません。先生は教育という領域のいっぽうの端にいて、両親はもういっぽうにいます。両者が協力し合わなければ、子どもたちを助けることはできません。先生どうしが集まって実践について話し合うのもいいでしょう。または通信を発行し、先生が家や学校で試みた実践の成果について報告することもできます。それは、他の学校の先生たちにも非常に参考になると思います。

セラピストも同じことができます。マインドフルネスの実践を家族やクライアントに応用し、集まってセラピストのサンガとして活動できるでしょう。実践をともにし、支え合い、できれば通信をつくって自分の体験した智慧と瞑想の成果を伝えるといいかもしれません。それは、セラピストの仲間への助けにもなるでしょう。

あなたの知性と、得意な技と、工夫で、楽しくすばらしい実践をつくっていってください。

——鐘を招く

夜、子どもたちが寝る前に、二分でいいから一緒に座ろうと誘ってみてください。きれいな音で鐘を招く方法を教えます。子どもたちのリトリートで、私はいつも鐘の招きかたを教えます。一緒に座ったら一回鐘を招いて三回呼吸し、心を静めほほえみます。鐘を三回招いて実践すれば、九回呼吸することになります。それから、お互いの目を見つめます。

こうして鐘を招いたあと、子どもたちはお休みを言って床に就きます。あなたがそのあともっと座りたければ、数分延長してもいいですが、無理はしないでください。ときには少し長めに座って、疲労を回復することが必要なときもあります。そのときのあなたの必要をチェックしましょう。毎日この実践ができれば、言うことはありません。

朝食後に、呼吸の部屋で数分間瞑想することもできます。一日の幕開けとして、鐘を使って呼吸の瞑想を実践するのはとてもいい方法です。できるなら、子どもたちが学校に行く前に、鐘を三回招いて一緒に呼吸の瞑想をしましょう。きっと良い習慣になります。その良い習慣のエネルギーが、一日あなたを支えるのです。裏庭や近所に気持ちよく歩ける小道があるなら、そこを家族全員のためのすてきな歩く瞑想コースにできます。ピクニックがてらに、歩く瞑想と草の上の深いくつろぎの瞑想を合わせて実践してみてはどうでしょうか。

家で五分間のくつろぎの瞑想をするのもお勧めです。みんなストレスがたまっていますから。家族で寝そべり、だれかが合図を送って全身の緊張を解くガイド役になります。呼吸とほほえみを五分から十分実践します。最初は録音を使ってもかまいませんが、慣れてきたら家族が交代でガイド役ができるでしょう。これは私たちみんなにとって、ほんとうに必要な食べものであり、栄養です。一日に一回この瞑想が行えれば、ストレスを抱えこむことはなくなります。

半日のマインドフルネスの日を企画し、喜びとくつろぎのときをすごすこともできます。友人や子どもたちを呼んで、ともにすごすのもいいでしょう。大人の手助けで、子どもたちにイベントを計画してもらうこともできます。

サンガをつくる

あなたが所属できる小さなサンガをつくりましょう。サンガは宝石だからです。サンガの助けなしには、実践は長続きしません。

ヴェトナムにはこんな言い習わしがあります。虎が山を離れて平地に下れば、人間にとらえられ殺されるだろうと。同じように、サンガを離れて瞑想しても、数カ月でその人は瞑想をやめるでしょう。だからこそ、サンガづくりの実践は必要で、同時にすばらしいのです。

リトリートから帰ったらすぐに、どうすればまわりの人たちとサンガをつくり、支え合って瞑想の実践ができるか考えてください。毎週集えるような計画を立てましょう。たまには、マインドフルネスの一日を企画してみましょう。それがあなたを守る避難所になります。「私はサンガに帰依します」と言いますが、だれもがサンガというよりどころを必要としています。私たちの精神生活は、その仲間しだいなのです。

この二十一日間、私たちはリトリートをサンガとしてすごしてきました。これから先は、このサンガをもち帰って、いろいろなかたちで続けていってください。二十一日間私たちは、たっぷりとダルマの雨(法雨)を浴びてきました。そして今、サンガの大切さを知っています。ここにいてサンガで簡単だったことも、帰ってみるとひとりでは無理なこともあります。

サンガの支えは欠かせません。「サンガに帰依する」ことは、思いこみや盲信ではありません。実践なのです。家に帰ったあと、あなた自身のために、友や子どもたちのために、みなさん全員がサンガをつくっていけたらいいですね。

終わりの儀式

みなさん、終わりの儀式がきました。プラムヴィレッジのブラザー、シスターは、全員ステージに上がり、観世音菩薩の名を唱えて感謝の念をあらわしましょう。今も、これからも、菩薩のエネルギーが私たちを守り、私たちが実践の道を力強く歩んでいけますように。

――小さな鐘を招く

――十回、鐘を招く

体　言葉　心をくまなくひとつにして
私の心を鐘の音とともに送り出そう
これを聴く人が　心の眠りから目覚め
不安と悲しみの道を去ることができるよう

聴きなさい　聴きなさい
このすばらしい鐘の音が
私を本来の自分に
連れ戻してくれる

――鐘を招く

この鐘の音が宇宙の奥深くまで行き渡りますように
暗闇の底に住むいのちたちの
耳にもはっきりとどきますように
そして彼らが苦しみから解放され
その心に理解が宿り
生死の世界を超えていけますように

――鐘を招く

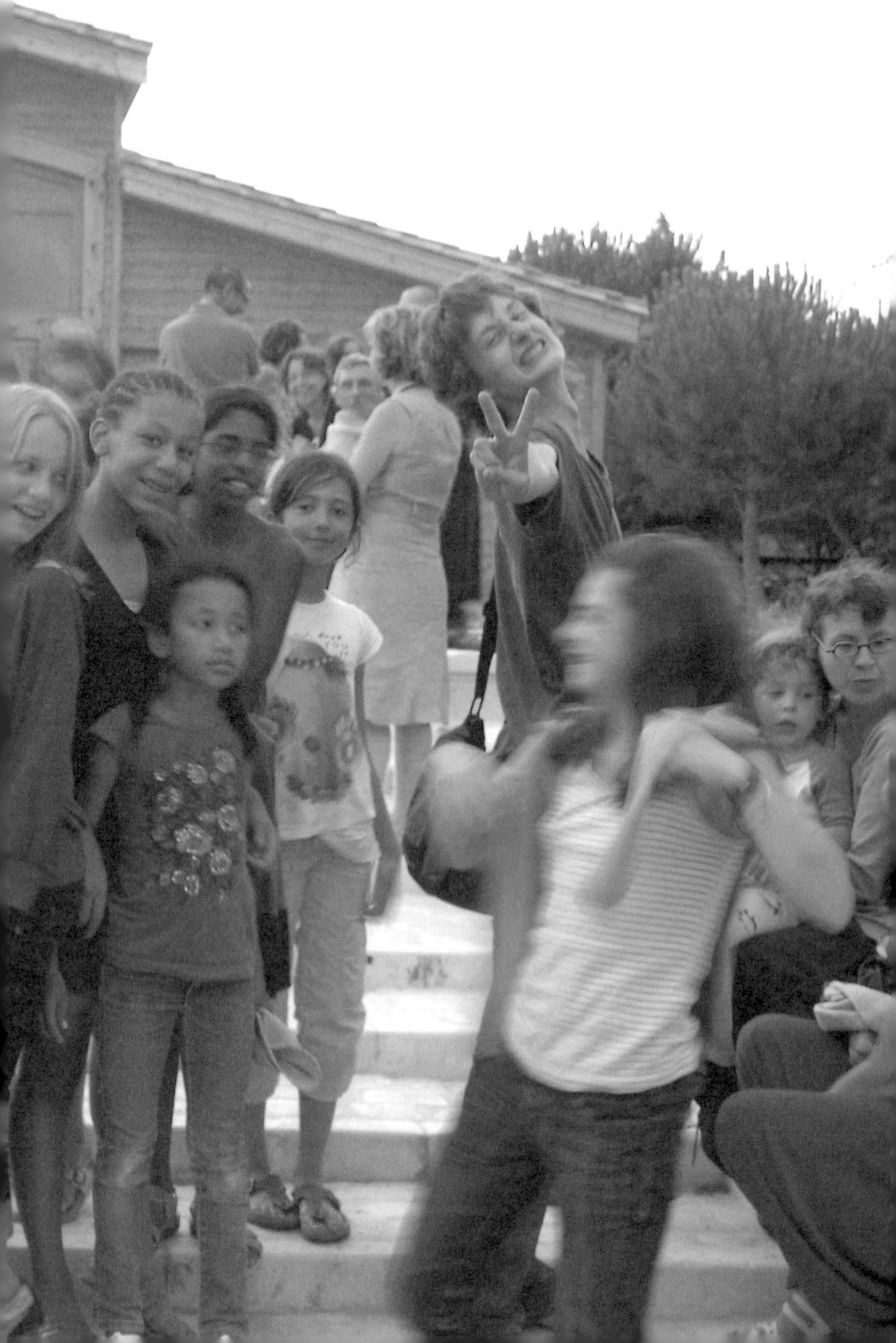

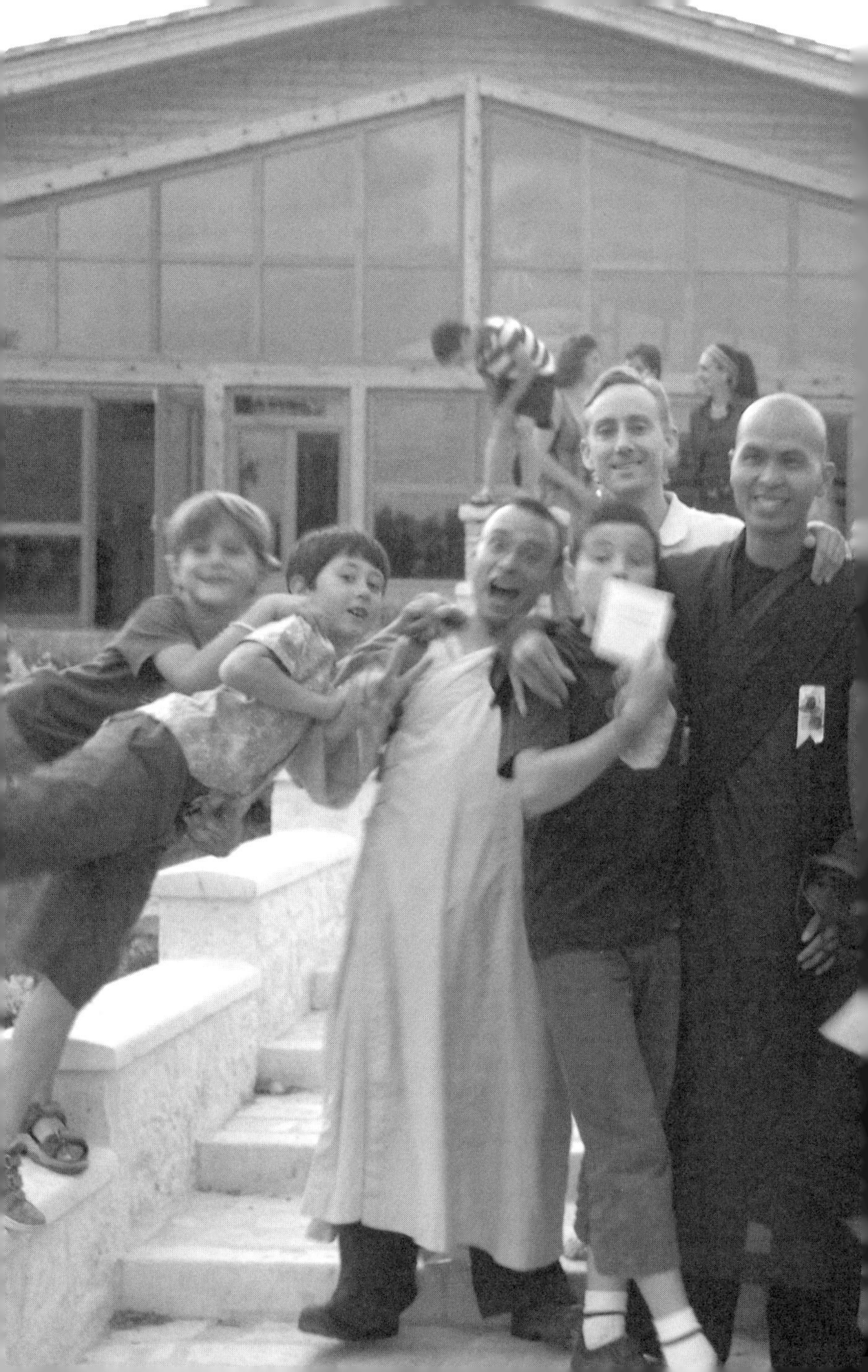

訳注

001頁 ＊――マインドフルネス（mindfulness）　パーリ語「サティ」の英訳で（漢訳では「正念」）、本書の瞑想の中心となるキーワード。思考や先入観を手放し、今ここに意識を置くこと、またはその状態のことで、ティク・ナット・ハンは「今この瞬間に気づき目覚めていること」と解説している。形容詞・副詞型は、マインドフルな、マインドフルに。本書では、おもに「マインドフルネス」と表記し、一部「注意深い」「ていねい」「気づいている」などと多義的に訳し分けている。

007頁 ＊――ブラザーとシスターたち　カトリックの修道僧・尼僧をさす言葉にならい、ここでは僧・尼僧のことをさす。

008頁 ＊――鐘を招く　ティク・ナット・ハンは、鐘は私たちをマインドフルネスへと誘うブッダの呼び声としている。ゆえに「鳴らす」や「打つ」ではなく、「招く」と表現する。

＊＊――自分　この「自分」は、しばしば「家」とも言い換えられる。

009頁 ＊――ダルマ　真理の教えである「法」のこと。

029頁＊——インタービーイング（interbeing）　ティク・ナット・ハンの造語。「お互いに関わりあって存在する」の意。「相依相即」とも言われる。

034頁＊——五つのマインドフルネス・トレーニング　仏教の基本的戒律である五戒を現代人に実践しやすいよう、ティク・ナット・ハンが「五つの行動指針」として書き換えたもの。禁戒よりも、勧戒としての要素が強く、ガイドラインとも呼ばれている（巻末付録3に収録）。

044頁＊——呼吸の経典　アーナパーナサティ・スッタのこと。『ブッダの〈呼吸〉の瞑想』（野草社刊）参照。

045頁＊——半跏趺坐　それぞれの足を互い違いに両太腿に乗せる結跏に対し、どちらか片方の足を反対の太腿に乗せる座位。

064頁＊——気もそぞろな状態（forgetfulness）　マインドフルネスと反対の心の状態として、しばしば使用される。

066頁＊——『太陽こそわが心臓』“The Sun My Heart”（Parallax Press, 2010, 未邦訳）

070頁＊——トマス・マートン　詩人、翻訳家、仏教研究家、平和論者。フランスに生まれる。コロンビア大学大学院修了後、一九四一年に厳律シトー会に入会。一九四九年に司祭叙階。一九六八年にバンコクで行われた世界修道者会議に出席中逝去。

071頁 *――ダルマ・ティーチャー　プラムヴィレッジが認定する、瞑想の指導者の呼称。必ずしも出家でなくてよい。

074頁 *――『いのちとの待ち合わせ』　"Our Appointment with Life" (Prallax Press, 2010, 未邦訳)

075頁 *――ウェーヴィクル　wave（波）と particle（粒子）を融合させた造語。二十世紀になって、アインシュタインやド・ブロイらの研究から、すべての粒子は波動の性質をもつという理論ができあがった。量子力学によって、ふたつの性質の矛盾は統合された。

076頁 *――私の宗派　ヴェトナムの臨済正宗竹林派のこと。ティク・ナット・ハンはその四十二世の法嗣である。

**――蔵識　八つの意識の層のうちで、もっとも深層にある。すべての法のもととなる種を蔵することからこう呼ばれる。

082頁 *――意識のあらわれの五十詩句　仏教の意識に関する難解な理論を、わかりやすく日常に応用できるものにするため、ティク・ナット・ハンが一九九〇年に編んだ五十項目の詩句集。世親の唯識三十頌、安慧によるその注釈をベースにしている。

085頁 *――タイ（Thay）　ヴェトナム語で「先生」の意味。僧侶につける尊称でもある。プラムヴィレッジでタイとだけいえば、ティク・ナット・ハンのことをさす。

**――相互存在教団　一九六六年、ヴェトナムでティク・ナット・ハンによって創立された「ティプ・ヒエン教団」のこと。マインドフルネスの実践を通して苦しみをやわらげる生きかたを広め、「十四のマインドフルネス・トレーニング」を指針としている。

＊＊＊――仏教の五戒の五番目の不飲酒戒　五戒は、現在プラムヴィレッジでは、タイの発言にあるように五つのマインドフルネス・トレーニング（五戒の現代版）と呼び、内容もだいぶ変更されている。くわしくは巻末付録3を参照。その中で不飲酒戒は、酒類など酩酊するものをとらないとされるが、ここでは健やかさを育てる消費を実践することを勧めている。

＊＊＊＊―教団に参加する条件・教団の正会員になる際の十四戒への準備条件　参加する条件は、五つのマインドフルネス・トレーニングを受けて、法名を授かること。正会員になる準備条件は、十四のマインドフルネス・トレーニングを受けて、教団の中心的メンバーになること。これをＯＩメンバー（相互存在教団正式会員）と呼ぶ。

093頁＊――プラムヴィレッジの上の集落（アッパー・ハムレット）　プラムヴィレッジは「ハムレット（集落）」と呼ばれる四つの居住区からなっている。上の集落は、ティク・ナット・ハンが住み、男性の出家・在家者の居住・滞在用。ソン・ハ寺院も同じく男性用。下の集落と新集落は女性用と分かれている。上の集落が中心で、大きな催しはおもにここで行われる。

101頁＊――存在するか、しないか　シェークスピアの戯曲『ハムレット』の“to be or not to be, that is the question”を引き合いに出している。

112頁＊――シュラヴァスティ（サンスクリット語。パーリ語ではサーヴァッティ）　古代インド、コーサラ国の首都。ブッダの活動の重要な拠点であった僧院、祇園精舎があった。

＊＊――ダルマ・シェアリング　プラムヴィレッジでは、リトリート参加者間の体験の分かち合いをこう呼ぶ。ここでは弟子たちの修行についての感想程度の意味。

113頁　＊――ブッダは、雲ひとつない空をゆく満月のようなもの　ブッダは満月の日に生まれ、満月の日に悟りを得て、満月の日に肉体を去ったとされる。アジア各地（チベット、タイ、ミャンマー、スリランカなど）での生誕祭であるウエサク祭も、満月の日に開かれる。

115頁　＊――集中　サンスクリット語の「サマーディ」（三昧）をさす。心を静めて雑念を起こさず、ひとつのことに集中すること。それによって、より多くのことが、先入観なしに深く観えるようになる。けっして一点集中によって他を排除するような精神状態のことではない。

134頁　＊――陰と陽のバランス　易経を根拠として、万物を陰陽のエネルギーによって見ること。マクロビオティックなど、この原理にもとづく食事法の体系もある。

137頁　＊――六つの感覚　六根、または六処ともいう。五感である視覚（眼）・聴覚（耳）・嗅覚（鼻）・味覚（舌）・触覚（身）に、心的機能（意）を加えた六つをさす。

141頁　＊――欲、物質、非物質の三つの領域　欲界・色界・無色界の三つの次元をさす。

＊＊――正しいとらえかた、正しい思考、正しいマインドフルネス、正しい発語、正しい集中　仏教用語では、「正見、正思惟、正念、正語、正定」のこと。

142頁＊――十二因縁　無明から始まり老死に終わる、苦しみの原因を順に関連させてあらわしたもの。ブッダは、この因縁を参照して、自分の悟りが正しかったかどうか確認したという。

＊＊――八正道　ブッダが最初の説法で説いたという修行の基本。正見、正思惟、正語、正業、正命、正精進、正念、正定の八種をさす。

160頁＊――「新たに出なおす（ビギニング・アニュー）」実践　関係性を癒すための複数で行う実践。くわしくは『ブッダの幸せの瞑想』（サンガ刊）一四三頁参照。

174頁＊――五つの確認　「常習観察経」（増支部五）では、老・病・死・別離・業の五つをつねに観察し心に刻むように説かれている。

178頁＊――ブラザーやシスター　ここではリトリートにおける法話なので、一緒に参加しているティク・ナット・ハンの弟子たちのこと。

189頁＊――サント・フォア・ラ・グランド　プラムヴィレッジに近い二千五百人ほどの小さな町。電車の最寄り駅もここにある。

193頁＊――社会奉仕青年学校、ブディスト・ウィークリー紙、ヴァン・ハン仏教大学　社会奉仕青年学校（SYSS）はヴェトナム戦争中、非暴力と慈悲にもとづき建設・教育・医療などの援助活動を行った草の根の運動。ブディスト・ウィークリー紙はラヴィ出版によって、文化・社会・宗教などについての記事を発信していた。ヴァン・ハン仏教大学はヴェトナムで初めて西洋式に組織された大学。タイは社会学部長をつとめた。

203頁 ＊――「第二のわたし」　慈悲の実践、サンガづくりの基礎として、プラムヴィレッジが独自に勧めているペアでの見守りシステム。くわしくは『ブッダの幸せの瞑想』（サンガ刊）一五八頁参照。

213頁 ＊――親愛なるタイ、親愛なるサンガのみなさん　サンガの中で話し出すときによく使われる決まり文句。そこにタイがいなくても、その存在を認めてこう呼びかける。

214頁 ＊――スーフィズム　イスラム神秘主義の総称。自我意識を消して、神との合一を目指す。その中のある教団では、回転しながら瞑想状態に没入するなどの伝統がある。

215頁 ＊――パウル・ティリッヒ（一八八六―一九六五）　二十世紀のキリスト教神学に大きな影響を与えた、ドイツのプロテスタント神学者。

221頁 ＊――十四のマインドフルネス・トレーニング　ティプ・ヒエン（相互存在）教団の中核をなす指針で、仏教の戒律の現代版として一九六〇年代につくられ、改訂を重ねている。マインドフルネスやインタービーイングの実践の導きであり、プラムヴィレッジ・サンガの基盤となるもの。くわしくは『ブッダの幸せの瞑想』（サンガ刊）二二九頁参照。

224頁 ＊――グリーンマウンテン・ダルマセンター、メイプルフォレスト僧院、マインドフルネス瞑想センター　現在、アメリカでの僧院は、ニューヨーク州のブルークリフ僧院、カリフォルニア州のディアパーク僧院、またミシシッピ州のマグノリアグローブ僧院・瞑想センターの三カ所に移行している。

286頁＊――五つの気づき　無我や縁起の法則を心に刻むために設けられた、五つの項目。先祖や子孫とのつながりを自覚し、あらゆるものとの理解と信頼と愛にもとづく関係性を培うことを誓うもの。

289頁＊――ラーフラ　ブッダ十大弟子のひとり。ブッダの実子のひとりであったが、出家して弟子となり、密教第一の尊者と呼ばれた。

297頁＊――私たちは…　ティク・ナット・ハンの代表的な詩「私をほんとうの名前で呼んでください」の一節。相互存在の真実にもとづいて、多くの存在とのつながりをうたっている。くわしくは、『微笑みを生きる』（春秋社刊）一五七頁参照。

303頁＊――友和会（Fellowship of Reconciliation）　キリスト教の愛にもとづき、武力でなく和解による平和の実現を目指す国際平和団体。一九一四年設立。オランダに本部がある。

306頁＊――タン・ホイ　ヴェトナムの禅の始祖。アーナパーナ・サティ（呼吸による気づき）と禅の両方をヴェトナムにもたらした。心を大洋にたとえ、すべての体験はそこに流れこむと説いた。

＊＊――死にゆく者のための教え　「教化病経〈きょうげびょうきょう〉」（中阿含経第六巻）にある。死の床に就くアナータピンディカの瞑想をシャーリプートラが誘導するこのエピソードは、その他の経典にも異なるヴァージョンが多く存在する。

309頁 ＊――核物理学者デヴィット・ボーム（一九一七―一九九二） ボームは「ホログラフィー宇宙論」を提起した。その内容は、世界は①目に見える秩序（明在系）、②目に見えない秩序（暗在系）の二重構造をしており、この構造を解明することにより宇宙や私たちの生活の真相が明らかとなるとし、とりわけ心と物の相互関係や連結性を明確にしようとした。

310頁 ＊――仏教のマハブータ（元素）の理論 マハブータは、仏教では「五大」と呼ばれ、地、水、火、風、空の五つである。のちにこれに識を加えて、六大ともいわれた。

312頁 ＊――タサハラ禅センター カリフォルニアはモントレーの山中にある禅の修行場。一九六七年、アメリカ最初の禅道場として、鈴木俊隆老師によって創設された。和名「禅心寺」。

315頁 ＊――ラヴォアジエ（一七四三―一七九四） フランス王国の化学者。化学反応の前後では質量が変化しないという質量保存の法則を発見。燃焼を「酸素との結合」として説明した最初の人物。

320頁 ＊――ファミリー リトリート中の所属グループのこと。参加者は期間中、原則として同じファミリーに所属し、瞑想やダルマ・シェアリング、作業、レクリエーションなどをともにする。

323頁 ＊――チャンティングブック 経典や詩や歌などを集めた、実践のためのプラムヴィレッジの実用書。とくにリトリートでよく使用される。

337頁 ＊――初考〈尋〉と熟考〈伺〉 清浄道論では、「尋」は対象に心を結びつけ、「伺」は対象を思惟することと説かれている。サンスクリット語では、粗大な思考（vitarka＝覚）から微細な思考（vicara＝観）へと修行を深めていくと説かれる。

352頁＊――**ラマルティーヌ**（一七九〇―一八六九）　フランスにおける近代抒情詩の祖といわれ、ヴェルレーヌや象徴派にも大きな影響を与えた。また二月革命前後に政治家としても活躍した。

383頁＊――**食前の五つの祈り**　禅の伝統では、五観の偈として知られている。ティク・ナット・ハンが現代生活に合うように、また仏教色を抜いたかたちで新しくつくりなおしたもの。ときおり改訂され、掲載したものは二〇一四年一月の最新ヴァージョン。

付録

付録1

呼吸による完全な気づきの経典

第一節

ブッダがサーヴァッティ[*1]の東の薗に滞在していたおりに、私が聞いた説法。そこには名だたる高弟たちがたくさん集まっていた。サーリプッタ、マハーモッガラーナ、マハーカッサパ、マハーカッチャーヤナ、マハーコッティタ、マハーカッピナ、マハーチュンダ、アヌルッダ、レーワッタ、アーナンダ[*2]などである。

そのうち長老格の比丘たちは、修行に入って間もない比丘たちを熱心に導いていた。ひとりで十人を教える者、二十人、三十人、または四十人を引き受ける者もいて、新参の比丘たちはしだいに大きな成果を見せるようになった。

それは満月の夜で、雨安居[*3]の終了を告げるパワーラナ式（満期の儀式）が執り行われた。目覚めた人ブッダは屋外に座り、弟子たちがその周りに集まっている。ブッダは彼らを見渡して語りはじめた。

「比丘たちよ、あなたたちの修行が実を結んでいることを知って、私はうれしい。だがさらに向上することができるはずだ。成就されていなかったことが成就され、悟れなかったことは完全に悟ることができる。（あなたたちが修行に励めるよう）私はつぎの満月までここに留まることにしよう。

ブッダがサーヴァッティの滞在をひと月延長する

と聞き、師のもとで修行をしようとする比丘たちが国中から集まりはじめた。古参の比丘たちは、到着したての入門者にさらに熱心な指導を続けた。ひとりで十人を教える者、二十人、三十人、または四十人を引き受ける者もいた。こうした支えによって、新参者たちもわずかずつながら真実の理解への目が開かれていったのだ。

　つぎの満月がやってきた。ブッダは屋外に座り、集まった比丘たちを見渡して語りはじめた。

「比丘たちよ、この集いは清らかで善なるものだ。どこをとっても無駄口や高慢な口をきく者は見当たらない。それゆえ、この場所は、布施を受けるに値し、功徳を積むための豊かな土地（福田《ふくでん》）と思ってもらえるだろう。このようなサンガは滅多にない。どんなに遠くに住む者でも、ここを目指してはるばるやって来るだけのことはあったと思うに違いない。

　比丘たちよ、ここにはあらゆる煩悩の根を断ち、心の重荷をすべて降ろし、正しい理解（正見）と心の解放（悟り）に至る阿羅漢果《あらかんか》を達成した比丘たちがいる。またここには最初の五つの心の固まり[*4]を断ち切り、二度と生と死の輪廻に戻ることのない（不《ふ》

*1――東薗鹿子母講堂（とうえんろくしもこうどう）のこと。コーサラ国の長者ミガーラの妻ヴィサーカーが寄進して建てられた寺院。サーヴァッティの東にあった。

*2――日本で知られているそれぞれの弟子の名の表記は以下の通り。舎利弗（しゃりほつ）、大目犍連（だいもっけんれん）、大迦葉（まかかしょう）、摩訶迦旃延（まかかせんねん）、摩訶倶絺羅（まかくちら）、摩訶劫賓那（まかこうひんな）、純陀（じゅんだ）、阿楼駄（あぬるだ）、離婆多（りはた）、阿難陀（あなんだ）。

*3――僧侶たちが一所に集まって集中的に修行をすることを安居という。おもに雨季の夏に行うことから、雨安居と呼ばれる。ブッダの時代、雨安居は三カ月行われたが、この年には一カ月延長された。ティク・ナット・ハンは、安居に対してリトリート（遁世して修行すること）という英語を当てているが、彼はリトリートという言葉を、本書のように、合宿型の瞑想会に対しても使っている。

*4――原文は mental formation 本文では「心の形成物」と訳した言葉と同じ。仏教では一般に「行」、または「心行」と呼ばれる。

環果《げんか》）比丘たちがいる。

またここには、最初の三つの心の固まりを打ち捨て、一度に限って輪廻を行う比丘たちもいる（一来《いちらい》果《か》）。貪欲、憎しみ、無智を断ち切り、生死の輪廻に一度だけ戻ればいい者たちだ。これらを打ち捨てたあげく、真の目覚めの域をたゆむことなく目指す流れの中にいる者たちもいる（預流果《よるか》）。

また「四種の気づきの確立」[*5]（四念処）を修行する者があり、「四種の正しい努力」（四正精進）を修行する者、「四種の成就の基盤」（四神足）を修行する者がある。「五つの能力」（五根）の修行、「五つの力」（五力）の修行、「目覚めの七つの要因」（七覚支）の修行、「八つの聖なる道」（八正道）の修行を行う者がある。また「慈しみ」（慈）の修行、「思いやり」（悲）の修行、「喜び」（喜）の修行、「平静さ」（捨）の修行を行う者がある。そして「九つの観想」（九相観）や「無常の観察」（無常観）の修行をする者もいる。さらにまた、すでに「呼吸による完全な気づき」の修行をしている者もいるのだ」

第二節

「比丘たちよ、この呼吸による完全な気づきの方法をたゆみなく修行し深めていくならば、大いなる成果と利益がもたらされる。四種の気づきの基盤の瞑想は実を結ぶだろう。四種の気づきの基盤をたゆみなく修行し深めていくならば、七覚支の修行も成就する。七覚支をたゆみなく修行し深めていくならば、理解が目覚め、心の解放に至るのだ。

呼吸による完全な気づきの方法をたゆみなく修行し深めていくことによって成果を上げ、大いなる利益を得るためにはどうすればよいのだろう。

比丘たちよ、このように行いなさい。修行者は森へ行く、または木の根方や人気のない場所を探す。そして蓮華坐を組んで安定して座り、背筋をまっすぐに保ち、このように瞑想する。

『息を吸いながら、息を吸っていることを知る。息を吐きながら、息を吐いていることを知る』

一　長く息を吸いながら、長く息を吸っていることを知る。長く息を吐きながら、長く息を吐いていることを知る。

二　短く息を吸いながら、短く息を吸っていることを知る。短く息を吐きながら、短く息を吐いていることを知る。

三　息を吸いながら、全身に気づく。息を吐きながら、全身に気づく。このように瞑想する。

四　息を吸いながら、全身を静める。息を吐きながら、全身を静める。このように瞑想する。

五　息を吸いながら、喜びを感じる。息を吐きながら、喜びを感じる。このように瞑想する。

六　息を吸いながら、幸福を感じる。息を吐きながら、幸福を感じる。このように瞑想する。

七　息を吸いながら、思いの形成に気づく。息を吐きながら、思いの形成に気づく。このように瞑想する。

八　息を吸いながら、思いの形成を静める。息を吐きながら、思いの形成を静める。このように瞑想する。

九　息を吸いながら、心に気づく。息を吐きながら、心に気づく。このように瞑想する。

十　息を吸いながら、心を幸福で満たす。息を吐きながら、心を幸福で満たす。このように瞑想する。

十一　息を吸いながら、心を集中させる。息を吐きながら、心を集中させる。このように瞑想する。

十二　息を吸いながら、心を解放する。息を吐きながら、心を解放する。このように瞑想する。

十三　息を吸いながら、あらゆる現象（法《ダルマ》）の無常の本質を見つめる。息を吐きながら、あらゆる現象（法）の無常の本質を見つめる。このように瞑想する。

十四　息を吸いながら、欲の消滅を見つめる。息を吐きながら、欲の消滅を見つめる。このように瞑想する。

十五　息を吸いながら、終息（涅《ね》槃《はん》）を見つめる。

＊5——原文はMindfulness　本文では「マインドフルネス」とカタカナ表記した言葉と同じ。

息を吐きながら、終息（涅槃）を見つめる。このように瞑想する。

十六　息を吸いながら、放棄を見つめる。息を吐きながら、放棄を見つめる。このように瞑想する。

呼吸による完全な気づきをこの導きに従ってたゆみなく修行し深めていくならば、成果を上げ、大いなる利益を得ることができるだろう」

第三節

「呼吸による完全な気づきをたゆみなく修行し深めていくことによって、四種の気づきの確立の修行の成果を得るにはどうすればよいのだろう。

瞑想する者が、呼吸や全身に意識を向けつつ、または全身が静まり安らいでいることを確認しながら、長く息を吸い吐く、または短く息を吸い吐くとき、根気強く、気づきに満ち、自分の状態をはっきりと把握し、今生への執着や嫌悪感をことごとく超越して、安らぎながら体における体の観察を持続することができる。完全に呼吸に気づきながら行うこの練習は、第一の気づきの確立―体への気づきに含まれる。

瞑想する者が、喜びや幸福感に意識を向け、思いの形成に気づきながら、または思いの形成をやわらげようと息を吸い、息を吐くとき、根気強く、気づきに満ち、自分の状態をはっきりと把握し、今生への執着や嫌悪感をことごとく超越して、安らぎながら感覚における感覚の観察を持続することができる。完全に呼吸に気づきながら行うこの練習は、第二の気づきの確立―感覚への気づきに含まれる。

瞑想する者が、心に気づきながら、または心を幸福感で満たし、集中して心を統合するために、そして心の束縛を解いて解放するために、息を吸い、息を吐くとき、根気強く、気づきに満ち、自分の状態をはっきりと把握し、今生への執着や嫌悪感をことごとく超越して、安らぎながら心における心の観察を持続することができる。完全に呼吸に気づきながら行うこの練習は、第三の気づきの確立―心への気づきに含まれる。

呼吸による完全な気づきがなければ、安定して瞑想することも理解を深めることもかなわない。

瞑想する者が、息を吸い、息を吐きながら、無常の本質や欲の消滅の本質、終息や放棄などを深く観察するとき、根気強く、気づきに満ち、自らの状態をはっきりと把握し、今生への執着や嫌悪感をことごとく超越して、安らぎながら心の対象における心の対象の観察を持続することができる。完全に呼吸に気づきながら行うこの練習は、第四の気づきの確立―心の対象への気づきに含まれる。

呼吸による完全な気づきをたゆみなく修行し深めていくならば、四種の気づきの確立を完全に成就することができるだろう」

第四節

「さらに、四種の気づきの確立をたゆみなく修行し深めていけば、目覚めの七つの要因（七覚支）の達成はゆるぎないものになる。どうすれば、それが可能になるのだろうか。

瞑想する者が、体における体の観察、感覚における感覚の観察、心における心の観察、心の対象における心の対象の観察を、気をそらさずに持続することができ、さらに根気強く、気づきに満ち、自分の状態をはっきりと把握し、今生への執着や嫌悪感をことごとく超越するなら、またその瞑想がゆるがず安定して平静なものであるなら、その者は最初の悟りの要因―気づき（念）を達成する。この要因が磨かれれば、それはやがて完成に至るであろう。

瞑想する者が、気をそらさずに瞑想の安定をたしかなものにし、生起する現象（法《ダルマ》）――心の対象の一つひとつをつぶさに識別することができれば、内面に目覚めの第二の要因―現象の識別力（択法《ちゃくほう》）が生まれ、育ちはじめる。この要因が磨かれれば、それはやがて完成に至るであろう。

瞑想する者が、気をそらさずに現象の一つひとつをたゆみなく、根気強く、しっかりと観察し識別することができれば、内面に目覚めの第三の要因―活力（精進《しょうじん》）が生まれ、育ちはじめる。この要因が磨かれれば、それはやがて完成に至るであろう。

瞑想する者が、安定ししっかりとした瞑想の流れに身を浸す境地に至れば、内面に目覚めの第四の要因―喜び（喜《き》）が生まれ、育ちはじめる。この要因が磨かれれば、それはやがて完成に至るであろう。

瞑想する者が、気を散らすことなく喜びの状態にとどまれれば、身心は軽く、安らぎに満たされる。この段階で、目覚めの第五の要因―安らぎ（軽安《きょうあん》）が生まれ、育ちはじめる。この要因が磨かれれば、それはやがて完成に至るであろう。

体と心がともに安らげば、瞑想する者が集中に入ることはたやすい。この段階で、この段階で、内面に目覚めの第六の要因―集中力（禅定《ぜんじょう》）が生まれ、育ちはじめる。この要因が磨かれれば、それはやがて完成に至るであろう。

瞑想する者が、深い静けさのうちに集中を持続するとき、物事の区別や比較は消滅する。この段階で、内面に目覚めの第七の要因―無執着（捨《しゃ》）が放たれ、生まれ、育ちはじめる。この要因が磨かれれば、それはやがて完成に至るであろう。

これが、四種の気づきの確立をたゆみなく修行し深めることで、目覚めの七つの要因の完成をゆるぎないものにする道筋である」

第五節

目覚めの七つの要因をたゆみなく修行し深めることで、真の理解をあますところなく達成し、完全な解放に至るには、どうすればいいのだろうか？

瞑想する者が、世塵を離れて静かに暮らし、欲の消滅を観察し瞑想しながら、目覚めの七つの要因の道を修行するなら、無執着（捨《しゃ》）の本質が開花する。これが目覚めの七つの要因の道の修行の成果であり、真の理解をあますところなく達成し、完全な解放に至る方法である」

第六節

目覚めた人である世尊は、こう説法された。その場に集まった者たちはみな、その教えを賜って、感謝にあふれ歓喜した。

――マジマ・ニカーヤ（中部）
百十八経　パーリ語より翻訳

付録2

大《だい》安《あん》般《ぱん》守《しゅ》意《い》経《きょう》（アーナパーナサティ・スッタ）

中国語で書かれた雑阿含経[*1]版からティク・ナット・ハンによって訳されたもの（小部[*2]第二十九章、大正新脩《しんしゅう》大藏[*3]經第九十九巻）。

第一節

私はこのように聞いた。シュラヴァスティ[*4]（舎衛城）にあるアナータピンディカ（給孤独長者）薗のジェータ林[*5]（祇園）に、雨安居《うあんご》のあいだ、ブッダは滞在されていた。世尊とともに大勢の高弟たちが修行期をそこで過ごした。世尊のおられる所の周辺、木の根元や洞窟の中に比丘たちは留まっていた。

安居には、若い比丘たちも多く集まっていたが、彼らもまた秀でた者たちだった。彼らはブッダのもとに参じ、その足元に平伏し、引き下がったのちに一所に座る。ブッダは若い比丘たちにさまざまなこ

*1――経典の中で比較的短いものをまとめた経集。パーリ語経典では相応部にほぼ対応する。

*2――発句経や本生経などを含む小経典集。漢訳では多くが散逸し、まとまったものは見つかっていない。

*3――大正から昭和時代にかけて日本に現存する漢訳経典をすべて調査し編集した大蔵経典。漢訳仏典ではもっとも信頼される資料であり、仏教研究では頻繁に引用される。

*4――サーヴァッティのサンスクリット語名で、おなじ舎衛城のこと。パーリ語経典と原典が違うので、地名・人名の表記が異なる場合がある。

*5――両者を合わせて、祇樹給孤独園精舎（祇園精舎）と呼ばれる。シュラヴァスティにあった寺院。ブッダの弟子となったアナータピンディカが、ジェータ太子の所有の森をブッダに寄進したという故事による。東の薗（東薗鹿子母講堂）はこの祇園精舎の東方にあった。ブッダは寄進されたこのふたつの僧院に長く滞在し、多くの重要な説法が行われた。

とについて説法をし、導き、教え、その目を開き、喜びを与えた。そうしたあと、ブッダは沈黙に入った。

多くの教えをブッダから授かり、若い比丘たちは大きな喜びに包まれた。彼らは立ち上がり、世尊に平伏し、引き下がった。それから彼らは長老たちの前に行き、敬意を表すると、一所に座った。

そこで長老たちはこう考えた。「若い僧たちを責任をもって教え導くのは、私たちの役割だ。私たちの中から、一人を世話する者、また二、三人かそれより多くを教える者が出せるだろう」

長老たちは即座にそれを実行に移した。ある者は一人を教え、二、三人を受け持つ者もあり、三人以上を教える者もいた。なかには、六十人にのぼる若い比丘を教え導いた長老もいた。

安居も終わりに近づき、雨安居明けを迎える儀式(自恣《じし》)がやってきた。世尊は集まった比丘たちを眺め渡し、話しかけた。

「善き哉、善き哉。比丘の務めを正しく忠実に実践しているあなたがたを見ることができて幸せだ。これからも変わらず学習と実践に励み続けるように。できればもう一カ月、カッティカ月の満月[*6]までこのシュラヴァスティに留まってほしい。

各地方でそれぞれに雨安居を過ごしていた大勢の比丘[*7]たちは、世尊がコームディ[*8]までシュラヴァスティに滞在されると聞き、迎えの儀式を執り行って、法衣を縫い整えるとすぐさま、その法衣と鉢を携えてシュラヴァスティの町へとおもむいた。

祇園精舎に到着すると、彼らは衣と鉢を置き、足を浄めて、ブッダの座る場所へ行った。彼らはブッダに敬意を表し、少し引きさがり、一所に座った。そこで世尊は、さまざまな地方から着いたばかりのこれらの僧たちに、真理の教えを説いた。ブッダはさまざまな分野の話題に触れ、彼らの目を開き、喜びを与えた。話し終えるとブッダは、座ったまま沈黙に入った。

周辺の各地から集まってきた僧たちは、この教えを聞いて喜びにあふれた。彼らは立ち上がって平伏し、長老たちの前へ行った。そして長老僧たちに敬意を表すると、少し引き下がり、一所に座った。

そこで長老たちはこう考えた。「私たちは、周辺の各地から到着したばかりの僧たちも受け入れねばならない。私たちのうち何人かは、僧たちのうちの一人、二人、三人、またはそれ以上を指導できるだろう」

長老たちは即座にそれを実行に移した。到着したばかりの僧のうちから一人だけを教える者、あるいはそれ以上を教える者もいた。なかには六十人にのぼる新参者を導いた長老もいた。

こうして長老たちは、周辺の地域からやってきた比丘たちを指導し励ます役割を果たした。彼らは順を追ってあらゆることを伝えた。非常にこなれたやり方（方便）によって、はじめに知るべきことを最初に教え、後から加えるべきことを後に教えた。

ウポーサタ[*9]の儀式が執り行われたあとの満月の日に、世尊は僧たちの集まりを前に座った。比丘たちの集まりをくまなく見渡し、ブッダは口を開いた。

「善き哉、善き哉、比丘たちよ。比丘の務めを正しく忠実に果たし、精進しつづけているあなたがたを見ることができて非常にうれしい。また比丘に必要なことを果たし、精進しつづけているあなたがたを見ることができてとても幸せだ。比丘たちよ、過去の諸仏のもとにもまた、比丘の務めを正しく忠実に行う比丘の集まりがあった。未来の諸仏のもとにもまた、あなたたちが今日精進しまた今まで果たしてきたように、比丘の務めを正しく忠実に果たす比丘たちの集まりがあるはずだ」

「今この比丘の集まりの中で、長老たちの中には、第一禅定[*10]に達した者があり、第二禅定、第三禅定、第四禅定に達した者もいる。この中には、慈心三昧[*11]（慈しみへの心の集中）を成就した者、悲心三昧（思いやりへの心の集中）を成就した者、喜心三昧（喜びへの心の集中）を成就した者、捨心三昧（平静な心への集中）を成就した者がいる。

また、空無辺処《くうむへんしょ》[*12]（無限なる空間への集中）、識無《しきむ》

*6――このすぐ後に出てくるコームディの日のこと。

*7――比丘・比丘尼は、出家者における男女の区別によるが、いずれも具足戒をうけた出家修行者を指す。その言葉は「乞食」に由来している。

*8――仏暦におけるカッティカ月の満月の日をこう呼ぶ。Komudi とは、睡蓮 kumuda が満開になる日のため。

*9――布薩（ふさつ）。毎月、新月と満月の日の二回、十五日ごとに行われる出家者の儀式。その地域に住むすべての比丘が集合し、サンガの清浄性を確認する。

辺処《へんしょ》（無限なる意識への集中）、無所有処《むしょうしょ》（無存在への集中）、非有想非無想処《ひうそうひむそうしょ》（認知と非認知の概念が消え去った状態への集中）に達した者たちもいる。

また、以上の禅定のいずれかにいつでも自由に留まれる者たちがいる。三つの基本的な心の結び目[13]（煩悩）をすでに解き、預流果《よるか》[14]に達した者もいる。この者たちは大きな苦しみの道に踏み込むことを恐れず、悟りの成就への道をしっかりと歩んでいる。彼らは、神界と人界をあと七回生まれ変われば生死の苦しみから完全に解放される。

またここには、三つの基本的な心の結び目を解き終わり、かつ貪欲・怒り・愚かさ（貪・瞋・痴）の三毒をおおかた解消した一来果《いちらいか》もいる。最初の五つの心の結び目[15]を解き終わった不還果《ふげんか》もいる。彼らは今生で涅槃に至り、この俗界に再び戻って誕生と死を繰り返すことはない。

また、計り知れない奇跡的な智慧を成就し、この俗界に生きながら聖なる両眼と両耳を用いることができ、人の心を見抜いて、自分の前世を知り、また人の前世を知って、すべてのアシュラーヴァ[16]（苦しみの根）を断つことができた、そういう比丘もいる。

不浄を瞑想することによって執着のエネルギーを変容させ、慈悲の瞑想によって怒りのエネルギーを変容させ、無常を深く観ることによって高慢のエネルギーを変容させ、気づきの呼吸を修行することによって、感覚と知覚（の領域に生まれる無智と苦しみ）を終息させることができた僧たちもいる。

比丘たちよ、感覚と知覚（の領域に生まれる無智と苦しみ）を止滅することのできる、意識的な呼吸の修行とはどのようなものだろうか？」

――雑阿含経　第八百十五経

第二節

「意識的な呼吸の道をたゆまず修行する比丘たちは、その身心に安らぎと静けさを招くことができるだろう。呼吸に気づくこと（随息）から純粋な気づき（正念）が生まれ、深く見通す力と、明晰で統合された知覚が備わるだろう。そうすれば、その比丘はすべての法門（悟りへの道）を開き、悟りという果実（仏果）を得ることができる。

小村や集落の近くに住む僧は、朝にまずサンガテイ（大衣《だいえ》）を身に着け、鉢を取り上げ、集落へおもむき托鉢を行う。つねに自らの六感を念入りに守り、意識を気づきに安定させる。布施を受けたなら居所に戻り、大衣をはずし、鉢を置いて足を洗う。

　それからのち、森へ行き、木の根元や空き小屋または屋外に座る。そして背筋をまっすぐに伸ばし、気づきに備えた状態を目の前に維持する。すべての貪欲を捨て、身心を静め浄らかにする。さらに五つの悟りへの障害（五蓋《ごがい》）――貪欲《とんよく》・瞋恚《しんに》（怒り）・惛《こん》眠《みん》（退屈・眠気）・掉悔《じょうけ》（動揺・後悔）・疑《ぎ》をはじめ他

＊10――色界（物質的条件の中にありながら欲を超越した世界）禅定の最初の段階。ティク・ナット・ハン著『ブッダの〈気づき〉の瞑想』（野草社刊）の「一入道経」には、第一禅定（初禅）についてこうある。「さらに比丘たちよ、修行者は最初に生まれた知覚（尋）とそれに続く思慮（伺）によって、肉欲への執着から自由になり不健全な世法を放棄したとき、喜びにあふれて初禅に入り、自らの身に歓喜を感じる。これが心の対象において心の対象を瞑想するということである」

＊11――四無量心（慈悲喜捨）のうちの最初のひとつ。以下の四種を合わせて四梵住・四梵行ともいい、限界なくどこまでも成長させることのできる善根である。

＊12――四無色界禅定の第一。以下無色界禅定の最終段階までが並べられている。

＊13――三煩悩のこと。有身見（うしんけん）＝私という実在があると思うこと。疑（ぎ）＝真理を疑うこと。戒禁取（かいごんじゅ）＝形式へのこだわり。以上三つの煩悩。

＊14――完全な悟り（阿羅漢果）へ向かう聖なる流れに身を預ける聖者の流れに入ること、最大七回欲界の人と天の間を生まれ変われば悟りを開く位。修行の「四向四果」の第一段階。以下、一来果（神界と人界を一往復して悟りに至る者）、不還果（人界に帰らず天界以上にのぼって悟りを得る）、応供果・阿羅漢果（供養を受けるにふさわしい者で、今生の終わりに悟り、涅槃に至って再び三界（欲界・色界・無色界）には生まれない位）、の順番で述べられている。

＊15――前記の三煩悩に加えて、欲貪（よくとん）＝激しい欲、瞋恚（しんに）＝激しい怒りのふたつの煩悩を合わせた五煩悩のこと。人を欲世界に結びつける煩悩で、五下分結（ごげぶんけつ）ともいう。

＊16――有漏（うろ）＝煩悩のある状態のこと。

の苦を止滅する。それらは真の理解をくもらせ、涅槃へと歩む道の妨げになるものだ」
「こうして修行者は、つぎのように瞑想する。

一　息を吸いながら、息を吸っていることを知る。息を吐きながら、息を吐いていることを知る。
二　長い息または短い息を吸いながら、それが長い息かまたは短い息かを知る。長い息または短い息を吐きながら、それが長い息かまたは短い息かを知る。
三　息を吸いながら、全身に気づく。息を吐きながら、全身に気づく。
四　息を吸いながら、全身を静める。息を吐きながら、全身を静める。
五　息を吸いながら、喜びを体験する。息を吐きながら、喜びを体験する。
六　息を吸いながら、幸福を体験する。息を吐きながら、幸福を体験する。
七　息を吸いながら、(今ここにある) 感覚に気づく。息を吐きながら、(今ここにある) 感覚に気づく。
八　息を吸いながら、(今ここにある) 感覚を静める。息を吐きながら、(今ここにある) 感覚を静める。
九　息を吸いながら、(今ここにある) 心の活動に気づく。息を吐きながら、(今ここにある) 心の活動に気づく。
十　息を吸いながら、心の活動を幸福で満たす。息を吐きながら、心の活動を幸福で満たす。
十一　息を吸いながら、正しい集中 (正定) を心の活動に向ける。息を吐きながら、正しい集中 (正定) を心の活動に向ける。
十二　息を吸いながら、心の活動を解放する。息を吐きながら、心の活動を解放する。
十三　息を吸いながら、あらゆる現象 (法《ダルマ》) の無常の本質を見つめる。息を吐きながら、あらゆる現象 (法) の無常の本質を見つめる。
十四　息を吸いながら、あらゆる現象の放棄を見つめる。息を吐きながら、あらゆる現象の放棄を見つめる。
十五　息を吸いながら、あらゆる現象について無欲であることを見つめる。息を吐きながら、あらゆる現象について無欲であることを見つめる。
十六　息を吸いながら、あらゆる現象の止滅の本質を見つめる。息を吐きながら、あらゆる現象の止滅の本質を見つめる。

比丘たちよ、これが意識的な呼吸の修行であり、その働きは身心を静め、純粋な気づきと深く見通す力をもたらし、明晰で統合された知覚を備えさせる。そうすれば、その修行者はすべての法門を開き、悟りという果実へと導かれる」
――雑阿含経　第八百三経

第三節

その頃、アーナンダ尊者は人里離れた場所で瞑想していた。そのとき彼にある考えが浮かんだ。「修行が実を結んだ暁に、四種の気づきの確立（四念処）と、七つの目覚めの要因（七覚支）と、智慧と解放というふたつの要因を保ちつづける力を獲得できるような、そうした修行の仕方はあるだろうか？」

この問いを心に携えたまま、アーナンダは瞑想を終え、ブッダが滞在する場まで足を運んだ。そして頭を垂れ、ブッダの足もとに平伏し、少し引きさがり、一方に座った。

アーナンダはブッダに訊ねた。「世尊よ、私がひとりで人里離れた場所で瞑想をしておりましたところ、このような疑問が突然心に浮かんでまいりました。修行が実を結んだ暁に、四種の気づきの確立と、七つの目覚めの要因と、智慧と解放というふたつの要因を保ちつづける力を獲得できるような、そうした修行の仕方はあるでしょうか？」

ブッダは、アーナンダにこう説いた。「修行が実を結んだ暁に、修行者が四種の気づきの確立を保つことができるようになり、四種の気づきの確立を保つことによって、七つの目覚めの要因が成就するような、そうした修行の仕方は確かにある。また七つの目覚めの要因の成就により、智慧と解放が達成されるだろう。その修行法とは、意識的な呼吸である。

意識的な呼吸の修行法とはどういったものか？高潔な弟子はこのように瞑想する。『息を吸いながら、息を吸っていることを知る。息を吐きながら、息を吐いていることを知る。息を吸い息を吐きながら、吸う息吐く息が短いか長いかを知る。息を吸い息を吐きながら、全身に気づく』

　こうして瞑想しながら、自分自身または他者について、体において体を観察する瞑想に専念する。ここで、比丘が深く集中して観察する対象は、体そのものである」

「高潔な弟子はこのように瞑想する。『息を吸い息を吐きながら、喜びに気づく。息を吸い息を吐きながら、幸福に気づく。息を吸い息を吐きながら、（今ここにある）感覚に気づく。息を吸い息を吐きながら、（今ここにある）感覚を静める』

　こうして瞑想しながら、自分自身または他者について、感覚において感覚を観察する瞑想を持続する。ここで、比丘が集中して観察する対象は、感覚そのものである」

「高潔な弟子はこのように深く見つめる瞑想を行う。『息を吸い息を吐きながら、（今ここにある）心の活動に気づく。息を吸い息を吐きながら、心の活動を幸福で満たす。息を吸い息を吐きながら、集中を心の活動に向ける。息を吸い息を吐きながら、心の活動を解放する』

　こうして瞑想しながら、自分自身または他者について、心の活動において心の活動を観察する瞑想を持続する。ここで、比丘が集中して観察する対象は、心の活動そのものである」

「高潔な弟子はこのように瞑想する。『息を吸い息を吐きながら、物事の無常の本質を見つめる。息を吸い息を吐きながら、放棄の本質を見つめる。息を吸い息を吐きながら、欲の終わりの本質を見つめる。息を吸い息を吐きながら、止滅の本質を見つめる』

　こうして瞑想しながら、自分の内にある、または自分の外にある現象について、現象において現象を観察する瞑想を持続する。ここで、比丘が集中して観察する対象は、現象そのものである」

「アーナンダよ、意識的な呼吸によって四種の気づきの確立を保つ修行とは、このようなものだ」

　アーナンダ尊者はまた尋ねた。「世尊よ、意識的な呼吸の修行によって四種の気づきの確立を保つとは、おっしゃる通りであることがわかりました。しかし、七つの目覚めの要因を成就するためには、四種の気づきの確立をどのように修行すればいいのでしょうか？」

　ブッダはこう答えた。「比丘が体において体を観察しながら気づきを持続することができ、さらに純粋な気づきを保ち、それが決して失われないよう自分自身と一体化させるとき、純粋な気づき（正念）という目覚めの要因を修行しているといえる。

　正しい気づきという要因は、現象の識別（択法《ちゃくほう》）という目覚めの要因を成就するための道を開く。現象の識別という要因が完成したとき、それは活力（精進）という目覚めの要因を成就するための道を開く。活力という要因が完成したとき、それは喜び（喜）という目覚めの要因を成就するための道を開く。それによって、心が自然に喜びに満たされるからだ。

　喜びという要因が完成したとき、それは安らぎ（軽安《きょうあん》）という目覚めの要因を成就するための道を開く。それによって、身心が軽々と安らぎ、満たされるからだ。安らぎという要因が完成したとき、身心は満たされ、それは集中（定《じょう》）という目覚めの要因を成就するための道を開く助けになる。集中という要因が完成したとき、貪欲は消え、それは平静（捨《しゃ》）という目覚めの要因を成就するための道を開く。ねばり強く修行すれば、（他の目覚めの要因と同じように）平静という要素は完成するだろう」

「高潔な弟子が、感覚において感覚の観察を行い、心の活動において心の活動の観察を行い、現象において現象の観察を行うとき、ちょうど体において体の観察を行うのと同じように、七つの目覚めの要因を完成させることができる」

「アーナンダよ、これは七つの目覚めの要因の完成を目指すための四種の気づきの確立の修行と呼ばれる」

　アーナンダ尊者はブッダに申し上げた。「世尊は七つの目覚めの要因を完成に導く四種の気づきの確立の修行について説かれました。それでは、七つの目覚めの要因によって理解と解放を完成するには、どんな修行をすればいいのでしょうか？　世尊よ、お示しください」

　ブッダはアーナンダに説いた。「比丘が、目覚めの一要因である気づきを、執着の放棄をよりどころに、貪欲の終わりをよりどころに、欲の止滅をよりどころにして修行するとき、彼は平静さへと向かう道を歩み、気づきという目覚めの一要因の力によって、くもりなき理解と解放の修行の成就に至るだろう。比丘が、執着の放棄をよりどころに、貪欲の終わりをよりどころに、欲の止滅をよりどころにして、その他の目覚めの諸要因――現象の識別、活力、喜び、安らぎ、集中、平静の修行をするとき、これらの目覚めの諸要因の力によって、同じように、くもりなき理解と解放の修行の成就に至るだろう。

アーナンダよ、これを、『異なる方法のうちのひとつになる』、または『異なる方法が互いに支え合う』、と名づけることができる。この十三の方法[*17]のどれかひとつでも進歩すれば、残りのすべてが進歩するだろう。どれかひとつが、修行に入るための扉となり、その後も他の方法をひとつずつ取り入れながら進むならば、十三すべての方法の完成にたどり着くことだろう」

ブッダがこう説き終わると、アーナンダは歓喜に包まれ、この教えを実行に移した。

――雑阿含経　第八百十経

*17――四種の気づきの確立（四念処）と、七つの目覚めの要因（七覚支）と、智慧と解放のふたつの要因の合計。

付録3

五つのマインドフルネス・トレーニング

1　いのちを敬う

いのちを破壊することから生まれる苦しみに気づき、相互存在を洞察する眼と慈悲とを養い、人間、動物、植物、鉱物のいのちを守る方法を学ぶことを誓います。私は、けっして殺さず、殺させず、自分の思考と生活において世界のいかなる殺害行為も支持しません。有害な行為は、怒り、怖れ、貪り、不寛容から生じることになって、差別や二元的思考がもとになって、怒り、怖れ、貪り、不寛容から生じることを見抜きます。私は寛容さと差別のない心を育て、私見に執着せず、自分の心と世界にある暴力、狂信、教条主義を変えていきます。

2　真の平和

搾取、社会的不正義、略奪、抑圧があることに気づき、自分の心、発言、行動をもって寛容さを実行することを誓います。私はけっして盗まず、他に属するものを所有せず、私の時間、エネルギー、持ちものを、必要とする人とわかち合います。深く見つめることを実践し、他の幸福と苦しみは私の幸福と苦しみとひとつであること、慈悲と理解なしに真の幸福はありえないこと、富や名声や権力や享楽の追求は大きな苦しみと絶望をもたらしかねないことを理解します。幸福は外的な条件ではなく、心の持ちかたによるものです。幸福になるための条件が十分に揃っていることがわかれば、今ここで幸せに生きることができます。私は正しい暮らしかた（正命）をして、地球に生きるものたちの苦しみを減らし、温暖化を軽減するよう助けることを誓います。

3　真の慈しみ

性的な過ちによる苦しみに気づき、責任感を育て、個人、カップル、家族、社会の安全と誠実さを守る方法を学ぶことを誓います。性欲は慈しみではなく、貪りによる性行為は、つねに自分と相手を傷つけることに気づきます。真の慈しみと家族や友人に認知された、深く長期的なかかわりによらない性的な関係は、けっして結びません。自分の力をつくして子どもたちを性的虐待から守り、性的な過ちからカップルや家族が崩壊しないように防ぎます。体と心はひとつであると理解し、自分の性的なエネルギーを適切に扱うことを学びます。私と他のすべての存在がさらに幸福になるために、真の慈しみの四つの基本要素（四無量心）を育てます。真の慈しみを実践すれば、それがすばらしいかたちで未来につながっていくと信じます。

4　やさしく話し、深く聴く

気づきのない話しかたと、人の話を聴けないことが生む苦しみに気づき、やさしく話し、慈悲をもって聴く力を育てます。自分をはじめとして、人びとや民族や宗教集団や国家間の苦しみを見抜き、和解と平和をうながすことを誓います。言葉が幸せも苦しみもつくりだすことを自覚し、信頼、喜び、希望を与える言葉を使って、誠実に話すことを誓います。心に怒りが生じているときはけっして話しません。気づきの呼吸と歩く瞑想によって、その怒りを認めて深く見つめる実践をします。怒りのもとは、私自身のまちがった認識と、自分と相手の苦しみへの理解不足である可能性を認めます。自分と相手が苦しみを乗り越え、困難な状況から出口を見いだせるような話し方、聴き方をします。確信のないことを言いふらさず、分裂や不和を引き起こすような言葉を発しません。誠実な勤勉さ（正精進）で私の理解、慈しみ、喜びと受容（平等心）を養い、意識の奥深くにひそむ怒り、暴力、怖れを少しずつ変えていきます。

5　心の栄養と癒し

気づきのない消費によって生じる苦しみに気づき、気づきながら食べ、飲み、消費することを通して、自分と家族と社会に心身両面の健やかさを育てていくことを誓います。食べもの、感じかた、思い、意識という四種の栄養の消費のしかたを深く見つめる実践をします。私は賭けごとをせず、アルコール飲料、麻薬のほか、特定のウェブサイトから、ゲーム類、テレビ番組、映画、雑誌、書籍、会話にいたるまで、毒性のあるものはけっして摂取しません。今ここに戻る実践を行って、自分の内とまわりの癒しと、滋養のあるすがすがしい要素に触れます。後悔や悲しみによって過去に引き戻されたり、不安や怖れや貪りによってこの瞬間から引き離されないように気をつけます。消費に没頭することで孤独や不安やその他の苦しみをごまかそうとしたりしません。相互存在の真理をよく見つめ、私の体と意識に、私の家族や社会や地球という集合的な体と意識に、安らぎと喜びと健やかさを保つような消費のしかたを実践します。

訳者あとがき

本書は、Thich Nhat Hanh, The Path of Emancipation: Talks from a 21-day mindfulness retreat, Parallax Press（二〇〇〇年）の全訳です。

著者ティク・ナット・ハン（愛称、タイ）は、現在、米寿を迎えてなおエネルギッシュに、拠点であるプラムヴィレッジ（フランスのボルドー）での夏、冬、春の長期リトリートに加え、ほぼ毎年、アメリカ、ヨーロッパ、アジアほかの地域でリトリートを開催し、それに加えて教育者や医療関係者、政治家や企業家向け、家族向け、若者や退役軍人、出家者対象のリトリートを行っています。近年はとくに後進を育てるために心を砕いておられます。

本書に収録されているのは、一九九八年の初夏、カナダ国境に近いアメリカのバーモント州バーリントンという閑静な学園都市で開催された、「呼吸の瞑想」をテーマにした二十一日間におよぶ集中リトリートです。会場は、シャンプレーン湖を臨む小高い丘の上にある、セント・マイケルズ大学の大自然に囲まれた広大なキャンパスでした。

世界各地から参加者が集う長期のリトリートは、仲間と四六時中ともに生活しながら実践できる特別な機会です。一堂に会しての法話と質疑応答、参加者全員での瞑想とともに、それ以外にも多くの活動が用意されています。訳者が参加したプラムヴィレッジのリトリートでは、歩く瞑想やファミリー（自分の所属するグループ）ごとの活動が、野外の木立や芝生で行われ、まるでピクニックのようでした。どこかでとつぜん歌声が上がり波のように広がっていく、手を取り合ってほほえみながら歩く、おどけるブラザーやシスターたち、家族と参加している子どもたちが駆けていきます……。

平均的な長期リトリートの一日は、朝五時に起床。まず歩く瞑想と座る瞑想を行います。そのあと朝食です。午前中に法話。法話のない日はグループごとのワークショップや発表、若者や子どもたちのプログラム、作務などがあります。昼食のあと、午後はゆっくりしたスタートで、作務や深いくつろぎの瞑想、お茶の瞑想などさまざまな瞑想があり、夕食。夜は、全体で集まってマインドフルネス・トレーニングやさまざまな実践を学ぶ時間がもうけられます。夜間は、翌日の朝食のあとまで、聖なる沈黙で過ごします。プログラムはよく自由に変更され、掲示板をチェックしないと、はぐれてしまうこともあります。法話や瞑想や食事中はもちろん、いつでも会場のあちこちでマインドフルネスの鐘が招かれ、参加者はほほえみながら呼吸と自分に戻る実践をするのです（本文中ときおり差しこまれた「鐘を招く」の箇所で、読者もこの実践をしてみてください）。

本書の法話で、タイがくりかえし説いているように、リトリートの真骨頂はサンガです。リトリートでは深くマインドフルに過ごすとともに、仲間に溶けこんでサンガの河と一緒に流れていくことが実践の要です。タイは「ひとりのマインドフルネスでは弱すぎる、サンガのエネルギーに助けてもらいなさい」と言われます。

私たちの苦しみはとても深く、三週間くらい瞑想したとしてもどうなるのだろう、と思うかもしれません。しかし、一瞬でも「本来の家、本来の自分」に帰り、安全な島に触れることができたなら、そこがあるべき場所（涅槃）だとわかり、落ち着くことができるでしょう。そして、それが人生の礎となるためには、やはり深く分かち合った仲間が必要なのです。

時間を超えた先祖や子孫とともに呼吸し、我を超えてあらゆる苦しみと菩薩たちの本質につながることが実践として勧められていますが、それができるのは他者が存在するからです。苦しみを超えていこうとする同じ意志をもったサンガが、どんなに助けになるでしょうか。「私はあなたのためにここにいます」と言ってくれる人がどんなに心強いでしょうか。

訳者も参加した二〇一三年初夏の香港リトリートでは、参加者一三〇〇人に加えて、それぞれの父母をマインドフルな呼吸で招待し、歩く瞑想をしました。そのとき、存在の大きな流れが実感できた気がしました。リトリートに参加した多くの友人から、その場で初めて出会った国籍や文化の違う者どうしでも、まるで実際の家族以上に深い結びつきができると聞きました。

「二十一世紀のブッダはサンガです」とのタイの言葉に導かれるように、プラムヴィレッジの実践をするサンガは世界中にますます広がっています。
二〇一五年には、タイとお弟子さんによる再来日が予定されています。「私はつねにサンガとともにいる」というタイは、リトリートではつねにサンガとともに行動し、サンガを大切にし、サンガについて説いています（来日についての詳細、そして日本や世界各地の瞑想会やサンガの活動については、巻末のホームページをご覧ください）。

翻訳にあたっては、日本や海外でリトリート体験をともにしたサンガの仲間、とりわけフランス、アメリカ、香港のサンガ体験を伝えてくれた宮下直樹氏に助言をいただきました。感謝します。あとがき執筆に立ち合ってくれた小澤純子さんにも感謝します。ワシントンサンガをリードするトゥさんとアンフーンさん夫妻には、実際のリトリートやアメリカの状況を伝えていただきました。プラムヴィレッジの日本人尼僧シスターチャイ、野草社の石垣雅設社長、編集の竹内将彦氏には、作業のあらゆる過程で支えていただきました。最後に、今回も家族サンガである妻のさなえと三歳の幸弥の見守りで、この役割が可能になったことに感謝します。

啓蟄を迎えたゆとり家にて

島田啓介

著者略歴

ティク・ナット・ハン◎Thich Nhat Hanh

一九二六年、ベトナム・フエ生まれ。禅僧、平和・人権運動家、学者、詩人。七〇〇名を超える僧・尼僧による国際的な仏教徒コミュニティ（プラムヴィレッジ）のリーダーとして、多数の在家の瞑想実践者も含めて、日々のマインドフルネス瞑想、平和の創造、共同体形成、社会奉仕活動を実践している。

一九六四年、サイゴンにヴァン・ハン（万行）仏教大学を設立。一九六五年、仏教の非暴力と慈悲の行動にもとづく社会福祉青年学校（ＳＹＳＳ）を立ちあげる。一九六六年、ティプ・ヒエン（相互存在）教団を設立、行動する仏教の名のもとにヴェトナム戦争の中で平和活動を行うが、そのために七〇年代初頭よりフランスでの亡命生活を余儀なくされる。一九六七年にはマーチン・ルーサー・キング牧師によって、ノーベル平和賞候補に推された。

一九八二年、南フランスのボルドーにプラムヴィレッジ僧院・瞑想センターを設立。現在二〇〇名を超える僧・尼僧が居住し、毎年世界各地から多数の訪問者を受け入れている。

八八歳になるティク・ナット・ハンは、現在も世界中で瞑想リトリートをリードしつづけている。その中には、教師、家族、ビジネスマン、政治家、科学者、心理療法家、警察官などに向けたリトリート、イスラエル人とパレスチナ人共同のリトリートまで含まれる。

また、若者による世界的なムーブメント「ウェイクアップ」、世界規模の「実践倫理（Applied Ethics）」プログラム、アメリカの連邦議会やグーグル本社でのリトリート、ユネスコ本部、インド国会、イギリス議会などでの講演も行っている。

これらの多くのリトリートおよび法話の実況が、ＣＤやＤＶＤなどの媒体をはじめ、インターネットで広く配信されている。

プラムヴィレッジのホームページ　http://www.plumvillage.org/
日本語による問い合わせ先　japan@plumvillage.org

日本国内の瞑想会やイベントについてのホームページ
「微笑みの風」　http://www.windofsmile.com/
「東京サンガ☆すもも村」（関東方面）　http://tokyosangha.blogspot.jp/
「バンブーサンガ」（関西方面）　http://www.bamboosangha.wix.com/

訳者略歴

島田啓介◎しまだ・けいすけ

一九五八年生まれ。翻訳家。精神科ソーシャルワーカー（ＰＳＷ）・カウンセラー。ワークショップハウス「ゆとり家」主宰。農業をベースにした自給的生活と、からだとこころの癒しの提供に取り組む。ティク・ナット・ハンのメソッドによる瞑想会も開催。一九九五年のティク・ナット・ハン来日時のオーガナイズに関わる。翻訳書に『男女のスピリチュアルな旅』『男女の魂の心理学』（日本教文社）、『ブッダの〈呼吸〉の瞑想』『大地に触れる瞑想』（野草社）『ブッダの〈気づき〉の瞑想』（共訳・野草社）、『ブッダの幸せの瞑想』（共訳・サンガ）、『マインドフルの奇跡』（共訳・壮神社）、『レッグス』（共訳・カタツムリ社）ほか。

リトリート　ブッダの瞑想の実践

2014年4月15日　第1版第1刷発行
2015年11月1日　第1版第2刷発行

著　者　ティク・ナット・ハン
訳　者　島田啓介
発行者　石垣雅設
発行所　野草社
東京都文京区本郷 2-5-12
tel 03-3815-1701　fax 03-3815-1422
静岡県袋井市可睡の杜 4-1
tel 0538-48-7351　fax 0538-48-7353
発売元　新泉社
東京都文京区本郷 2-5-12
tel 03-3815-1662　fax 03-3815-1422
印刷・製本　シナノ

ISBN978-4-7877-1481-7　C1014

写真提供———Plum Village
ブックデザイン—堀渕伸治◎tee graphics
本文組版———tee graphics

野草社の本

…

ティク・ナット・ハン著　山端法玄・島田啓介訳

ブッダの〈気づき〉の瞑想

瞑想を学びたいと思うなら、このサティパッターナ・スッタ（四念処経）を基本に据えてください。——ティク・ナット・ハン

四六判上製／二八〇頁／一八〇〇円＋税

ティク・ナット・ハン著　島田啓介訳

ブッダの〈呼吸〉の瞑想

ブッダは、私たちに呼吸するということと、その呼吸を深く味わうことを忘れないように教えています。——ティク・ナット・ハン

四六判上製／二七二頁／一八〇〇円＋税

ティク・ナット・ハン著　島田啓介訳

大地に触れる瞑想

大地に触れ、私たちの感謝、喜び、すべてを受け入れる心を、母なる地球に伝えます。——ティク・ナット・ハン

Ｂ５判変型／一九六頁／一八〇〇円＋税